神经系统疾病

平衡功能评估与管理

主编◎高　强　刘祚燕　杜春萍

四川大學出版社
SICHUAN UNIVERSITY PRESS

图书在版编目（CIP）数据

神经系统疾病平衡功能评估与管理 / 高强，刘祚燕，杜春萍主编．— 成都：四川大学出版社，2023.1

ISBN 978-7-5690-5878-9

Ⅰ．①神… Ⅱ．①高… ②刘… ③杜… Ⅲ．①神经系统疾病－研究 Ⅳ．①R741

中国版本图书馆 CIP 数据核字（2022）第 255291 号

书　　名：神经系统疾病平衡功能评估与管理
　　　　　Shenjing Xitong Jibing Pingheng Gongneng Pinggu yu Guanli

主　　编：高　强　刘祚燕　杜春萍

选题策划：许　奕

责任编辑：许　奕

责任校对：周　艳

装帧设计：裴菊红

责任印制：王　炜

出版发行：四川大学出版社有限责任公司

　　　　　地址：成都市一环路南一段 24 号（610065）

　　　　　电话：（028）85408311（发行部）、85400276（总编室）

　　　　　电子邮箱：scupress@vip.163.com

　　　　　网址：https://press.scu.edu.cn

印前制作：四川胜翔数码印务设计有限公司

印刷装订：成都市新都华兴印务有限公司

成品尺寸：185mm×260mm

印　　张：16

字　　数：388 千字

版　　次：2023 年 3 月 第 1 版

印　　次：2023 年 3 月 第 1 次印刷

定　　价：79.00 元

扫码获取数字资源

四川大学出版社
微信公众号

◎主编简介

高　强：教授，主任物理治疗师，博士生导师，四川大学华西临床医学院康复医学博士、博士后，香港理工大学康复工程学博士，四川大学华西医院康复医学中心副主任。任四川省康复医学会康复医疗分会副会长，四川省康复医学会康复治疗专委会主任委员，四川省康复治疗师协会秘书长，中国康复医学会物理治疗专委会常委。编写康复医学专著20余部。主持国家自然科学基金2项，主持省科技厅重点研发课题1项，参研国家级与省级课题10余项。第一及通信作者发表学术论文70余篇，其中SCI收录论文20余篇。临床及研究方向：偏瘫、截瘫、帕金森病、周围神经损伤、痉挛、运动障碍等病症的物理治疗。

刘祚燕：主任护师，医学硕士，四川大学华西医院康复医学中心神经/心肺康复病房护士长。任中国康复医学会意识障碍康复专委会常务委员，中华护理学会康复护理专委会专家库成员，四川省康复医学会社区康复分会老年照护专委会副主任委员，四川省护理学会康复专委会委员，成都市护理学会护理管理专委会秘书。主编书籍1部，副主编书籍1部，参编书籍9部。共发表第一作者或通讯作者论文40篇，其中SCI收录4篇。获中华护理学会科技奖二等奖1项、四川省科技进步奖三等奖1项。负责主持省、市级各类科研课题4项，参与课题10项。

杜春萍：主任护师，四川大学华西医院十二病区护士长/康复医学中心科护士长。任中国康复医学会康复专科护士临床实践基地/四川省康复专科护士四川大学华西医院培训基地负责人，中国康复医学会康复护理专委会常务委员及骨科护理学组组长，四川省护理学会康复专委会副主委及候任主委，四川省康复医学会护理分会副会长，成都市护理学会康复专委会副主委及候任主委。获评全国康复护理优秀康复护士、四川省康复医学会30周年先进个人。本科《康复护理学》课程负责人，网络本科教学课程负责人，主持省、市、校级各类科研课题10项，核心期刊发表论文80余篇，主编专著4部，副主编及参编教材及专著等12部，负责的患者安全案例《华西CATCH—3I防护体系在跌倒管理中的运用》在国家卫健委医管中心2019年患者安全案例评选中获十大优秀案例第一名。

编委会

主　编：高　强　刘祚燕　杜春萍
副主编：戈岩蕾　叶　静　李利娟　吴琳娜
秘　书：李方勤　陈可涵
编　者：（按音序排序）

陈可涵（四川大学华西医院）
陈忠泽（四川大学华西医院）
邓　捷（四川大学华西医院）
杜春萍（四川大学华西医院）
戈岩蕾（四川大学华西医院）
何　琳（四川大学华西医院）
姜变通（四川大学华西医院）
李利娟（四川大学华西医院）
李锡泽（四川大学华西医院）
刘学琼（四川大学华西医院）
戚世宗（四川大学华西医院）
陶诗琪（四川大学华西医院）
王学萍（四川大学华西医院）
吴　远（四川大学华西医院）
谢苏杭（四川大学华西医院）
叶　静（四川大学华西医院）
曾　宁（四川大学华西医院）
曾晓梅（四川大学华西医院）
张维林（四川大学华西医院）
郑　岚（四川大学华西医院）
陈　意（四川大学华西医院）
程舒海（四川大学华西医院）
邓燕玲（四川大学华西医院）
高　强（四川大学华西医院）
桂尘璠（四川大学华西医院）
黄　能（四川大学华西医院）
李方勤（四川大学华西医院）
李　萍（四川大学华西医院）
刘　玲（四川大学华西医院）
刘祚燕（四川大学华西医院）
唐艺丹（四川大学华西医院）
王　璐（四川大学华西医院）
吴琳娜（四川大学华西医院）
谢国省（四川大学华西医院）
杨　挺（四川大学华西医院）
余　慧（四川大学华西医院）
曾　鹏（四川大学华西医院）
张　静（四川大学华西医院）
张艺凡（四川大学华西医院）
周　寻（四川大学华西医院）

序

随着人们对健康生活需求的不断增加，中国康复医学事业迅猛发展，康复医疗服务体系逐步完善，越来越多的患者及家属认识到康复医学的重要性，并积极寻求康复专业团队的帮助。神经系统疾病导致的平衡功能障碍如何处理、采用何种有效的方式预防跌倒等问题在实践过程中被不断提出。为了帮助广大康复治疗从业人员掌握神经系统疾病所致的平衡功能障碍及其处理方法、跌倒风险的预测及管理办法，由四川大学华西医院高强教授、刘祚燕教授、杜春萍教授带领的康复治疗团队、康复护理团队和康复医师团队共同撰写了本书。

本书借鉴国际神经康复理念，邀请拥有扎实的专业知识和丰富的临床经验的专家，提供各自专业领域内的最新信息和临床实践经验，着重介绍了神经系统疾病平衡功能评估与管理策略，是一本临床实用性较强的工具书，为康复治疗师、康复护士、康复医师、社区工作者及医学生等在临床上管理平衡功能障碍患者与跌倒风险人群提供了有益的参考。

本书的出版得益于不同专业背景专家的帮助，为中国的神经康复专业提供更好的专业知识更新。

尽管本书编写团队全力以赴，在内容设计、书写框架、后期文字的校审上经过多轮沟通和修订，但难免有疏漏之处，欢迎广大读者反馈相关问题，以利今后再版时修正。

四川大学华西医院
何成奇
2022 年 11 月

前言

神经系统疾病病情复杂、种类繁多。神经系统疾病患者往往存在平衡功能障碍，进而出现转移、步行等活动能力显著下降。神经系统疾病不仅会降低患者的日常生活活动能力，而且会增加跌倒的风险，进而导致骨折、疼痛、外伤、残疾、失能等不良后果，严重影响患者生活质量，增加社会经济负担。平衡功能是人体进行一切有目的运动和功能活动的基础，是预防跌倒的安全因素。维持身体姿势控制的机制复杂，影响平衡功能的因素也较多。某种疾病的功能障碍可能涉及运动系统、前庭系统和骨骼肌肉系统，导致姿势控制异常和平衡功能障碍。

平衡功能障碍的管理是临床医师、治疗师、护士以及社区工作者面临的一个难题。随着康复医学的发展，平衡功能障碍的评估与治疗技术不断进步，单一的管理方式往往具有局限性。因此，如何在临床中采用医师-治疗师-护士多团队协作模式，更加规范、有效地促进患者恢复平衡功能，从生理、心理、精神等多维度进行干预，提升患者疾病管理意识，减少跌倒伤害，增强日常生活自理能力以及提高生活质量，是目前亟须解决的问题。

《神经系统疾病平衡功能评估与管理》是一本面向神经科和康复医学科的专业书籍。它适用于医院神经内外科和康复医学科等多学科，也可以作为普通病房护士跌倒管理的参考书籍。本书科学严谨地将该领域专家的最新智慧成果展现给读者，旨在为即将进入康复或神经领域的学生以及已从事相关专业的临床医务人员提供参考。笔者希望相关科室在管理神经系统疾病导致的平衡功能障碍患者时，均能从本书获益。

本书系统全面地介绍了神经系统疾病平衡功能评估与管理策略。第一至四章介绍了平衡功能障碍、神经系统疾病平衡功能障碍表现、平衡康复模式的演变以及平衡管理的价值，内容层次递进，条理分明，能使读者在理论上更加系统地了解平衡相关内容。第五至七章基于功能解剖学和生理学探讨平衡功能障碍的发病机制，为后续管理夯实基础。第八至十七章详细讲述了平衡相关的身体结构、功能检查和评估、环境评估等，对临床治疗计划的制订具有良好的指导作用。第十八至二十三章作为本书重点章节，着重介绍了在平衡功能障碍治疗中发挥重要作用的几种平衡专项治疗技术。第二十四至二十九章着重介绍了六种代表性神经系统疾病的平衡康复指导措施，为不同疾病平衡功能康复和管理提供参考。

康复医师、物理治疗师、作业治疗师和康复护士等多学科专家各自从专研领域出发，共同编写此书。本书在内容设计安排上力求完整，但书中难免有不足之处，敬请专家、同仁以及各位读者见谅与指正。

编　者

2022 年 12 月

目录

第一篇 概论

第一章 平衡概述……………………………………………………（3）
第一节 平衡的定义、分类以及影响因素和维持平衡的意义
……………………………………………………………………（3）
第二节 涉及平衡的生物力学……………………………………（5）
第三节 平衡控制…………………………………………………（7）
第四节 平衡调整的策略…………………………………………（11）
第二章 平衡功能障碍………………………………………………（13）
第一节 概 述……………………………………………………（13）
第二节 平衡功能维持的机制……………………………………（14）
第三节 常见神经系统疾病平衡功能障碍………………………（16）
第三章 平衡康复模式………………………………………………（24）
第四章 平衡管理……………………………………………………（27）
第一节 概 述……………………………………………………（27）
第二节 特定条件下的平衡管理…………………………………（27）
第三节 平衡管理在神经系统疾病康复中的意义………………（32）

第二篇 解剖和生理

第五章 前庭系统……………………………………………………（37）
第一节 前庭系统的解剖和生理…………………………………（37）
第二节 前庭眼动反射……………………………………………（40）
第六章 眼动系统……………………………………………………（42）
第一节 眼动系统的解剖…………………………………………（42）
第二节 眼动系统的生理…………………………………………（44）
第七章 姿势控制的生理和生物力学………………………………（46）
第一节 姿势控制的中枢神经系统………………………………（46）
第二节 姿势控制的感觉系统……………………………………（47）

第三节　姿势控制的运动系统……（49）
第四节　生物力学条件……（52）
第五节　静态任务中的姿势控制……（53）
第六节　动态任务中的姿势控制……（54）

第三篇　检查和评估

第八章　感觉功能检查……（59）
第一节　概　述……（59）
第二节　检查步骤与方法……（61）
第九章　肌肉骨骼检查……（66）
第一节　概　述……（66）
第二节　检查内容与方法……（68）
第十章　运动功能检查……（84）
第一节　概　述……（84）
第二节　运动功能检查的影响因素……（85）
第三节　运动功能检查的内容……（86）
第十一章　协调和平衡功能检查……（93）
第一节　概　述……（93）
第二节　协调功能检查内容……（96）
第三节　协调功能检查相关量表……（100）
第四节　平衡功能检查内容……（101）
第五节　平衡功能检查的标准化工具……（102）
第十二章　步态检查……（105）
第一节　步态基础知识……（105）
第二节　常用步态术语及分期……（108）
第三节　步态检查的目的和方法……（112）
第十三章　前庭功能检查……（117）
第一节　病史和临床检查……（117）
第二节　前庭生理和功能检查方法……（122）
第十四章　眼部检查……（136）
第一节　概　述……（136）
第二节　临床及研究中的常用眼部检查……（138）
第十五章　认知和知觉障碍检查……（142）
第一节　概　述……（142）

第二节　检查内容……………………………………………………………………………（143）

第十六章　环境评估……………………………………………………………………（148）
第一节　环境评估策略………………………………………………………………………（148）
第二节　住宅评估……………………………………………………………………………（150）
第三节　社区生活环境评估…………………………………………………………………（155）
第四节　工作环境评估………………………………………………………………………（159）

第十七章　跌倒风险筛查………………………………………………………………（160）
第一节　概　述………………………………………………………………………………（160）
第二节　临床常用筛查方法…………………………………………………………………（163）

第四篇　治疗技术和管理策略

第十八章　前庭康复……………………………………………………………………（167）
第一节　前庭功能障碍的临床决策…………………………………………………………（167）
第二节　常见前庭功能障碍康复技术………………………………………………………（169）
第三节　前庭康复领域的新兴技术…………………………………………………………（171）

第十九章　改善运动功能的策略…………………………………………………………（174）
第一节　运动控制……………………………………………………………………………（174）
第二节　运动学习……………………………………………………………………………（175）
第三节　改善运动功能的干预措施…………………………………………………………（176）

第二十章　步行训练……………………………………………………………………（179）
第一节　步行训练一般方案…………………………………………………………………（179）
第二节　步行训练辅助技术…………………………………………………………………（183）
第三节　步行训练环境………………………………………………………………………（186）

第二十一章　平衡功能训练………………………………………………………………（188）
第一节　平衡功能训练的基本原则…………………………………………………………（188）
第二节　平衡功能训练的方法………………………………………………………………（188）

第二十二章　防跌倒管理策略……………………………………………………………（193）
第一节　住院防跌倒管理策略………………………………………………………………（193）
第二节　居家防跌倒管理策略………………………………………………………………（198）
第三节　跌倒应急预案………………………………………………………………………（199）

第二十三章　环境管理策略………………………………………………………………（202）
第一节　通用设计原则………………………………………………………………………（202）
第二节　环境管理辅助技术…………………………………………………………………（203）

第五篇 病症的平衡功能康复

第二十四章 脑卒中……(209)
第一节 脑卒中概述……(209)
第二节 脑卒中平衡功能障碍康复评估……(210)
第三节 脑卒中平衡功能障碍康复治疗及护理……(210)
第二十五章 颅脑损伤……(213)
第一节 颅脑损伤概述……(213)
第二节 颅脑损伤平衡功能障碍康复评估……(214)
第三节 颅脑损伤平衡功能障碍康复治疗及护理……(214)
第二十六章 帕金森病……(216)
第一节 帕金森病概述……(216)
第二节 帕金森病平衡功能障碍康复评估……(217)
第三节 帕金森病平衡功能障碍康复治疗及护理……(218)
第二十七章 创伤性脊髓损伤……(222)
第一节 创伤性脊髓损伤概述……(222)
第二节 创伤性脊髓损伤平衡功能障碍康复评估……(223)
第三节 创伤性脊髓损伤平衡功能障碍康复治疗及护理……(226)
第二十八章 前庭功能障碍……(228)
第一节 前庭功能障碍概述……(228)
第二节 前庭功能障碍康复评估……(229)
第三节 前庭功能障碍康复治疗及护理……(233)
第二十九章 头晕相关平衡功能障碍……(236)
第一节 头晕相关平衡功能障碍概述……(236)
第二节 头晕相关平衡功能障碍的一般治疗……(237)
第三节 头晕相关平衡功能障碍康复治疗及护理……(239)
主要参考文献……(241)

第一篇

概论

第一章　平衡概述

平衡（balance）是人体的一项重要功能，是完成日常生活活动的基础。这一复杂的过程涉及多种感觉、运动和生物力学成分的协调。良好的平衡需要正确的感觉输入、中枢整合和运动输出。身体相对于重心和周围环境的位置是通过结合视觉、前庭觉和本体感觉来感知的。中枢神经系统对平衡相关的感觉信息进行整合，并通过下行传出神经到达相应的肌群引起平衡调节运动。本章系统地描述了平衡的定义、分类以及影响因素和维持平衡的意义，涉及平衡的生物力学，平衡控制，平衡调整的策略。

第一节　平衡的定义、分类以及影响因素和维持平衡的意义

一、平衡的定义

平衡被定义为人体根据视觉、前庭觉和本体感觉等，在重心适度移动范围内的各种姿势体位静态或动态下负重、调整和维持姿势稳定的能力，是人体所处的一种稳定状态，也是人体保持体位、完成各项日常生活活动（尤其是步行活动）的基本保证。正常情况下，当人体重心垂线偏离稳定基底平面时，就会通过主动或反射性的活动使身体重心返回到稳定基底平面。该过程是一个错综复杂的过程，体现人体对各方面刺激的一种协调统筹的综合能力。

1. 支撑面（base of support）：支撑面是人体在各种体位下（卧、坐、站立、行走）所依靠的接触面。在平坦、坚实的表面上站立的支撑面为支撑表面和人体双脚之间接触周界内的区域面积。支撑面的面积大小和支撑面的稳定性是平衡能力的影响因素。支撑面较大，姿势稳定性较好，人体维持平衡较易；支撑面较小，重心位置提高，就需较强的平衡能力才能维持姿势的稳定。

2. 重心（center of gravity，COG）和压力中心（center of pressure，COP）：从物理学意义的角度来看，一个物体各部分受到重力作用集中的一点，称为物体的重心。从人体姿态的角度来看，重心是人体在地面上的垂直投射。换言之，重心是人体各种力和力矩之和为零处的一个虚构点。人体直立时，重心位于脊柱的第二骶椎前 7cm 处。

压力中心是人体实际重心向下在力的支撑面上的垂直投射，间接反映了重心。

3. 重力线（center of gravity alignment）：重力线的定义基于这样一种假设，人体

总是试图保持一个重心的位置，该位置位于各方向的摆动极限的正中心。因此，当正常人直立站立时，重力线则恰好垂直位于人体支撑面中心的正上方。鉴于人体直立时重心位于脊柱的第二骶椎前7cm处，重力线则通过枢椎齿突、胸椎前方、髋关节中心后方、膝关节和踝关节前方到达足弓。

了解重力线的概念很重要，有助于理解平衡概念。当身体重心位于支撑面的正中心时，摆动极限可以与失去平衡前的稳定极限的范围一样大。当人的重力线向前、向后或向支撑面一侧偏移时，即使此时的摆动极限改变不大，但其稳定性却下降。具有重力线偏移的人往往不太稳定，这是因为在偏移方向上较小的摆动角度便能使重心移动到稳定极限之外。

4. 稳定极限（limits of stability，LOS）：人体主动向各方向倾斜所能达到的范围为姿势稳定限度。稳定极限是人体重心在二维平面上从中心位向各方向摆动的最大角度值。

稳定极限受支撑面以及重心摆动速度的影响。重心摆动速度与摆动频率直接相关。当重心摆动频率较低时，人体重力是唯一必须克服的重要失稳力，此时重心可以在稳定极限的整个范围内移动。针对健康成年人，重心在稳定极限的整个范围内移动需要2～3秒（或更长时间）。倘若需缩短时间，此时动量便产生了一种额外的不稳定力，进而使稳定极限的范围减小，例如增加摆动频率使得摆动时间少于1秒时，稳定极限的周长可减小到3°。

5. 摆动极限（limits of sway）和摆动频率（sway frequency）：人体在任何情况下保持重心完全静止几乎是不可能的。原地站立本身就是一项固有的不稳定任务，需定期调整姿势来克服重力的不稳定影响。因此，试图保持平衡的人会自发地前后左右各个方向摆动。摆动极限则为自发的重心摆动的最大角度。摆动极限是一个二维变量，为摆动方向的函数。摆动极限受到人本体感觉和支撑面的结构的影响。但是，除非人体失去平衡，否则摆动极限总是在稳定极限的范围之内。

摆动频率是单位时间内完成周期性各个方向上重心摆动的次数，是描述周期重心摆动频繁程度的物理量。摆动频率决定了摆动速度的大小，两者成正相关的关系。了解重心摆动频率的影响对于平衡的评估非常重要。更高的摆动频率降低了有效的稳定极限，使用快速摆动动作的人比通过相似弧线缓慢摆动的人更接近超过稳定极限的范畴。

二、平衡的分类

人体平衡分为静态平衡和动态平衡两大类。

（一）静态平衡

静态平衡又称为一级平衡，是指处于相对静止状态下控制身体重心的能力，使人体处于某种特定姿势，如坐或站时保持稳定状态。其实，即使人体处于某种特定静止站立位或者静止坐位的姿势，身体也会围绕自身重心的平衡点进行微小晃动，此为生理性姿势摇晃。

（二）动态平衡

动态平衡指身体移动时控制身体姿势的能力。动态平衡包括自动态平衡和他动态平衡。

1. 自动态平衡：又称为二级平衡，是在无外力作用下机体在主动运动时通过不断调整维持重心在支撑面之内的能力，即机体在各种各样姿势间转换时维持稳定状态的能力，包括从坐到站、步行等主动活动时的平衡。

2. 他动态平衡：又称为三级平衡，是在受到外力干扰（包括加速度或减速度的变化），身体重心发生改变时，机体主动调整重心至支撑面之内的能力，例如推、拉等干扰下身体产生反应进行调节，恢复稳定状态的能力。

三、平衡的影响因素和维持平衡的意义

（一）平衡的影响因素

1. 内在影响因素：人体自身生理状态是影响人体平衡状态的主要因素。这一因素受年龄、性别以及健康状况等多个因素影响。随着年龄的增长，平衡功能下降较为常见。全球流行病学调查显示，65 岁时约有 13％的老年人存在平衡功能障碍，75 岁时约有 35％的老年人存在平衡功能障碍，85 岁时有 46％的老年人存在平衡功能障碍。

2. 外在影响因素：影响人体平衡状态的另一个因素是外界力。当人体平衡受到干扰破坏时，负重站立比不负重站立摆动幅度增加，但摆动速度下降。此外，人体承受负荷的位置也影响人体平衡的稳定性。当身体和物体的总体重心提高时，人体重心的摆动幅度将增加，即人体平衡的稳定性下降。由此可见，人体重心位置的变化可以很好地描述人体平衡状态的变化。

（二）维持平衡的意义

维持平衡是指人体在步行或者其他日常生活活动的过程中，主动维持平衡稳定的状态，或在受到外力干扰后试图通过自身调节重新维持平衡状态的一种本能应激反应行为。维持平衡是一切日常生活活动的基础条件。

维持平衡可以预防跌倒损伤，最大限度地提高预防机体失稳调整策略的功效性。

第二节　涉及平衡的生物力学

姿势是用来描述人体各部分在移动和非移动过程中任意瞬时状态空间向量的综合。步行时的平衡状态是指人在行走过程中，不断保持身体姿势的动态平衡，可以防止机体失去控制出现滑移甚至跌倒。因此，恰当的生物力学排布对平衡的维持格外重要。

一、人体平衡的生物力学特点

从生物力学角度而言，人体可看作一个复杂的且有多种作用力综合的活动杠杆系统。为了更好地理解人体平衡的生物力学，首先需要了解机体在生物力学角度的杠杆分类。

（一）生物力学杠杆

人体各成分的生物力学杠杆主要分为三类。

一级杠杆：又称为平衡杠杆。一级杠杆的旋转轴位于两个力的作用点之间，两个力方向相同，但产生的旋转力矩（力矩=力×力臂，力臂指力的作用线距离旋转轴的垂直距离）相反。一级杠杆的机械效率（内力臂：外力臂）可以等于、小于或大于1。例如，颅骨和脊柱的连接处（寰枢关节）属于一级杠杆。

二级杠杆：又称为省力杠杆。二级杠杆的旋转轴位于骨骼的一端，机械效率大于1，即内力臂大于外力臂。例如，当人体踮脚时，足底远端可承受整个人体的重量。此时，足底的远端形成二级杠杆。二级杠杆在人体中并不常见。

三级杠杆：又称为费力杠杆。三级杠杆的旋转轴位于骨骼的一端，机械效率小于1，即内力臂小于外力臂。例如，上肢远端举起重物时所产生的杠杆即为三级杠杆。三级杠杆在人体中十分常见，骨骼肌肉系统内的大部分肌肉发挥作用时的机械效率都远小于1。

（二）平衡杠杆

探讨人体的平衡时，不仅需要探讨整个个体的平衡状态，还需要探讨各个身体部分的平衡状态。例如在人体中，当某些身体部分的重力线不通过它的支点时，维持平衡的不是重力和支撑的反作用力，而是重力矩和肌肉与韧带的拉力矩，这时身体节段起杠杆作用，对应的关节则是所属身体节段的支点。

（三）人体平衡与刚体平衡的区别

人体平衡与刚体平衡的区别在于，当人体的总体重心在不合适的方向上发生位移时，人体可以通过视觉、前庭觉以及本体感觉，经过大脑的控制、反馈和整合后，通过肌肉收缩、身体各部分移动，在一定范围内将重心移向位移相反的方向，重新形成维持平衡的力学条件。例如当右臂提举重物时，身体和重物的总重心就要向右侧移动，为了保持身体平衡，此时人体将本能地调节，使对侧手臂向左张开，或整个身体或躯体上半部向对侧倾斜，以使总重心落在支撑面中心。

二、平衡的稳定性

平衡的稳定性（或称稳定度、稳定程度）是指人体抵抗各种干扰作用而能保持平衡的能力。平衡的稳定性具有方向性，人体平衡在某一方向上的稳定性大，而在另一方向上的稳定性则可能很小。例如运动员倒立时，人体平衡在人体冠状轴方向上的稳定性大，而在矢状轴方向上的稳定性就相对较小。人体平衡的稳定性包括两个方面：一方面是人体静止时抵抗各种干扰的能力，这种能力称为静态稳定性；另一方面是人体重心偏移平衡位置后，当干扰因素去除时，人体仍能恢复初始平衡的范围，此范围称为人体平衡的动态稳定性。静态稳定性和动态稳定性分别对应上一节所描述的静态平衡和动态平衡的相关内容。

影响稳定性的生物力学因素之一是稳定角。稳定角是指重力线和重心至支撑面边缘相应点连线间的夹角。稳定角和稳定性两者成正相关关系，即稳定角越大，机体的稳定性就越大。稳定角能定量描述重力产生恢复力矩使机体恢复到原来平衡位置上的机体倾斜角度的大小。一旦机体倾斜角度大于稳定角，重力便会产生倾斜力矩使机体倾倒。稳定角综合反映了支撑面的面积大小、重心的高低及重力线在支撑面内的相对位置对稳定性的影响。若要增大某个方向的稳定性，则应增大此方向上的稳定角，反之亦然。需要明确的是，稳定角这一度量是针对人体静止站立时提出的。应用于动态稳定性时（例如步行过程中的稳定），稳定角也有一定参考价值（例如步态周期中的支撑相则对应静止站立的状态），但却不能将其作为衡量步态稳定性的定量指标。

第三节　平衡控制

平衡控制通常与以下三类活动相关：维持特定的姿势（如坐或者站）、自发的运动（如不同姿势间转换）、对抗外界的干扰（如跌倒或者推物品时）。保持人体平衡需要三个环节的参与：感觉输入、中枢整合和运动控制。平衡控制是一个神经肌肉共同协同运动的综合性过程。维持人体平衡感觉输入主要依赖视觉、前庭觉和本体感觉所组成的平衡系统。视觉主要对站立位姿势进行感觉控制；前庭觉主要维持平衡，感知听觉、视觉刺激定位；本体感觉主要感觉身体各部位的相对位置和运动。中枢整合是感觉信息在多级平衡觉中枢进行整合的过程，包括前庭核、脑干网状结构、脊髓、小脑及大脑皮质在内的多级神经中枢。运动控制是中枢神经系统下达运动指令传到与平衡功能相关的肌群，运动系统进行姿势控制，调整身体重心到原稳定极限的范围内或者建立一个新的平衡的过程。

一、感觉输入

感知重心相对于重力线和支撑面的位置需要结合视觉、前庭觉和本体感觉（触觉、深部压力、关节和肌肉本体感受器）。维持平衡需要整合三个感觉信息，因为没有一个单独的感觉系统能直接感知重心的位置。视觉负责测量眼睛和头部相对于周围物体的方向；前庭觉负责测量头部相对于惯性运动的重力、线性加速度和角加速度，不提供与外部物体相关的方向信息；本体感觉提供身体各部分相对于彼此和支撑面的方向信息。

（一）视觉

在三种平衡感觉信息输入中，视觉无疑是提供方向和运动信息最丰富、变化最大的感觉。影响平衡视觉输入运动感知的关键因素包括视野流动和物体大小的变化（两者均受物体与观察者之间距离的影响）、远近物体之间的相对距离形成的视差效应，以及周围物体之间的空间频率和对比度差异。各个因素对平衡的影响不同。例如，周边视野中的气流对平衡控制的影响比中心视野中物体大小的变化更大。

视觉在平衡中起着重要作用，尤其是当支撑面不稳定时。在视觉环境稳定，而支撑面不坚实、不平整和不稳定时，视觉对姿态控制和平衡稳定性的影响最大。如果去除或阻断视觉输入，如闭眼或戴眼罩，姿态控制能力较睁眼时显著下降。这是视觉障碍者或者老年人平衡能力下降的原因之一。视觉信息影响站立时身体的稳定性。当本体感觉被干扰或破坏时，视觉即发挥重要作用。视觉通过颈部肌肉收缩使头部保持向上直立位和保持水平视线来使身体保持或恢复到原来的直立位，从而获得新的平衡。

（二）前庭觉

前庭系统包括三个半规管、椭圆囊和球囊（耳石器）。其中三个半规管感知人体角加速度运动，椭圆囊和球囊（耳石器）感知瞬时直线加速运动及与直线重力加速有关的头部位置改变的信息。当头部发生旋转时便刺激前庭系统中的感受器，前庭觉的感觉输入便经第四对脑神经进入脑干。

前庭觉的主要作用是允许机体独立以及精确地控制头部和眼睛的位置、注视的方向。精确的头部、眼睛和凝视的控制对许多复杂的运动活动（如跑步、踢球或接球）至关重要。在能获得本体感觉和视觉输入的信息时，前庭觉对保持重心位置的作用很小，这是因为本体感觉和视觉对身体的摆动更为敏感。当本体感觉和视觉的信息输入均不存在（被阻断）或输入不准确导致感觉信息冲突时，前庭觉的感觉输入在维持人体平衡方面便起到关键作用，这是因为前庭觉很少具有误导性信息（疾病或者异常的运动环境除外）。外周前庭缺陷患者在暴露于相互冲突的视觉和支撑面刺激时经常抱怨头晕和（或）不稳定的情况。

（三）本体感觉

本体感觉在维持身体平衡和姿势的过程中，与支撑面相接触的皮肤触觉、压觉感受器向大脑皮质传递有关躯体重力的分布情况和身体重心的位置，分布于肌肉、关节及肌腱等处的本体感受器收集随支撑面变化的信息，经深感觉传导通路向上传递至大脑皮质。

本体感觉在支撑面坚实、平整、稳定时对躯体平衡控制的作用最大。当姿势稳定和平衡受干扰时本体感觉的调节最为敏感。正常人站立在固定的支撑面上时，足底皮肤的触觉、压觉和踝关节的本体感觉起主导作用，当足底皮肤和下肢本体感觉完全消失时，人体失去感受支撑面情况的能力，姿势的稳定性便立即受到严重的影响，此时，若闭目站立，则身体将会出现倾斜、摇晃，甚至摔倒。

二、中枢整合

任何情况下，单一的感觉输入或者三种感觉输入的任一组合都无法提供完全准确的重心感知信息。原因在于进行平衡控制时一个或多个感官可能提供误导或不准确的信息。例如，当一个人站在一辆突然开始向前行驶的大型公共汽车旁边时，可能会导致暂时的迷失方向或不稳定。此时，大脑需要几分之一秒的时间来确定产生的视觉刺激是指人的向后摆动还是公交车的向前移动。再比如，如果遇到向下倾斜的支撑面，大脑必须确定是支撑面向下倾斜，还是支撑面水平而身体向前倾斜。在感觉信息冲突时，大脑必须快速选择提供准确方向信息的感觉输入，并忽略误导性感觉输入。选择和组合适当的感觉传入信息的过程称为中枢整合。由此看来，中枢整合在平衡控制中十分重要。

参与平衡感觉和调控的中枢整合系统包括前庭系统、视觉和眼球肌肉控制系统、小脑神经系统、下橄榄核、脑干网状结构、脊髓神经、丘脑神经、纹状体、大脑皮质等。

（一）前庭系统的中枢整合

前庭系统的中枢整合包括：①投射到双侧小脑的前庭核传入神经构成前庭小脑束，这是产生前庭小脑反射的主要解剖学基础；②投射到外展核、动眼核和滑车核的前庭核传入神经构成前庭眼束，这是产生前庭眼动反射的主要解剖学基础；③投射到双侧网状结构的前庭核传入神经与迷走神经核群建立联系，这是刺激前庭产生植物神经反射的解剖学基础；④投射到脊髓的前庭核传入神经纤维构成前庭脊髓束，这是产生前庭脊髓反射的解剖学基础；⑤投射到丘脑的前庭核传入神经在丘脑整合，使丘脑成为平衡感觉通路上重要的信号加工站；⑥经丘脑和小脑投射至大脑皮质前庭中枢的前庭核刺激信号最终在大脑实现平衡感觉的空间定向及平衡调控。

（二）视觉和眼球肌肉控制系统的中枢整合

动眼神经核、滑车神经核及外展神经核同属运动神经核团，共同管理和支配眼球的运动。前庭核与三对控制眼球运动的神经核之间的联系成为实现前庭-眼反射的解剖学基础。

动眼神经核位于中脑上丘和大脑导水管腹侧灰质，其神经纤维经大脑脚动眼神经沟出脑，在大脑后动脉与小脑上动脉之间抵达海绵窦，再从颅中凹眶上裂出颅，分出的上支负责支配上直肌和提上睑肌，下支则支配内直肌、下直肌、下斜肌和瞳孔括约肌及睫状肌。

滑车神经核位于动眼神经核下方的中脑中央灰质腹侧部平齐下丘的位置，其神经纤维走向背侧顶盖，再绕大脑脚的外侧前行，抵达海绵窦外侧壁后经眶上裂进入眼眶，越过受动眼神经支配的上直肌和上睑提肌后分布到上斜肌以控制眼球向外下方的运动。

外展神经核位于桥脑第四脑室底部，其神经纤维斜向腹外侧投射，从锥体束的外侧在桥延沟中线两侧出脑，继续前行经眶上裂进入眼眶分布到外直肌以控制眼球向外侧的运动。

（三）小脑神经系统的中枢整合

前庭小脑接收的同侧前庭核发出的神经信号经小脑下脚传递到小脑绒球小结叶皮质。前庭小脑的传出神经系统则经绒球叶皮质投射到同侧前庭核，再经前庭脊髓束和内侧纵束传输到脊髓前脚细胞和脑神经运动核。前庭小脑还接收外侧膝状体和上丘及视觉皮层传来的视觉信息并参与调节眼外肌运动和运动凝视。前庭小脑的主要功能是感受来自前庭的重力和头位改变信息，并经传出神经系统参与调控躯干肌以维持体位平衡，还通过眼外肌运动神经元调控眼球的运动。

脊髓小脑的前束、后束和楔小脑束分别将体位信息传递到小脑上脚、下脚及脊髓小脑皮质，其传出神经系统经小脑蚓部皮质传到小脑顶核、小脑下脚及脑干网状结构，最后抵达前庭脊髓束和网状脊髓束以调控躯干肌和肢体肌张力的协调运动。

皮层小脑接收经对侧脑桥核神经发放的信息，经小脑中脚和新小脑皮质抵达小脑外侧皮质的齿状核，从齿状核发出的传出神经经小脑上脚和对侧红核小细胞及丘脑腹外侧核抵达大脑皮质运动区，新小脑通过皮质脊髓束调控机体共济运动的方向、范围及力度。

作为控制感觉和运动的第二级整合中心，小脑蚓部和顶核还发出神经纤维至前庭核共同参与平衡的感觉和调控。前庭神经系统与小脑神经核团之间的相互联系成为实现前庭小脑反射的主要解剖学基础。

（四）下橄榄核的中枢整合

位于延髓橄榄深部的橄榄体由上橄榄核和下橄榄核共同组成。上橄榄核接收来自耳蜗腹侧核的听觉神经信号并投射到双侧外侧丘系，成为处理脑干听觉信号并实现声音空间定位的初级听觉中枢。作为延髓内的负责整合感觉和运动信号的神经核团，下橄榄核的主要功能是编码运动信息并通过橄榄小脑束把信息传送到小脑，由于下橄榄核不仅接收脊髓上行投射纤维和脑干感觉中继核团的传入信息，还与大脑皮质、基底核、中脑红核和中脑导水管周围灰质的下行投射纤维相联系，因此下橄榄核的主要功能是参与延髓、小脑及大脑皮质之间的运动感觉、运动控制及运动学习。

（五）大脑其他结构的中枢整合

大脑皮质是控制平衡感觉和运动的第三级整合中心，也是平衡感知和调控的最高指挥部。当大脑中枢接收到体位平衡功能障碍的刺激信号之后，立刻经运动中枢发出行动指令指挥脊髓神经通过改变相应肌肉群的肌张力来维持体位的平衡和运动的协调。丘脑是所有其他感觉信号的重要神经枢纽，并对所有传入感觉信息进行觉知、加工、合成及再发放。经过丘脑觉知整合的信息被称为丘觉，丘觉被发送到相应的大脑皮质才使大脑觉知到精准的意识。作为本体感觉的首要整合机构，丘脑在感知平衡中同样起到重要作用，被认为是控制感觉和运动的第三级整合中心之一。由前庭核直接投射到丘脑腹后核的平衡觉信号经丘脑觉知整合后所产生的位置丘觉被直接投射到位于顶叶中央后沟与顶内沟交界处的大脑前庭皮质及腹侧的脑干、小脑和脊髓。

脑干内白质与灰质相互交织构成网状结构。脑干网状结构上行系统接收来自内耳的听觉和平衡信号，丘脑再把信号分别传送到对应的大脑皮质感应区。脑干网状结构下行纤维抵达脊髓参与调控机体运动。

纹状体的主要功能是参与维持正常肌张力、参与协调肌肉群运动以及参与控制精准运动。虽然纹状体并没有与前庭核发生直接的神经联系，却可通过丘脑和大脑皮质的神经联系间接参与平衡调控的姿势纠正过程。

脊髓的主要功能是传导和反射。传导是指把来自躯干、四肢及内脏的各种刺激上传到脑，同时再把脑发出的活动指令传送到周边以支配机体运动；反射则是指由脊髓调节的一些简单活动反射。脊髓神经还通过脊髓顶盖束参与调节眼球及头部运动，通过前庭脊髓内侧束参与控制颈部肌肉运动，并根据前庭脊髓束和小脑脊髓束及脑干网状结构下行投射信号调控体位平衡。

三、运动控制

运动控制是中枢神经系统对平衡相关感觉信息整合后通过下行传出神经到达相应的肌群引起平衡的调节运动的过程。运动控制过程中与平衡功能相关的肌群运动，包括踝关节、膝关节和髋关节的运动，这些运动由踝关节、大腿和躯干下肌群的协调运动共同控制。随后，运动系统进行姿势控制，调整身体重心到原稳定极限的范围内或者建立一个新的平衡。

第四节　平衡调整的策略

中枢神经系统在对多种感觉信息进行分析整合后下达运动指令，运动系统以不同的协同运动模式控制姿势变化，将身体重心调整到原来的范围内或重新建立平衡。当平衡受到干扰时，人体通过三种平衡调整策略或姿势性协同运动模式来进行平衡的调整，包括踝策略、髋策略及迈步策略。

一、踝策略

踝策略是指当人体站在一个比较坚固和较大的支撑面上，受到一个较小的外界干扰（如较小的推力）时，身体重心以踝关节为轴进行前后转动或摆动（类似钟摆运动），以调整重心，保持身体的稳定性。

二、髋策略

髋策略是指当正常人站立在较小的支撑面（小于双足面积）上，受到一个较大的外界干扰时，机体的稳定性明显降低，身体前后摆动幅度增大，为了减少身体摆动，使身体重心重新回到双足范围内，人体通过围绕髋关节的屈伸活动来调整身体重心以保持平衡。

三、迈步策略

迈步策略是指当外力干扰过大，身体的摇动进一步增加，重心超出原有的稳定极限的范围，超过髋策略调整范畴时，人体将启动迈步策略进行机体的平衡调整，即机体自动地向干扰用力的方向快速跨出或跳跃一步，重新建立身体重心以及能实现稳定站立的支撑面，避免摔倒。

（陈意　吴琳娜）

第二章 平衡功能障碍

第一节 概 述

一、平衡功能障碍的定义

人体平衡功能的维持需要中枢神经系统、前庭功能系统、本体感觉系统、视觉系统和肌肉骨骼系统活动的完整整合，是一个神经肌肉共同协同运动的综合性过程。任何环节产生障碍都会导致人体平衡功能改变、姿势调节失衡（如姿势摆动不稳、姿势转换速度降低等）。平衡功能障碍引起躯体姿势不稳定，进而增加跌倒的风险，轻则擦伤、骨折，重则死亡，这将严重影响人们的日常生活活动能力，降低生活质量。

许多神经系统疾病与平衡功能障碍及跌倒风险的增加息息相关。流行病学研究报告表明，神经系统疾病造成平衡功能障碍、步态姿势不稳引起的跌倒频率约为普通人群的2倍。其原因不难理解：人体平衡的姿势控制需要中枢神经系统的整合控制，各种神经系统疾病引起维持姿势和平衡的神经成分不同程度的损伤，导致基于运动感觉系统的姿势调节出现异常。

引起平衡功能障碍的神经系统疾病种类很多，包括脑卒中、脑外伤、帕金森病、多发性硬化、小脑损伤、周围神经病、脊髓损伤、阿尔兹海默病、前庭疾病等。不同的疾病引起平衡功能障碍的机制和严重程度各不相同。

二、自主平衡恢复的意义

人类经常置身于步态失稳的危险环境中，但并非每次都会发生跌倒。跌倒不仅仅是由环境中存在的危险因素造成的，也可能是由于人体自身机能不足或衰退（尤其是神经系统疾病患者），降低人体平衡控制及恢复平衡的能力，从而造成滑移和跌倒发生。无法控制自身肢体平衡是神经系统疾病患者经常出现的一个严重问题。

自主平衡恢复是指人体在步行过程中，支撑足发生移动后试图重新维持身体姿态平衡的一种本能应激反应行为。人体的平衡控制能力取决于行走个体多方面的综合感知控制能力，比如视觉的感知能力、身体位置信息的本体感觉能力、恰当的肢体生物力学行为能力以及神经肌肉系统的综合控制能力等。对于神经系统疾病患者，自主平衡恢复有利于最大限度地提高预防步态失稳策略的功效性。

第二节　平衡功能维持的机制

一、中枢神经系统在平衡功能维持中的作用

中枢神经系统通过本体感觉系统、前庭系统和视觉系统接收有关身体方向的反馈信息，并整合这些感觉反馈信息，通过选择性地激活肌肉来产生校正性的稳定扭矩。

本体感觉系统需要从脊髓小脑束获得本体感受信息，在小脑中不自觉地处理，以控制姿势平衡。本体感受信息的延迟时间最短，其单突触通路可以在 40～50 毫秒内快速处理信息。因此本体感觉系统是正常情况下姿势控制的主要因素。

前庭系统通过以下方式产生对头部运动的补偿性反应：姿势反应（前庭脊髓反射）、前庭眼动反射以及前庭颈反应。前庭脊髓反射保持身体直立并防止身体意外失去平衡时跌倒；前庭眼动反射主要使头部运动时眼睛保持稳定聚焦；前庭颈反应帮助保持头部和颈部居中，使其稳定和直立在肩膀上。为了达到以上目的，前庭系统通过半圆管和耳石器官测量头部旋转和头部加速度。

针对正常人群，正常情况下，视觉系统对姿势控制的参与是部分多余的，因为视觉信息具有较长的时间延迟，长达 150～200 毫秒。Friedrich 等观察到患有视觉障碍的成年人能够适应周围环境，前庭系统、本体感觉和小脑的加工足以弥补他们的视觉信息不足并提供良好的姿势控制。此外，Peterka 发现，双侧前庭缺损的成年人比健康成年人更能增强其视觉和本体感受信息，以达到有效的姿势稳定性。移动视野对姿势稳定性的影响取决于视觉环境和支撑面的特性，包括支撑基础的大小、刚性或柔韧性。

二、维持平衡的相关机制

（一）维持静态平衡的机制

静态平衡的维持需要下肢和躯干的肌肉有足够的力量来维持身体兴奋，同时也需要机体具备传达有关位置信息的正常姿势敏感性、来自位置的前庭迷宫的正常冲动的维持和有关的中央协调机制（主要涉及小脑蚓部等脑区），以及自主姿势控制相关的更上级中心的活动配合。

（二）维持动态平衡的机制

动态平衡的维持同静态平衡一样，也需要足够的力量使身体的肌肉保持运动和稳定，此时机体需要具备传达有关运动信息的正常姿势敏感性，此外还需要来自前庭系统和视觉系统的与运动和环境相关的正常冲动的发放、小脑和基底神经节的中央协调机

制，以及自主或随意运动和稳定相关的更上级中心的活动配合。

（三）大脑和脊髓环路在平衡维持中的机制

1. 脊髓：通过对脊髓完整和切断的动物研究发现，脊髓对姿势控制的定向成分的参与包括伸肌的强直性激活以支持重量。此外，在脊髓水平上也存在对干扰的定向特异性反应。然而，有证据表明，虽然反应性姿势控制存在于脊髓切断的动物中，但在没有脊髓上驱动的情况下，反应会显著减少。

2. 脑干：对脑干核团的研究表明，脑干成分在调节姿势张力和自动姿势协调作用中非常活跃，包括处理前庭输入到姿势控制的重要核团。例如，脑干有重要的中枢来控制肌张力的提高（通过中缝脊髓束和颈脊髓束）和抑制（中脑被盖层和网状脊髓束中的脚环被盖核），这对姿势的控制非常重要。

3. 小脑和基底节：众所周知，小脑可以控制姿势反应的适应能力，也就是说，能够根据环境和任务条件的变化来调整姿势肌肉反应幅度。例如，小脑疾病患者不能适应变化的扰动幅度的反应。基底神经节参与姿势控制，也就是说，快速改变反应性平衡肌肉模式以响应不断变化的任务和环境条件（例如坐姿与固定支撑或支撑策略的变化）。

（四）参与平衡维持的脑区结构

1. 前额叶皮质及辅助运动区在人体平衡控制中的作用。

平衡控制时，支撑面对囊状细胞的刺激可能通过传入信号引起前额叶皮质的激活。人体注视方向的调整也与前额叶和前额叶背外侧的皮质激活有关。考虑到脑桥核在步态和姿势的反射控制中起着至关重要的作用，前额叶皮质的激活也可能反映了维持站立平衡的调节输出。研究表明，对即将到来的扰动的预测与辅助运动区和右后顶叶皮质的激活增强有关。在警告状态下，人体可能会为即将到来的干扰做好准备，并分配注意力资源来维持姿势平衡，包括顶上小叶在内的后顶叶皮质接收来自视觉、本体感觉、听觉和前庭系统的多模式输入，并且该区域在视觉空间注意力的部署和维持过程中表现活跃。其他研究表明，后顶叶参与身体模式的动态表现和姿势不稳定性的检测。因此，增强的顶上小叶激活可能反映了视觉空间注意的调整，为即将到来的姿势扰动做准备。

辅助运动区参与人体平衡控制的运动。据报道，辅助运动区在平衡控制和准备足部运动时被激活。临床观察还表明，辅助运动区损伤将导致步态障碍。因此，辅助运动区的激活可能反映了踝关节运动的准备和防止跌倒的步态反应。

广泛的皮质网络，包括前额叶，运动前、辅助运动和双侧顶叶皮质区域，即使在脑卒中患者中，平衡控制也是必不可少的。动物研究表明，辅助运动区到脑桥－延髓网状结构存在实质性的投射，发出网状脊髓束。网状脊髓束是调节运动和姿势肌张力的关键结构。因此，辅助运动区可通过皮质网状脊髓网络调节姿势肌张力，并在脑卒中后的姿势恢复中发挥关键作用。

2. 后顶叶皮质在人体平衡控制中的作用。

顶叶皮质区域在体位不稳定和平衡木行走时将被激活，尤其是后顶叶皮质接收来自本体感觉、视觉和前庭系统的多模式输入。因此，后顶叶皮质是感觉信息处理和感觉运动转换的关键区域。

研究结果表明了后顶叶皮质对平衡控制的贡献，研究发现在单腿站立时，后顶叶皮质活动也由独立成分分析所揭示。当平衡木行走过程中平衡受到干扰时，大脑皮质活动的额叶和顶叶空间分布相似。重要的是，伴随着主要位于皮质中线的额叶和顶叶皮质区 theta 活性的增加。分布在额顶叶区的 theta 活性增加反映了感觉信息从顶叶区传递到前扣带区，涉及错误检测和处理。上述结果的累积模式强调了包括额叶中央和顶叶皮质在内的 theta 活性增加，以支持平衡控制。平衡功能训练对神经结构影响的纵向研究进一步支持了平衡控制过程中额叶和顶叶参与的功能意义。连续六周的平衡功能训练后，额叶和顶叶皮质的灰质体积增加，这与平衡能力的改善有关。

3. 小脑在人体平衡控制中的作用。

平衡失调对小脑共济失调步态有很大影响，很可能是由小脑主区病变引起的。生理学和损伤数据表明，小脑中间区（蚓核和小脑顶核）和绒球小结叶在平衡和运动控制中起着重要作用。小脑中间区参与运动控制（尽管方式与小脑内侧区不同）、肢体放置的具体控制（例如调节肢体上升和下降的时间、幅度和轨迹），特别是当需要超过通常的精度时。动物损伤研究表明，小脑外侧损伤后，地面行走障碍是最小的。

外侧小脑可能通过皮质的相互作用影响行走，可能对自主活动周期的改变最为重要。一些研究报告称，与更多的小脑内侧区相比，小脑中间区受损后行走障碍不太明显。小脑中间区损伤的猫和猴子的直立姿势和平衡在站立和行走时表现出很小损害或没有损害。

小脑蚓部与小脑顶深核相连，而绒球小结叶与前庭核相连。这些中间区的损伤会导致姿势、运动和动眼神经控制的缺陷。邻近小脑半球的中间区主要与小脑间叶深核相连（人类为球状核和栓子状核），病变可导致肢体震颤、肢体运动障碍和构音障碍。小脑外侧半球与齿状核相连。此处的病变导致视觉运动协调性差。

第三节　常见神经系统疾病平衡功能障碍

确保正确姿势和平衡控制的所有神经成分都可能在不同程度上受损，各种神经系统疾病引起平衡功能和姿势控制障碍。不同神经系统疾病导致的平衡功能障碍各不相同，相应的平衡功能恢复干预措施也大相径庭。几乎没有证据表明药物干预只能在有限的条件下（如帕金森病）改善平衡，一些药物在很大程度上甚至可能会恶化平衡，尤其是在服用多种药物时。因此，旨在改善平衡和降低跌倒风险的成功策略主要基于非药理学多学科干预，其中最突出的是物理治疗方法。以下将详细介绍一些常见神经系统疾病导致的平衡功能障碍及相应的干预方法。

一、帕金森病伴随的平衡功能障碍

帕金森病（Parkinson's disease，PD），又称震颤麻痹，是一种进行性神经变性疾病，其基本特征是震颤、运动徐缓和肌强直。姿势不稳这一特征也常被提及，但是这种症状通常在病程较晚期才会出现，因此没有被纳入任何一个已发布的帕金森病诊断标准中。运动症状的严重程度似乎是帕金森病患者死亡的独立预测因子。因此，平衡功能障碍一直是关注焦点。

（一）帕金森病伴随的平衡功能障碍的表现

1. 震颤：帕金森病震颤通常被描述为“搓丸样”，是一种静止性震颤，意味着震颤的躯体部分在重力支持下且未进行目的性活动时震颤最明显。其他疾病，如特发性震颤或多发性硬化的震颤通常是动作性震颤，即在使用受累肢体操作时出现震颤。姿势变换或执行动作时出现帕金森病震颤也并不罕见，但在这些情况下，震颤在休息时通常更加严重。因为帕金森病震颤在目的性动作时减轻，所以它通常是基本表现中致残性最轻的。然而，当震颤严重时，很难区分是原发性静止性震颤还是原发性动作性震颤。一些帕金森病患者可能会有再现性震颤（re－emergent tremor）：经过数秒的潜伏期后出现的姿势性震颤，具有典型帕金森病静止性震颤的频率。这一区别很重要，因为具有再现性震颤的帕金森病患者可能会被误诊为特发性震颤。

早期的帕金森病震颤常为间歇性的，可能不会被其他人注意到。实际上，大约半数的帕金森病患者称肢体或躯体有一种内部震颤感，其与可见震颤的存在无关。然而，随着疾病进展，震颤通常变得明显。在临床上，当患者放松、双手静止置于膝盖上时可见肢体震颤。通过让患者做心算或对侧肢体随意重复动作来分散其注意力，通常会使轻度震颤加重并可能发现潜在的震颤。手静止性震颤可能只在步态评估过程中才表现出来。帕金森病患者震颤的频率介于3～7Hz，最常见于4～5Hz。震颤是70％～80％的帕金森病患者的主诉症状，在帕金森病病程某一时间点有震颤的患者所占百分比较高，为79％～100％。震颤通常起于一侧手，然后在症状开始后数年扩展至对侧。在整个病程中，最先起病的一侧往往受累更严重。帕金森病震颤也可累及双腿、唇、颌部和舌，但很少累及头部。

2. 运动徐缓：运动徐缓是全身性动作缓慢，约80％的帕金森病患者在发病时存在运动徐缓。这可以说是帕金森病患者失能的主要原因，最终几乎所有患者会出现。这是帕金森病中十分常见的特征，但也是患者最难以描述的症状。患者经常用“无力”“动作失调”“疲劳”来描述启动随意运动的能力下降。

对于上肢，运动徐缓通常开始于远端，出现手指灵活性下降。患者常主诉难以执行简单的任务，比如扣衣服的纽扣、系鞋带、双击电脑鼠标、打字或者从口袋、钱包里取硬币。对于下肢，行走时与运动徐缓相关的常见主诉包括下肢拖曳、小步或者不稳感。患者还可能难以从椅子上站起或从车里出来。随着疾病进展，可能会发展为冻结步态和慌张步态。Parkinson将慌张步态定义为“一种不可抗拒的冲动使步子更快、步距更小，因此不由自主地采取跑步步法”。

3. 肌强直：肌强直是指被动运动关节时阻力增高，见于75％～90％的帕金森病患者。与震颤和运动徐缓一样，肌强直也通常起于单侧，如果有震颤，经常与震颤在同侧。肌强直最终可进展至对侧，在整个病程中一直不对称。

肌强直可影响躯体的任一部分，可能是患者诉及僵硬和疼痛的一个原因。其他特征，比如爪形手（近端和远端的指间关节伸展而掌指关节屈曲）、行走时上肢的摆动减小、典型的驼背姿势，至少部分是由肌强直引起的。肌强直也是造成帕金森病患者平衡功能障碍的主要原因。

4. 姿势不稳：姿势不稳是由中枢介导的姿势反射受损导致的一种不平衡感和跌倒倾向，可带来显著的损伤风险。由于姿势不稳往往是到帕金森病较晚期才出现，所以患者在病程早期出现跌倒很可能是有另外的疾病，比如进行性核上麻痹或多系统萎缩。

临床上，姿势不稳通过后拉试验（pull test）来检查。检查者站在患者身后，稳稳地后拉患者的双肩。姿势反射正常者应该能够保持平衡且后退（向后退步）不超过一步。而合并姿势不稳的帕金森病患者可能会跌倒或后退多步。最初，后拉试验阳性可能是平衡功能障碍的唯一体征。然而，随着姿势不稳的进展，可能会显示出慌张步态的征象。一旦姿势反射消失，患者通常依赖轮椅。在帕金森病的主要运动特征中，姿势不稳对多巴胺治疗的反应最差。此外，姿势不稳和步态困难是导致帕金森病患者失能的主要因素。

（二）帕金森病的平衡功能评估

帕金森病及帕金森病平衡功能障碍还没有明确的诊断标准，通常由神经科医生或运动障碍专家根据临床症状主观判断而定。平衡功能障碍的评定已有多种临床测试、评估量表、生物力学检测等技术可以使用。评定方法可分为主观评估和客观评估。

临床测试和评估量表为主观评估。常用的临床测试有走一字步、单腿站立平衡测试、后拉试验、推拉测试（push−pull test）和功能性前伸测试（functional reach test，FRT）等。经常使用的评估量表包括 Berg 平衡量表（Berg balance scale，BBS）、Tinetti 量表、迷你平衡评估系统测试（mini balance evaluation system test，Mini−BEST）等。

客观评估通常使用测力板、平衡仪、GaitRite 垫和可穿戴传感器之类的工具来执行上述的临床测试或做姿势描记，由机器捕捉得到具体的数据。有研究称，在出现临床症状之前，通过姿势描记可以反映出帕金森病平衡功能障碍，目前已有研究测量帕金森病平衡功能障碍中压力中心摇摆的静态和动态平衡能力以及帕金森病患者对外部扰动的平衡反应，但客观评估中用以判断平衡功能下降的生物力学变量的标准值还未很好地制定，仍在探索中。未来新型步态和平衡分析技术的发展将有助于理解导致帕金森病平衡功能障碍的原因。

研究总结发现，在各种临床测试正确解释和执行的情况下，后拉试验对跌倒的预测具有最高的特异性和敏感性。在客观姿势评估过程中，过多的侧向动量、重心摆动面积增加、压力中心（center of pressure，COP）倾斜角增加是老年患者失去平衡的敏感指标。也有较多研究总结认为，能评估不同类型姿势压力的多重平衡测试可提供最佳的平衡评估。

（三）帕金森病的平衡功能训练

规律锻炼能提高患者的身心健康感。由于帕金森病是一种慢性疾病且伴随进行性运动受限，规律锻炼尤为重要。锻炼或许不能减缓运动不能、肌强直或步态障碍的进展，但能减轻肌强直和屈曲姿势造成的一些继发性骨科影响，如肩、髋和背部疼痛，还能改善部分运动功能和一些非运动症状。

现有证据提示，规律的有氧运动对帕金森病患者有少量积极影响。例如，一项随机试验纳入了诊断时间在 5 年内的轻度帕金森病患者，分为高强度运动组、中等强度运动组、对照组。高强度运动组和中等强度运动组每周进行 4 天平板运动，持续 6 个月，心率分别达到最大心率的 80%～85%或 60%～65%，均与对照组对比。干预满足其可行性目标，在 6 个月后，高强度运动组与对照组相比，帕金森病统一评定量表运动评分的变化有少量差异，但有统计学意义。

多项研究也支持太极拳对帕金森病患者有益。一项纳入 195 例轻至中度帕金森病患者的随机对照试验发现，相比抗阻训练和拉伸训练，为期 6 个月、一周 2 次的太极拳训练能更好地改善姿势稳定性、步长和功能性前伸。在 6 个月时，太极拳组患者自我报告的跌倒次数少于抗阻训练组和拉伸训练组（62 vs 133 vs 186），太极拳组与拉伸训练组的差异有统计学意义。一篇 Meta 分析纳入 21 项关于帕金森病患者的研究，其中 15 项为随机试验（$n=735$），结果发现，研究的大多数运动结局在太极拳/气功组有轻至中度改善，包括帕金森病统一评定量表Ⅲ、平衡、计时“起立－行走”测试（timed up and go，TUG）、6 分钟步行试验和跌倒。

因此，应强调通过锻炼来改善平衡、柔韧性和力量。快走、太极拳、游泳及水中有氧运动可能特别有效，但比较不同干预措施效果的现有研究未得出最终结论。其他可改善帕金森病患者功能性结局的措施包括：①包括标准理疗和技能训练的多学科综合康复治疗；②利用代偿策略来改善步态（如外部的听觉、本体感觉或视觉提示）；③平板训练；④平衡功能训练和高强度抗阻训练；⑤高强度灵活性训练；⑥通过视觉（镜子）、听觉（节拍器）和触觉反馈的提示训练；⑦积极的音乐治疗；⑧舞蹈治疗；⑨Lee Silverman 声音治疗（Lee Silverman voice treatment，LSVT）理疗项目（即 LSVT－BIG）。

很多患者通过理疗获得了持久自信及对疾病某一方面的控制感，特别是之前从未进行身体活动的患者。帕金森病特异性运动项目也可提供社会支持和友情，并与上述支持措施独立互补。转诊至理疗师处或锻炼小组是让患者开始这类锻炼的良好途径。

二、脑卒中伴随的平衡功能障碍

平衡功能障碍是脑卒中患者常见的功能障碍之一，存在平衡功能障碍的患者常伴随较差的日常生活活动能力和移动能力，同时跌倒的风险增加。因此，平衡功能训练是脑卒中患者康复训练的重点之一。了解脑卒中平衡功能障碍的特点及相关的评估方法，对制订针对性的训练方案有重要的意义。

（一）脑卒中伴随的平衡功能障碍的表现

1. 半球性平衡功能障碍：半球性平衡功能障碍因病灶不同而表现不一致，一般症状出现在对侧肢体。额叶损伤时，出现步态不稳，向后或者向一侧倾倒，且伴有肌张力增高、精神症状和强握反射等额叶症状。顶叶受损时，平衡功能障碍常由深感觉障碍引起，闭眼时症状明显。枕叶受损时，平衡功能障碍常由视觉障碍引起。

2. 小脑性平衡功能障碍：小脑中间区主要负责运动中平衡的调节。小脑中间区的损伤可能会导致步行困难、躯干不平衡、异常的头部姿势及眼球运动障碍，步行时可能向左右前后倾倒。坐位时，患者表现为向一侧倾斜，倾倒一般向病灶部位的方向。步态的异常被描述为步态共济失调，表现为宽基底、站立不稳、步态蹒跚。

3. 脑干性平衡功能障碍：在延髓背外侧、脑桥被盖的脑卒中可能累及前庭神经核而导致平衡功能障碍，常同时伴有眩晕、恶心、呕吐及眼球震颤等症状。

（二）脑卒中的平衡功能评估

目前的姿势控制理论把平衡视为在不断改变的环境中，身体作为机械系统和神经系统相互作用、综合输入信息后的产物。研究者在这个理论的基础上提出了姿势控制的系统框架。此框架认为姿势的维持需要六个主要成分：生物力学系统的限制（包括自由度、力量和稳定极限）、运动策略（包括反应性策略、前馈策略及自动策略）、感觉策略（包括对感觉信息的综合和重估，能够在输入改变时，重新评价感觉信息，如视觉、前庭觉及本体感觉）、空间定位（包括感知重力和垂直度）、动态控制（包括步态和主动控制）、认知加工（包括注意力和学习）。对这些成分的限制或者这些成分受损都会损害平衡功能。此框架强调对每个个体的各个成分进行评估，并在个体的基础上进行治疗。

对脑卒中患者平衡功能进行综合评估有利于医生和治疗师了解患者平衡功能障碍的特点，是制订针对性治疗方案的基础。一个综合评估应该包括对患者个体情况的调查、对患者功能性平衡的评估，以及对平衡各主要成分功能的分析。

目前脑卒中患者平衡功能的常用评估方式包括：Berg 平衡量表、计时“起立－行走”测试、功能性前伸测试、脑卒中患者姿势评估（postural assessment scale for stroke，PASS）、Brunel 平衡评估（Brunel balance assessment，BBA），以及平衡评价系统测试（balance evaluation systems test，BES Test）。其他的功能性评估还有 10m 步行测试（10m walk test）、Fugl－Meyer 评估中平衡子测试（balance subscale of the Fugl－Meyer assessment）、功能性独立评估、动态步行指数（dynamic gait index）、Rivermead 运动指数（Rivermead mobility index）等。

（三）脑卒中的平衡功能训练

平衡功能训练是脑卒中患者的基础训练之一。目前的证据表明，每次 1 小时、3～5 次/周，或者是每次 30 分钟、3～5 次/周的针对性训练可以有效地改善平衡功能和步行功能。脑卒中后平衡功能恢复的方法主要包括运动干预（以任务导向性训练和躯干训练为主）、感觉促进、运动平板训练、虚拟现实训练、骑马机治疗等。

值得注意的是，平衡功能训练过程中注意力的控制对脑卒中后平衡功能的恢复也有重要作用。根据 Hughlings Jackson 的平衡控制层级理论，可将步行和平衡控制的神经分为低级、中级和高级三个层次。从低级到高级对应着越来越复杂的神经加工。在低级或者中级水平的姿势和移动出现困难时，高级水平可能补偿，以允许在低级水平的功能障碍造成的限制中仍能步行。在这些情况下，大部分潜意识水平的步行和平衡被提升至显意识水平，因而需要更多注意力控制。当个体尝试在步行的同时进行交谈或者搬运物品等任务时，平衡功能和步行功能恶化。研究表明，双任务会影响脑卒中患者的平衡功能。研究显示，大量的直接指令并不利于运动学习，而在目前的平衡治疗中往往提供大量的直接指令，这可能并不利于平衡功能训练。

三、脑外伤伴随的平衡功能障碍

脑外伤是因接触加速力/减速力导致头部损伤的一类神经系统疾病。病理生理学的研究表明，脑外伤伴随的平衡功能障碍可能与多系统功能障碍有关。创伤性脑损伤由于直接损伤头部，其引起的平衡功能障碍与前庭功能受损直接相关，将导致水平半规管功能丧失和姿势不稳。暴击伤可对周围和（或）中央前庭系统产生影响。当前庭损伤部位不止一处时，前庭损伤恢复困难。假如脑外伤患者损伤了言语、记忆和中枢处理的相关脑区，那么脑外伤伴随的平衡功能障碍的恢复周期将延长且平衡功能恢复更为困难。

（一）脑外伤引起平衡功能障碍的原因

创伤后眩晕和头晕是引起脑外伤后平衡功能障碍的重要原因。头部损伤可能通过多种机制引起眩晕，各有相对独特的临床综合征。重点是找出前庭症状的来源，以便对患者进行恰当的治疗，改善平衡功能。

1. 良性阵发性位置性眩晕（benign paroxysmal positional vertigo，BPPV）：头部损伤后有可能出现良性阵发性位置性眩晕，推测是由头部损伤引起耳石撕脱和移位，随后落入半规管内（大多是后半规管）所致。BPPV 是单纯的阵发性位置性眩晕，可能发生于损伤后几周甚至几个月。对创伤后 BPPV 患者的评估可能会发现多个半规管受累，这种现象比在特发性 BPPV 患者中更常见（在一项病例系列研究中为 55%vs 6.5%）。部分研究表明，轻度脑外伤后发生的 BPPV 可能比其他类型的 BPPV 更难治疗，需要的治疗次数更多，且更容易复发。

2. 集中不足：集中不足是一种越来越多被识别的脑外伤后眼球运动障碍。在一些研究中，40%～55%的患者在无并发症脑震荡后行系统性检查时发现集中不足。集中不足的发病机制或神经解剖学基础还不是很清楚。

集中不足患者通常不会主诉复视，而是描述为不明确的头晕、非特异性视觉症状（如视物模糊或难以追踪移动的目标）和（或）学习或工作表现下降的视力相关功能障碍。检查可见集中不足患者集合近点远移和融像聚散能力下降。部分患者，特别是存在隐斜的患者，视近物时的眼外斜视度大于视远物。并非所有集中不足患者在检查时都是有症状的。集中不足可见于大约 5%的健康人群。

有研究表明，集中不足是轻度脑外伤后的总症状负荷和神经精神损害的原因。观察性研究表明，视力治疗可显著改善症状和客观缺陷。

3. 创伤性前庭系统损伤的其他原因：

1）直接损伤耳蜗和（或）前庭结构，通常见于颞骨横行骨折。鼓室积血和感音神经性聋常伴有眩晕。如果第Ⅶ脑神经受损，也可能发生面瘫。症状在发作之初最严重，在之后的数周至数月，由于中枢神经系统代偿，大多数患者的症状会逐渐好转。

2）迷路震荡可能见于撞击耳软骨囊所致的膜迷路钝性损伤。这种情况可能出现在头部运动突然变化时，不一定有碰撞。迷路震荡可造成急性眩晕和姿势不稳，常伴有耳鸣和听力损失。症状在发作之初最严重，在随后的数日至数月逐渐改善，通常比上述颞骨骨折要恢复得快一些。

3）当创伤引起前庭窗或圆窗破裂时会发生外淋巴瘘，表现为突发性单侧感音神经性耳聋和急性、持续性、逐渐减弱的眩晕以及失平衡。外淋巴瘘很难诊断和治疗。

4）轻度脑外伤可能伴随椎动脉夹层，通常导致延髓外侧梗死，即 Wallenberg 综合征。患者表现为急性持续性眩晕发作，而且这通常是主要临床表现。颈部疼痛常见，但也可能不出现。短暂性脑缺血发作相对少见。患者可能在受伤时即出现症状，但更多是在 1 日至数周后出现。

5）前庭性偏头痛会导致发作性眩晕，通常持续数分钟至数小时，其中一些与偏头痛和（或）其他偏头痛现象有关。

6）癫痫性眩晕罕见，通常与颞叶病灶相关。发作持续时间短（少于几分钟）、刻板，对抗癫痫药物治疗有反应。

7）创伤后梅尼埃病已有零星的病例报道，也许两者之间并无联系，因为报道的症状出现时间是在创伤后数月至数年。患者表现为耳鸣、波动性感音神经性耳聋和发作性眩晕（持续数分钟至数小时）。

8）非特异性头晕是脑震荡后综合征的表现，有时被描述成眩晕，患者也可能形容为漂浮或摇摆的感觉，或者站立不稳、失平衡。

（二）脑外伤的平衡功能评估和治疗

脑外伤的平衡功能评估主要涉及前庭功能、姿势、平衡能力等方面。

1. 评估：脑外伤后前庭功能的评估包括自发性眼球震颤、凝视性眼球震颤、水平追踪测试、扫视测试、凝视测试、甩头试验、摇头试验、动态视力测试、注视抑制试验等。详细操作如下：①自发性眼球震颤，目标固定的情况下中性凝视观察眼球有无震颤活动；②凝视性眼球震颤，在水平面和垂直面上保持 20°～30°的偏心凝视 10 秒；③水平追踪测试，追踪在水平和垂直圆弧上移动 60°的手指的运动轨迹；④扫视测试，采用手指交替凝视活动；⑤凝视测试，手指或笔放在离鼻子 1 英尺的地方观察眼球的凝视情况；⑥甩头试验，固定眼球在目标上时，将头部推 20°～30°；⑦摇头试验，以 2Hz（水平和垂直）的频率摇头 20 秒，闭上眼睛，然后睁开眼睛（戴上 Frenzel 护目镜）并观察；⑧动态视力测试，让患者在头部静止的情况下阅读眼图，然后以 0.2Hz 的频率摇头；⑨注视抑制试验，让患者在检查椅上旋转身体时固定注视自己的拇指。

脑外伤后姿势和平衡的评估包括小脑肢体试验、本体感觉测试、姿势平衡测试和步态测试。详细操作如下：①小脑肢体试验为指鼻试验和跟－膝－胫试验的快速交替运动；②本体感觉测试使用 128Hz 音叉至外踝检测本体感觉中的振动觉以及上下移动拇指检测位置觉；③姿势平衡测试包括 Romberg 试验，患者闭着眼睛站在泡沫轴上，检验姿势的稳定性；④步态测试为 Fukuda 迈步步态观察。

2. 治疗：一旦确定最可能的一个或多个诊断，则可以进行有针对性的治疗。脑外伤后平衡功能障碍的主要治疗方法是前庭物理疗法，它通常依靠视觉线索帮助恢复核心平衡感。系统回顾显示，中强证据表明，前庭物理疗法对单侧外周前庭功能障碍有效。

BPPV 患者应积极治疗并在发现时进行根管结石复位治疗。尽管活动性梅尼埃病对前庭物理疗法无反应，但患有平衡或步态问题的慢性梅尼埃病患者在该治疗模式下表现良好。许多单侧周围性前庭障碍也是如此。中枢性前庭障碍更难治疗，但患者对前庭物理疗法反应良好，尤其是当他们的共病得到控制时。视觉疗法有利于集中不足（常见于脑外伤和偏头痛）患者。视觉疗法可以重新训练眼部肌肉以改善三维空间功能。

（陈意　高强）

第三章　平衡康复模式

前两章主要介绍了“是什么”（平衡系统以及平衡功能障碍的相关概念等）和“为什么”（平衡功能障碍的潜在临床机制）两方面的内容。这一章主要介绍“怎么办”（如何进行平衡康复）。

一、康复治疗对平衡功能的改善

基于前面提到的平衡的定义以及平衡的维持方式可知，当参与平衡调节的系统中有任一系统没有正确运作，或是从这些系统传来的信息并没有被正确地整合在一起时就会产生平衡功能障碍。

物理治疗师能帮助患者了解这些系统是如何参与维持平衡的，以及指导患者如何正确运用这些系统的信号以更好地维持平衡能力。

二、平衡康复模式的转变

国际健康功能与身心障碍分类（international classification of functioning, disability, and health, ICF）提供了统一的框架，对组成健康要件的功能性状态与失能程度进行分类。功能性状态与失能程度可视为个体的健康状况、环境背景因素与个人因素之间的复杂互动关系。一个人的健康图像，是由其所处的生活世界中的许多因素与图像组合而成的。ICF 提出这些因素与图像组成了一种互动性的动态过程，并非线性或静态的。

ICF 补充了世界卫生组织（WHO）的国际疾病与健康问题统计分类第十版（ICD-10）的不足。ICD 中只包含了疾病诊断与健康条件的分类，却没有功能性状态的描述。

基于 ICD-10，神经系统疾病大致分为两大类：中枢神经疾病以及周围神经疾病。其中，与中枢神经疾病直接相关的为脑干整合功能，大脑皮质、小脑以及前庭器官功能。周围神经疾病更多是对人体的本体感受器产生影响。但基于平衡功能是一个复杂而综合的功能，在维持平衡的整个过程中，各系统以及器官之间会相互影响。

（一）能够影响平衡的各个系统功能障碍的康复方式的改变

下面以前庭康复和本体感觉康复为例进行简单叙述。

1. 前庭康复的研究进展：前庭康复是针对前庭受损患者所采用的非药物、非创伤、具有高度专业化设计的训练方法。前庭康复通过中枢神经系统与前庭系统的可塑性和功能代偿来实现，其机制包含前庭适应、替代和习服，通过脑干、小脑通路的再组织，重调眼动及姿势控制程序。Brandt−daroff 训练、Cawthorne−Cooksey 训练、姿势控制训练及眼动训练等是前庭康复的主要手段，其目的是通过一系列有针对性的康复训练方案，重建患者的视觉、本体感觉及前庭传入信息整合功能，调动中枢神经系统的代偿能力，减轻或消除患者的眩晕症状，防止跌倒，改善患者的生活质量。训练核心是伴随着躯体姿态变化及活动的头−眼运动，减少支撑面站立的同时进行头部和躯体变化并尽量维持平衡，不断重复执行可以诱发眩晕的活动。

前庭康复的方法：外周前庭功能减退患者以运动训练为主。前庭神经炎或迷路神经炎的急性期患者的治疗包括药物治疗，然而当前证据不支持通过药物治疗管理慢性疾病患者。无法用其他方法治疗的反复发作性眩晕及波动性前庭功能障碍患者可采用手术及前庭损毁的方法治疗，目的是通过将其转换为稳定性前庭功能障碍的方式建立单侧前庭功能低下的代偿。

一些动物实验发现，对于猴子、猫或者其他动物，视觉体验对于前庭功能障碍的恢复是至关重要的。大脑右半球中动脉梗死的患者对于视觉输入的依赖会增加，需要调动没有梗死的大脑区域来对姿势进行调控。右半球梗死的患者在进行单侧姿势控制的时候需要更多的视觉输入调节。

前庭康复训练最早是 Cawthorne 和 Cooksey 在 20 世纪 40 年代提出的。Cawthorne−Cooksey 训练是前庭康复的一般方法，包括一系列以眼动训练为主的标准化练习，能够完成睁眼或闭眼的头部运动，弯腰、坐立、扔球、走路等日常活动。目前的前庭康复训练以运动为基础的，通常包括四种不同的训练方式。

1）促进凝视稳定性的训练：基于前庭眼动反射适应和替代原理而提出。前庭适应训练的目的是减轻症状并促进凝视稳定性和姿势稳定性。

2）习服训练：在相当一段时间内反复暴露于刺激环境，从而消除与前庭系统相关的刺激症状。

3）平衡及步态训练：旨在促进使用视觉和（或）本体感觉来替代缺失的前庭功能。

4）活动耐力训练：如有氧训练等。外周前庭功能障碍患者为避免症状激发，经常限制身体活动，而一般的运动未被发现对前庭功能障碍患者有益。

近年来，感觉增强性技术，如前庭电刺激、电触觉刺激、声和振动传感器生物反馈刺激也开始应用于前庭康复，其功效还在不断探索中。

前庭康复安全有效，尽管部分患者在接受前庭康复训练早期会产生症状加重的可能，但前庭康复早期干预的意义仍受到肯定。前庭相关疾病的解剖学结构、发病机制、检测技术和治疗仪器等方面都取得了突破性进展，使前庭疾病的精准化诊断和精准化治疗等方面都取得了显著成效，但很多变量会影响前庭康复的成功率，治疗师需要评估以制订最佳的个体化康复训练计划，从而使精准康复成为可能。

2. 本体感觉康复的研究进展：之前的研究发现，本体感觉对于维持平衡十分重要。当健康个体站在稳定的平面上有可获得的视觉输入时，人体的平衡感觉 70％来源于本体感觉输入，20％来源于前庭输入，10％来源于视觉输入。当本体感觉输入因为支撑面的震动而减少时，感觉会进行重新矫正。此时平衡感觉的 70％来源于前庭输入，20％

来源于视觉输入，10%来源于本体感觉输入。基于这样的研究结论，为了获得站立位的姿势调节，本体感觉系统和前庭觉系统为感觉系统的调控做出了主要贡献。

本体感觉训练能够影响活动和平衡功能，通过改变本体感受器传入信息，提高肌肉骨骼系统的控制能力。螺旋对角线的运动模式能够刺激关节肌肉的本体感受器。通过对本体感觉系统的训练，能够增强肌肉的反应，增加神经肌肉的恢复能力。

最常运用的本体感觉神经肌肉促进疗法（proprioceptive neuromuscular facilitation，PNF）是由神经、肌肉和运动觉、本体感觉、触觉、听觉、视觉等共同参与的以促进神经肌肉反应为主的治疗手段，近年来已被证明可有效促进脑卒中患者运动功能的恢复。PNF 的核心治疗理念是以发展运动模式为基础，同时增加患侧肌肉的本体感觉，活跃大脑皮质，进而增加脑皮质厚度，提高神经系统的反应性、兴奋性，有助于病灶处生成新的血管，帮助损伤功能区快速良好地恢复。多数脑卒中患者迫切希望提高日常生活活动能力以早日重返家庭和社会，这也是 PNF 的目标。

（二）平衡康复训练方式，从单一针对其中某一器官或促进平衡控制中的某一过程进行康复，转变为寻找能够综合训练平衡控制全过程的方法

针对神经系统疾病平衡功能下降的常用康复方法包括有节奏的听觉刺激（rhythmic auditory stimulation，RAS）、全身震动（whole body vibration，WBV）、虚拟现实（virtual reality，VR）、镜像疗法（mirror therapy，MT）、中药以及运动疗法等。

近期研究指出，平衡功能训练的时候，对患者的视觉、前庭觉、本体感觉进行同时刺激有利于神经系统的重塑，例如在运用 VR 的同时运用 WBV，在跑台上运用 VR 等。这样能够最大限度地训练损伤性脑疾病患者或者其他人群的平衡能力。

与此同时，对患者心理因素的干预也逐渐在康复过程中得到重视。害怕跌倒的心理，会让患者减少活动量，这样会使得患者平衡能力进一步下降，而患者的恐惧心理也进一步加深。这样的恶性循环表明，心理因素对于平衡功能以及患者日常生活活动能力有重要影响。

（三）当前领域的局限性

1. 患者对当前的康复方案的执行能力不够，没有达到全周期管理的目的。
2. 大多数的平衡功能训练开始的时间都是在稳定期，但是更早期的康复对于平衡功能后期的恢复至关重要。

（四）待研究领域

1. 让训练方法和训练形式能够更接近实际的环境以及实际的运用目的。
2. 具体的训练方法有待完善。

（张艺凡）

第四章　平衡管理

第一节　概　述

平衡功能训练可以提高患者的稳定性，加强肌肉力量，帮助患者保持直立状态，增加腿部和核心力量，用于对患者进行平衡管理。大多数神经损伤的老年患者的治疗计划中都包含平衡功能训练。平衡功能训练可以预防老年患者跌倒。在大多数情况下，治疗师建议患有影响前庭输入和肌肉力量的衰弱疾病的患者进行平衡功能训练。根据患者的能力、残疾程度和治疗目的可以对平衡功能训练进行分级。平衡功能训练有简单强度、中等强度和困难强度。难度分级取决于姿势摇摆的大小和可变性。

平衡功能训练强度可以通过对患者平衡本身的评估来确定。该评估是在考虑所呈现的症状和诊断的情况下进行的。评估包括视觉系统评估、本体感觉系统评估、前庭系统评估、肌肉骨骼系统评估、平衡评估系统测试、特殊测试。

第二节　特定条件下的平衡管理

一、脑卒中

（一）平衡管理的目的

脑卒中患者早期平衡功能障碍与未来功能情况和疾病恢复息息相关。在脑卒中后遗症期患者的居家生活中，当患者在执行相对复杂的任务时，平衡功能障碍是导致跌倒的主要原因。此外，研究人员发现，对于脑卒中后遗症期患者，跌倒史会导致患者产生跌倒恐惧和抑郁。他们还发现，患者多次跌倒的经历与平衡功能情况相关。害怕跌倒可能迫使患者减少活动并且养成久坐的生活方式，从而进一步影响患者的运动功能和健康状态，形成一个恶性循环。因此，平衡功能训练通常是脑卒中患者实现运动功能恢复的重要环节，康复治疗师通过对患者进行详细的评估以确定最有效的治疗方法，提高患者的平衡能力。由于平衡控制是通过独特、复杂的系统组合实现的，因此平衡功能训练需要特定任务导向性训练。

（二）平衡管理的内容

1. 以任务为导向的干预措施：可以提高患者的自信心。

2. 感知觉训练：脑卒中后，患者身体通常会出现更多的晃动。感知觉训练可以减少患者的身体摇摆程度。

注意：健康人也存在一定程度的正常身体摇摆。

3. 坐位平衡功能训练：坐位平衡有困难的患者应在有人监督或治疗师协助的情况下坐着进行平衡功能训练，可以通过特定的任务来训练患者的平衡功能，完成坐位下的重心转移。坐位平衡功能训练可以有效减少患者卧床时间，减轻脑卒中患者因长期卧床导致的并发症，提高患者的独立生活能力。

4. 站立平衡功能训练：当患者具有站立能力时，物理治疗师应该为患者提供站立平衡功能训练。站立平衡功能训练可以提高患者的步行速度与移动能力，从而提高患者的生活质量与独立生活能力，并且降低患者的跌倒风险，提高患者的自信心，帮助患者重返社会与家庭。

站立平衡功能训练包括：①站立时进行功能性任务特定训练；②步行训练，包括挑战站立平衡（例如地上步行、障碍训练）；③提供视觉或听觉反馈；④渐进式平衡功能训练；⑤下肢强化训练。

二、颅脑损伤

（一）平衡管理的目的

平衡管理的目的是帮助颅脑损伤患者最大限度地恢复到原先的功能水平。那些有更严重和急性身体、认知和（或）行为缺陷的人，需要住院管理。重点是日常生活活动再培训、疼痛管理、认知和行为疗法、药物管理、辅助技术（例如处方轮椅和步态辅助设备）、环境改造（例如安装升降机、坡道和栏杆，改造浴室等），以及家庭教育和咨询。具有创伤的患者可能需要特殊的辅具（例如方便患者转移的起重机、汽车）和对家庭环境的改造（例如改造浴室、扶手、防滑地板）。患者可能还需要练习家庭和社区生活的日常生活活动（例如家务活动以及社区生活技能，如过马路、银行业务等）。

在颅脑损伤患者从住院康复服务机构出院进行社区康复时，帮助其恢复最大限度的独立性和参与社区活动是一项极其艰巨的任务。家庭支持、教育和咨询是至关重要的，并且可能需要很长时间。

（二）平衡管理的内容

1. 平衡和姿势控制训练。

1）身体力学和静态姿势控制，包括重心控制。

2）动态姿势控制，包括控制运动和姿势所需的肌肉骨骼反应，如力量、灵活性和在随意运动之前进行有效的预期姿势调整的能力。

3）应对各种任务和环境条件的平衡技能和平衡反应能力。

4）动态平衡功能训练。

5）使用感觉监测进行姿势控制（视觉、前庭觉、本体感觉）。

6）有效预防跌倒的安全意识和补偿策略，包括关于体育活动、多种药物、环境、个人选择和行为的建议，指导应对策略以抑制跌倒恐惧。

为了使训练有效，平衡功能训练需要根据个人需求，并在不影响安全的情况下以最佳的难度进行设计。使用各种姿势组合和技术来确保患者能够通过训练习得以下技能：①维持姿势稳定性的能力，如动态平衡和回到稳定姿势的能力；②在不均匀的支撑面上维持平衡的能力（如平衡垫和斜坡）；③减少支撑基础，如双脚并拢、一字步站立/行走、单腿站立来维持平衡的能力；④在复杂的环境下，例如具有认知或额外动作要求的双重任务下，维持平衡的能力。

2. 协调性和敏捷性训练：协调性是身体执行平稳、准确和受控运动的能力。敏捷性是在站位平衡下进行协调运动的能力。协调性和敏捷性训练的内容：①提高动态条件下的姿势稳定性和平衡元素；②提高四肢动作准确度；③协调和敏捷技能的功能应用；④有效运动控制和跌倒预防的安全意识和补偿策略，包括行动辅助建议。

三、帕金森病

（一）平衡管理的目的

平衡管理最显著的目的是提高帕金森病患者的运动能力，提高患者的生活质量和生活独立性。

1. 维持和提高功能水平和独立性，提高个人的生活质量。

2. 使用运动和平衡策略来改善活动能力。

3. 在可能的情况下纠正和改善异常的运动模式和姿势。

4. 纠正和改善姿势和平衡，并尽量减少跌倒的风险。

（二）平衡管理的内容

1. 静态平衡控制：每个训练环节包含三个主要组成部分：①感觉运动训练和姿势训练，例如需要稳定的任务；②闭链运动训练；③稳定性训练。

2. 改善患者静态平衡的方法：

1）感觉运动训练：侧重于使用平衡板、泡沫垫和松紧带来训练平衡中的姿势控制。通过增加本体感觉以恢复正常的运动模式。

2）稳定性训练：静态平衡可以使用单腿平衡测试来测量。研究发现，在经过 12 周的有氧、抗阻、核心稳定性和平衡锻炼等训练后，患者的静态平衡能力在 24 周后得以保持。

3）闭链运动训练：可以在短时间内改善患者的姿势控制，患者可以很好地耐受闭链运动训练的强度。闭链运动训练可以在治疗师的帮助下完成，在几次训练后，患者的任务是使用最少的帮助，或者在没有任何支持的情况下逐步完成训练。此外，踝关节周围肌肉的本体感觉和力量增加，也可以增加患者的平衡能力并且减少患者的跌倒风险。

四、多发性硬化

（一）平衡管理的目的

帮助患者发挥其身体独立性、灵活性、力量和健康水平的潜力，并且在患者出现任何运动问题后提供建议和实用技巧。当身体症状发生变化时，或在复发后的恢复阶段，物理疗法对于多发性硬化患者疗效显著，可减少疾病对功能、个人活动和社会参与的影响，以便让患者尽可能独立，提高患者的生活质量。

（二）平衡管理的作用

改善平衡功能和行走能力，减轻肌痉挛和僵硬，增加力量，重新训练正常的运动模式，改善患者心情，降低跌倒风险。

五、周围神经病变

（一）平衡管理的目的

周围神经病变患者下肢感觉减弱和力量下降，在站位和处于动态平衡条件下时，患者的稳定性可能会降低。在不明原因的严重周围神经病变患者中，与年龄和性别匹配的健康对照相比，视觉和前庭输入不能完全补偿本体感觉的损伤，平衡功能逐渐恶化。

流行病学调查已经证实，腿部本体感觉的降低是老年人跌倒的危险因素之一。在对老年人进行体格检查时经常发现周围神经病变的症状和体征。这些症状和体征可能与糖尿病、酒精中毒、营养缺乏、自身免疫性疾病等有关。足底感觉丧失可能是导致动态平衡缺陷和跌倒风险增加的重要因素。平衡管理可以增加周围神经病变患者的本体感觉，提高患者的动态平衡能力，预防患者发生跌倒。

（二）平衡管理的内容

研究表明，在各种形式的周围神经病变患者中，使用手杖、踝足矫形器或接触墙壁可以改善步态规律的空间和时间测量。手接触外部物体可以减少由一种或多种感官缺陷引起的姿势不稳，与不同稳定性的支撑接触可能会改善由移动视觉场景带来的不稳定性。在中度至重度糖尿病神经病变患者中，机械噪声刺激可能会改善振动和触觉。

可以通过改变鞋来提高本体感觉下降患者的稳定性。通过在鞋底放置有足底压力的生物反馈系统、振动鞋垫以及机械促进足底表面边界的感觉，来提高患者的稳定反应能力。对于周围神经病变患者，考虑个体的感觉缺失和肌力下降，踝足矫形器可能可以改善患者的平衡和步态表现。

六、前庭功能障碍

（一）平衡管理的目的

前庭功能障碍导致的头晕会影响患者的生活质量和独立生活能力，并增加患者跌倒的风险。前庭功能障碍患者患抑郁和焦虑的风险更大，活动能力下降，肌肉力量和协调能力下降，与社会脱节。平衡管理可以改善患者的头晕情况，提高患者的生活质量和独立生活能力，减少患者的跌倒风险，提高患者的活动能力，恢复患者的社会参与水平。

（二）平衡管理的内容

治疗前庭功能障碍患者头晕的最有效方法是多学科团队的合作治疗。前庭功能障碍很复杂且难以诊断，误诊率很高。通常，出现头晕的患者最初会咨询各种卫生专业人员，包括初级保健、耳鼻喉科、神经内科或急诊科的卫生专业人员。患者初次就诊时可能会咨询从事心脏病学、听力学或物理治疗的医疗团队成员。前庭功能障碍可能有多种原因，而这些原因通常不是单一来源。由于大脑的适应性反应，特定原因导致的损伤可能因患者而异。此外，这些原因可能来自不同的感觉系统。因此，这些多系统问题可能需要多名医务人员的专业知识才能进行适当的诊治。

七、脊髓损伤

重点关注脊髓损伤患者在恢复过程中会遇到的常见问题，并关注以人为本的活动和参与结果，而不是纯粹针对病理或损伤的干预措施。康复侧重于预防继发性并发症、促进神经恢复和最大限度地提高受伤后的功能。平衡功能很大程度上决定患者受伤后的功能情况。其他目标包括提高患者的独立生活能力，帮助患者接受新的生活方式并促使其重新融入社会，通过对患者进行平衡功能训练显著提高患者的日常生活活动能力。

1. 站立训练：所有脊髓损伤患者都应根据损伤水平和损伤类型进行单独评估，并应在生理稳定后立即评估站立计划。应根据初始评估和持续评估结果确定个体的具体站立目标，并使用合适的测量项目，例如测量骨矿物质密度、关节活动度、痉挛、生活质量、排便频率和排便持续时间、并发症、心血管参数、呼吸功能和皮肤状况。

2. 步态训练：步态训练应包括常规的地上行走，在可行的情况下减重进行跑步机训练。

3. 跌倒预防：大多数证据表明脊髓损伤患者跌倒风险的多因素性质。跌倒预防和跌倒训练指的是通过强化长期体育训练和教育来塑造行为的干预措施。脊髓损伤后遗症，如虚弱、关节活动度降低、僵硬、运动缓慢、无法完成复杂任务，通常与导致跌倒风险的损伤重叠，因此，基于平衡功能训练的预防跌倒干预措施应包含以下要素：

1）具有灵活性、力量、双重任务的技能活动。

2）稳定的平面、主动和被动的平衡组件、完成各种任务的能力（所需的稳定性、机动性或技能）。

3）与环境的相互作用（监督下/非监督下）。

无法自行进行平衡功能训练者或平衡功能障碍患者可能需要在监督下进行平衡功能训练。

第三节　平衡管理在神经系统疾病康复中的意义

一、平衡管理的价值

对于普通人群而言，保持平衡对独立和安全至关重要，对于神经系统疾病患者而言，平衡管理除了能改善神经系统疾病带来的功能障碍，还能从多个角度提升健康状态，甚至改变原发病进展，改善功能结局，提高生活质量。因此平衡管理有广泛的受众基础和现实价值。

二、运动能力

平衡和运动能力受限已被确定为跌倒的危险因素。而平衡功能训练可提高身体对日常失误的反应速度，从而有助于防止跌倒。在进行其他类型锻炼期间，良好的平衡能力能改善运动表现并预防运动损伤。妥善的平衡管理能提高姿势控制能力，增加静态平衡的效率，为患者进一步体位变化提供先决条件。平衡管理不仅能提高平衡能力本身，在涉及运动的姿势控制、肌肉力量、步行速度、预防运动损伤、减缓疾病进展等方面也有突出表现。

三、认知能力

Tangen 在对阿尔兹海默病患者的平衡与认知研究中发现平衡控制（生物力学约束、稳定性极限/垂直度、预期姿势调整、姿势反应、感官定向和步态稳定性）的各个方面都随着认知功能障碍严重程度的增加而恶化，执行功能在平衡控制中起着重要作用。在神经退行性疾病中，如进行性核上性麻痹，平衡受损和执行功能共同受损导致反复跌倒。

四、心理干预

在 Schmid 的研究中，平衡和跌倒自我效能与活动和参与得分高度相关。虽然步态训练和步态评估是脑卒中患者康复的重要组成部分，但人们更多关注心理因素，如平衡和跌倒自我效能可能对恢复、活动和参与产生最显著的影响。平衡相关的信心是平衡管理的一个重要方面。害怕跌倒等心理因素与平衡和步态的改变、活动水平的降低和跌倒风险的增加显著相关。30％的老年人表示害怕跌倒，而这一比例在已经跌倒的群体中翻了一番。害怕跌倒的人往往避免活动，这可能导致社会参与受限和功能衰退。

五、生活质量

Schmid在一项脑卒中后研究中发现，脑卒中后平衡能力与SS－QOL评分显著相关，平衡功能障碍和高跌倒风险个体的SS－QOL评分明显更差。在2020年一项随机对照试验中，多系统体育锻炼（MPE）对老年人跌倒预防和健康相关生活质量（HRQOL）的有效性得到证实，而平衡功能训练是MPE干预中的重要部分。

（程舒海　高强）

第二篇

解剖和生理

第五章　前庭系统

第一节　前庭系统的解剖和生理

前庭系统（vestibular system）是内耳中主管头部平衡运动的一组装置，由前庭感受器、前庭神经、前庭神经核、七条神经通路和三级中枢（脑干、小脑和皮质）构成。因此，在我们提到前庭功能时，不能认为只是前庭感受器功能，实质上是前庭神经系统功能。

一、外周前庭系统

外周前庭系统由前庭感受器与前庭神经组成，它们传送有关头的角速度、线加速度和相对于头的方向的重力线等信息至中枢神经系统，尤其是前庭神经核复合体和小脑。中枢神经系统对这些信号进行加工，并与其他感觉信息组合，以判定头的位置和运动方向。

（一）前庭感受器

前庭感受器又称前庭器官，是前庭神经系统接收外界运动信息的部分。前庭器官属于人体的内感受器，是人体平衡系统的主要感受器官，它藏在颞骨内的内耳迷路之中，属于对称性器官，结构非常小而且复杂，其弯弯曲曲的硬管（骨管）里套着软管（膜管）。

前庭器官由三对半规管［水平半规管（又称外半规管）、前半规管（又称上半规管）、后半规管］和两对前庭囊（椭圆囊和球囊）组成。半规管和前庭囊有骨、膜半规管和前庭囊之分。膜迷路内含内淋巴液，膜迷路与骨迷路之间含外淋巴液，外淋巴液经耳蜗导水管与脑脊液相通，内淋巴液由耳蜗螺旋带的血管纹分泌，通过前庭导水管与内淋巴囊相通，内、外淋巴液互不相通，且淋巴液成分和比重各不相同。内淋巴液 K^+ 含量高，外淋巴液 Na^+ 含量高。迷路中的内、外淋巴液发挥两种作用：一是机械作用，最大限度地减少大气压变化对内耳敏感性的影响，使半规管感受角加速度引起内淋巴液动态变化；二是生物力学作用，使内、外淋巴液和细胞内成分之间产生电子化学梯度变化，实现毛细胞换能和神经冲动传递。内淋巴液的密度和黏滞性对前庭半规管和耳石器的生理反应有很大影响。

三对半规管和两对前庭囊分别位于头的三个轴向平面内、颅骨矢状线的两侧。水平半规管位于横轴平面内，头直立位时后仰24°～30°，即当头前倾30°时与地平面平行。前半规管位于与矢状线成约45°的矢状平面内，后半规管位于与冠状线成45°的冠状平面内。三对半规管互成90°夹角。两对前庭囊，其空间位置互成90°。椭圆囊位于冠状平面内，与水平半规管相平行；球囊位于矢状平面内。由此可以看出各半规管与前庭囊的关系。前庭器官之所以能接收三维空间六个自由度的角运动和线运动的刺激，是由上述解剖空间位置特点决定的。

1. 半规管：每个半规管都呈不完全的环状，故称半规管。每个半规管有一个膨大的壶腹和单脚，后半规管和前半规管共享一个单脚，也称总脚。因此，半规管共有5个开口通向椭圆囊。壶腹嵴是角加速度的感受器，包括冠状面、矢状面和水平面的旋转运动，其位于半规管的壶腹内，主要由毛细胞和支持细胞构成。毛细胞的顶部有动纤毛和静纤毛两种纤毛，而纤毛上覆盖着一层如同僧帽一样的胶质，即嵴帽。壶腹嵴与半规管长轴垂直，形成半规管和椭圆囊之间的膜性隔，随内淋巴液的流动牵动毛细胞的纤毛偏移。

2. 前庭囊：球囊和椭圆囊膜迷路在前庭内形成两个球形的腔隙，球囊位于前庭内侧壁下方的球囊隐窝内，椭圆囊腔位于球囊的上方，呈卵圆形，经过5个孔与膜性半规管连接。椭圆囊和球囊中各有一囊斑，或称耳石器，是线性加速度和重力的感受器，包括前后、上下和左右方向的运动。①椭圆囊：椭圆底部的前外侧有椭圆形、较厚的感觉皮区，即椭圆囊斑，分布于前庭神经椭圆囊支。②球囊：球囊前壁有球囊斑，呈匙状，分布于前庭神经球囊支。毛细胞纤维上方覆有一层胶体膜，即耳石膜，由多层以碳酸钙结晶为主的颗粒（即耳石）和蛋白凝合而成，耳石可以为耳石器的运动提供惯性，加重内淋巴液移动时的重力作用。椭圆斑和球囊斑相互垂直。囊斑表面中央部分有微纹，微纹将耳石器一分为二，两侧毛细胞动纤毛的极性相反：椭圆囊斑动纤毛弯曲方向朝向微纹，而球囊斑动纤毛弯曲方向则背离纤毛。这样可以使耳石器感受各个方向的线性加速度。

3. 前庭毛细胞：前庭毛细胞共有Ⅰ型毛细胞和Ⅱ型毛细胞两个类型。两型毛细胞在输入神经末梢中含有的通道类型、带状突触形状和耳毒性抗体各有不同，以此相互区别。Ⅰ型毛细胞呈烧瓶状，主要位于壶腹嵴和囊斑的中央部；Ⅱ型毛细胞呈柱状，主要位于壶腹嵴和囊斑的周边部。每个毛细胞有很多成束的纤毛，每束中有一根位于束边上的动纤毛和20～100根静纤毛，后者呈簇状排列（为2～12排），每一排内的静纤毛长短一样，但越靠近动纤毛越长。静纤毛含有数百个平行排列的肌动蛋白细丝，构成纤毛的硬度，并紧靠基体，后者与动纤毛相接。

（二）前庭神经

前庭神经的神经元胞体在内听道底部形成前庭神经节（Scarpa's ganglion）。这些神经元为双极神经元，其树突与前庭感受器内的毛细胞联系，而轴突集合成束构成前庭神经纤维，其与耳蜗神经纤维共同组成第八对脑神经，经内听道主要终止于脑干前庭神经核，也有输入纤维直接进入小脑。前庭神经分为前庭上神经和前庭下神经。前庭上神经的分支有前壶腹神经、外壶腹神经和椭圆囊神经，分别接收来自前半规管壶腹嵴、外半规管壶腹嵴和椭圆囊斑的感觉传入。前庭下神经的分支有后壶腹神经、球囊神经，分别接收来自后半规管壶腹嵴和球囊斑的感觉传入。前庭上、下神经之间，前庭神经和耳蜗神经之间，前庭神经和面神经之间还有细小的分支相吻合。

前庭输入神经起自内耳前庭神经节的双极细胞，其周围突投射到三个半规管的壶腹、椭圆囊和球囊。中枢突组成前庭神经与蜗神经一起经内耳孔入颅腔，在脑干外侧靠近脑桥延髓接合部进入脑干内背侧，行走于小脑下脚与三叉神经下行支之间，终止于脑桥和延髓的前庭神经核群。

前庭神经纤维有两类：前庭输入神经纤维和前庭输出神经纤维。Ⅰ型毛细胞和Ⅱ型毛细胞都由这两类前庭神经纤维支配。起自毛细胞的前庭输入神经纤维投射到脑干前庭神经核和小脑，支配毛细胞的前庭输出神经纤维来源于脑干的 e一神经核组合。

前庭神经纤维以输入神经纤维为主，输入神经纤维与输出神经纤维的比例约为 600∶1。输入神经纤维为 14000～24000 根，分粗、中、细三种。粗纤维占前庭神经纤维总数的 88.5%，传递神经冲动的速度最快，直径为 1～9μm；中等纤维占前庭神经纤维总数的 7.3%；直径小于 2.5μm 的细纤维占前庭神经纤维总数的 4.2%。直径小于 2.5μm 的细纤维分布在前庭壶腹嵴的外周，与Ⅱ型毛细胞相接；直径大于 4.5μm 的纤维多分布于前庭壶腹嵴中央，与Ⅰ型毛细胞相接。

二、前庭中枢处理系统

外周前庭的信息传到脑后，在三级中枢内进行加工处理。这三级中枢是脑干、小脑和大脑。

脑干中的前庭中枢：主要由前庭下核、内侧核、外侧核和上核组成。前庭神经核是前庭神经冲动传导的中继站，具有接收、整合、调节前庭信息的功能。除接收前庭末梢感受器信息外，它还接收对侧前庭神经核，以及视觉系统、小脑、大脑皮质等部位传来的信息。前庭核神经元可自发放电，以维持前庭系统的静态平衡。

小脑中的前庭中枢：小脑可以直接接收来自外周前庭感受器的神经传入纤维，也可以接收来自前庭核复合体的次级传入纤维。小脑将这些纤维传入的信息进一步整合、分析后，继续向上一级中枢或相应的效应部位传导（如通过动眼神经核支配眼球的运动），并给予前庭神经核或外周前庭反馈性调节。

大脑皮质中的前庭中枢：可以肯定的是，前庭神经核与大脑皮质之间存在联系，但大脑皮质的前庭代表区（即主管前庭平衡感觉的中枢）的确切位置仍然不甚明确。在刺激人听皮质前方的颞上回皮质时，患者常有眩晕等平衡失常的感受。目前一般认为前庭皮质代表区可能为多区域的，但仍有待进一步的探索和研究。

前庭神经系统有七条神经通路：前庭眼动通路、前庭脊髓通路、前庭小脑通路、前庭网状结构通路、前庭植物神经通路、视前庭相互作用通路和前庭皮质通路。前庭眼动通路的作用是在头部运动的过程中保持视力不变、稳定视觉。前庭脊髓通路的作用是维持躯体稳定，保持姿势平衡。前庭植物神经通路主要表现为前庭受刺激时，会出现恶心、呕吐、心率减慢、血压下降、面色苍白等症状。

第二节　前庭眼动反射

前庭眼动通路是前庭神经系统的一条非常重要的神经通路。半规管和囊斑各自有其眼动通路，来自各个感受器的初级神经纤维到相应前庭核后，由此发出次级神经纤维，经两条途径上行到三对动眼神经核，即经内侧纵束（MLF）的直接通路和经网状结构的间接通路。

前庭眼动反射（vestibulo－ocular reflex，VOR，又称头眼反射）是头动时稳定视网膜映像的反射之一，在头动时产生与头动方向相反的代偿性眼位变化，使视网膜映像在头动时保持稳定，防止滑动。前庭眼动反射是由一组反射组成的，且与其他与眼动有关的反射相互作用、相互协调，以实现一个共同目的，即保证视网膜成像清晰和稳定。头动刺激迷路和颈本体感受器产生三种稳定视网膜映像的眼动反射：前庭眼动反射、颈眼动反射（cervico－ocular reflex，COR，又称颈眼反射）和前庭颈反射（vestibulo－colic reflex，VCR，又称头颈反射）。前庭眼动反射信息来自迷路，颈眼动反射信息来自颈部，两者都能产生补偿性眼动稳定视网膜映像。前庭颈反射信息也来自迷路，但它通过产生头振稳定头部，达到稳定视网膜映像的目的。颈眼动反射主要在迷路功能障碍或丧失时产生补偿性眼动，以稳定头动时的视网膜映像。它把来自颈肌和颈关节感受器的信息经上行通路传送到前庭神经核和前庭小脑。前庭颈反射的主要作用是全身运动时稳定头部。整合前庭颈反射的通路包括来自前庭神经核经内侧纵束下行段和来自脑干网状结构经网状脊髓通路至颈部运动神经元的输入，这些通路对被动前庭刺激产生的头振快相、慢相进行整合。水平前庭颈反射慢相由下行到内侧纵束的前庭脊髓内侧通路整合，并向颈部运动神经元传送兴奋和抑制信号；网状脊髓投射传送产生头振快相的脉冲。颈部运动神经元还接收来自上丘（superior colliculi，SC）和 Cajal 间质神经核（interstitial nucleus of Cajal，INC）经盖脊髓、间质脊髓和盖网状脊髓通路的投射。

前庭眼动反射之所以具有头动时全方位稳定视网膜映像的功能，是因为前庭系统由感受角加速度的三对半规管（称为半规管系统）和感受重力与线加速度惯性力的两对囊（椭圆囊和球囊，称为耳石器系统）组成，从而产生两类前庭眼动反射：①源于前庭半规管系统的角前庭眼动反射（angular VOR，aVOR），又称动态前庭眼动反射（dynamic VOR）；②源于前庭耳石器系统的线前庭眼动反射（linear VOR，lVOR），又称静态前庭眼动反射（static VOR）。

无论是哪种前庭眼动反射，都有其自身的通路，最终发指令到动眼神经核控制相应眼外肌产生眼动。

半规管与眼肌之间的对应关系是前庭眼动反射直接通路的生理基础，通过外周前庭感受器—脑干—眼外肌的一系列通路相关联，起自半规管壶腹的传入纤维投射至前庭神经核，进而连接到眼外肌的运动神经元。由于眼外肌同时接收来自半规管的兴奋性与抑制性传入信号，当半规管在其刺激平面做加速运动时，眼球将会在对应的平面运动。每个半规管的传入信号同时传送至同侧和对侧的眼外肌。每个半规管在对侧同平面上都具有一个协同作用的半规管，以感知相应平面的运动（包括左－右外半规管平面、右前－左后半规管平面和左前－右后半规管平面）。当头部在任一平面上做加速运动时，一侧半规管的神经放电率增高，产生兴奋性刺激，而对侧与之同平面、协同半规管的神经放电率会降低，产生抑制性信号。换言之，任一角加速运动在增加某一半规管神经放电率的同时，会降低对侧协同半规管的神经放电率。这种类型的结构在工程学上被称为“推拉式结构”。由于任一半规管的信号同时投射至对侧协同的眼外肌，所以眼球将向头部运动的反方向运动。

（余慧　曾晓梅　刘祚燕　陶诗琪）

第六章 眼动系统

眼动系统包括前庭眼动系统（vestibulo－oculomotor system）、视眼动系统（optokinetic system）、平稳跟踪系统（smooth pursuit system）、扫视眼动系统（saccadic eye movement system）、辐辏眼动系统（vergence eye movement system）、固视系统（fixation system）。它们有各自的解剖和生理组织结构。前庭眼动系统和视眼动系统发生眼外肌运动时通过同一个神经通路，所以前庭眼动系统和视眼动系统的主要功能是头和身体运动时以及外界视觉环境运动时稳定视觉目标映像，平稳跟踪系统的主要功能是保持固视运动的目标，扫视眼动系统的主要功能是将注视点向新目标固视，辐辏眼动系统的主要功能是保持双眼在不同视距上协调一致，固视系统的主要功能是保持固视不动目标。

第一节 眼动系统的解剖

一、前庭眼动系统

前庭眼动系统是前庭神经系统中一条非常重要的神经通路，来自各个感受器的初级神经纤维到达相应前庭核后，再由此发出的次级纤维都经两条途径上行到三对动眼神经核。

人体双耳内各有三个相互垂直的半规管，可接收三个不同方向的角加速度信号的刺激。在头位角加速度的作用下，半规管内的淋巴液与半规管壁间产生相对运动，刺激绒毛细胞发出与角加速度相关的神经脉冲，传到脑干的前庭核团。前庭核对角加速度刺激加以综合，同时接收运动不平衡的其他感受器的信号，之后传出两路信号。一路经过内侧纵束到眼动核指挥眼球做眼震运动，另一路信号送到小脑下的网状结构，不断积累眼动速度，两条通路上的慢相、快相过程不断交替持续，直至来自前庭的信号结束。

右侧前庭神经兴奋传递兴奋信号抵达同侧前庭神经核团，继而发出传出纤维交叉到对侧的展神经核，左侧展神经核中发出展神经直接支配左眼外直肌，使左眼球向左侧偏移，同时左侧展神经核的中间神经元发出纤维通过内侧纵束交叉到右侧的动眼神经核支配右眼内直肌，使右眼产生向左的协同运动。头部右转时，左侧水平半规管内淋巴液的流向会使毛细胞产生抑制。同样三级神经元抑制性冲动经内侧纵束传导至右眼外直肌和左眼内直肌，放松拮抗肌使双眼的同向运动完全到位。

二、视眼动系统

视眼动系统的功能与前庭眼动系统相似，其反射依靠大脑判断视网膜上图像的漂移速度，起稳定注视的作用，保证在头部运动的过程中使中央凹中心与目标保持一致。

1. 直接通路：位于中脑前盖的对侧视束核和位于脑干的副视觉系统侧终核接收来自对侧视网膜的投射。视束核向前庭核、舌下前置核和下橄榄体核被盖投射。下橄榄体核经上行纤维向小脑绒球输入信息。

速度储存机制参与视动眼震的产生，而来自前庭的输入参与视动后眼震的产生。视觉固视可抑制视动眼震。

2. 间接通路：视动系统皮层通路，即间接通路参与的脑结构多且复杂，已经明确的是视觉 1、2、5、5a（Ⅴ1、Ⅴ2、Ⅴ5、Ⅴ5a）区参与，而且是双侧视区参与视眼动反射的产生和控制。

纹状体外视区通过视束核和副视系统影响视动眼震。纹状体外视区也向桥脑背外侧核和桥脑背内侧核投射对平稳跟踪施以影响。

三、平稳跟踪系统

当眼球用跟踪系统来跟随一个缓慢而平稳运动着的视标时，运动着的视标和眼球之间保持一种固视关系，保障对运动目标有最佳视力。

枕叶视皮质接收刺激物的运动信息，将其投射到颞叶中区和顶后皮质区。颞叶中区对刺激物的运动方向和速度进行编码后，将信号传到颞叶内上区进行整合，产生平稳跟踪指令。该指令传到顶后皮质区校正后，经前额视野区传到背外侧脑桥核，在此进行平稳跟踪运动方向的选择，并将信息投射到小脑的绒球、蚓部及脑干。脑干中的前庭内侧核和舌下神经前核兴奋会引起眼肌运动神经元放电产生平稳跟踪运动。小脑调控平稳跟踪的速度，维持眼球与刺激物的同步运动。

四、扫视眼动系统

扫视（saccade）是一种快速眼动，当眼球从一个视标移向另一个视标时，快速扫视运动可以把新的观察视标重新定位于视网膜中央凹上，再固视运动、前庭性眼震的快相等都属于此类。

枕叶接收视觉信息，传达到扫视运动上级中枢，在此进行编码并产生扫视运动指令，之后下级中枢抑制介导静止神经元并兴奋介导运动神经元，眼外肌运动神经元接受刺激，各眼外肌协调工作，最终产生扫视运动。

上级中枢位于大脑，包括前额视野区、顶叶，负责将冲动传到上丘和小脑，执行视标的选择、定位和眼球位置变化的估计、整合并发出扫视的指令。下级中枢位于脑干，由脑干中控制眼外肌运动神经元放电的介导神经元组成，包括介导运动神经元和介导静止神经元，接收从上级中枢传来的指令并传给各眼外肌神经元。每侧脑桥中有三种介导运动神经元，介导眼球水平运动的运动神经元在外展神经核的腹侧，介导眼球垂直及旋转运动的运动神经元在同侧内侧纵束腹侧的间质核团。介导静止神经元位于中脑的中缝核内。

五、辐辏眼动系统

不管目标是在近处还是远处，也不管目标是在向观察者移动还是背离观察者移动，辐辏眼动系统都可以保证双眼在看视距不同的目标时保持在视轴上，能保持目标映像投射在每只眼的中央凹上。

调制辐辏的眼动神经元与调制扫视、跟踪、前庭眼动和视眼动各系统共轭眼动的眼动神经元是一致的，但神经元的敏感性对辐辏改变眼位与共轭眼动不一样。其传导路径是冲动沿视网膜传至视神经，通过视束传递到外侧膝状体、枕叶距状裂皮质、额叶、皮质桥延束，最后通过动眼神经 E－W 核和正中核传至瞳孔括约肌和睫状肌来控制调节反射，通过两眼内直肌实现辐辏反射。

六、固视系统

固视（fixation）实质上不是稳定的固视，还包含三种不同形态的微小眼动，即微扫视（miscrosaccades）、微颤动（microtremor）和微移动（microdrifit）。固视包括稳定性固视和注意性固视两种类型。

参与固视的脑区多且关系复杂，主要包括以下几个部分：顶叶 7 区（顶视区）、副视区（SEF，在额叶背内侧）、额前外侧皮质区、额视区（FEF）、上丘（SC）。副视区可把固视控制在眼眶特定区域内，同时抑制视觉诱发的扫视眼动；额视区在视觉固视控制中起“解除”固视的作用；上丘嘴极内的固视神经元在眼处于固视状态下时使上丘尾部内的扫视前神经元处于不活动状态，直至新目标出现和扫视前神经元开始活动为止。除此之外，脑皮质枕极 17 区和 18 区，枕－颞腹外侧 19 区和 37 区，额叶腹内侧区（包括前扣带回），额叶腹外侧 8 区、9 区、10 区、45 区和 46 区，额眶皮质 10 区、11 区、32 区等从不同方面参与视觉固视的控制。

第二节　眼动系统的生理

一、视觉的光信号转换为电生理信号的过程

视觉的光学过程是物体或场景反射的光线通过角膜、瞳孔和晶状体投射到视网膜上

的过程。角膜和晶状体将这些光线聚焦并投射到位于眼球后部视网膜的感光细胞上。晶状体的另一个功能是通过必要的调节让光线聚集在不同距离的物体上，通过瞳孔缩放来控制进入角膜的光线量。视觉信号的转换过程主要由视网膜上的感光细胞负责，感光细胞将不同波长、颜色、对比度和明度的光线进行解析并转化为电生理信号，该信号通过视神经传递到位于枕叶的视觉皮质上。

二、视网膜不同区域的功能差异

人类双眼的视野范围在水平方向上为180°～200°；在垂直方向上，水平线以上约为50°，水平线以下约为70°。但这些区域获取视觉信息清晰度的能力存在差异。

这是由视网膜上两种感光细胞（视杆细胞和视锥细胞）的分布不同造成的。眼球中约有95%的感光细胞是视杆细胞，它覆盖了视网膜的大部分周边区域。即使没有充足的光线，视杆细胞也可以正常工作，这就为人们在暗光条件下的视觉提供了生理基础，但它分辨细节和色彩的能力较差。因此，视网膜的周边区域不能很好地分辨颜色和具体形状。获得更多细节和清晰的视野要靠眼球中的视锥细胞。在感光细胞中，它占比约为5%，在视网膜上的中央凹区域紧密排列。中央凹形状不规则且直径仅约半毫米（可以提供1°～2°视角）。为了提供足够清晰的画面，视锥细胞的正常工作需要更充足的光线来保障。因此，当我们在昏暗的环境中观察物体时，我们就失去了识别物体颜色的能力，主要使用视杆细胞记录的信息。

三、眼外肌

眼外肌（extraocular muscle）是附着于眼球外部的肌肉，与睫状肌、瞳孔放大肌和括约肌等眼内肌是相对的。眼外肌是控制眼球运动的横纹肌，共六对，每只眼睛有六条。眼外肌共同发挥作用调控眼球运动，任何一条眼外肌受损，都会影响正常视物。根据眼球运动时眼外肌发挥的作用，眼外肌可以分为协同肌、拮抗肌和配偶肌。

（邓燕玲　李萍　刘祚燕　郑岚）

第七章　姿势控制的生理和生物力学

姿势控制（postural control，PC）是指中枢神经系统整合各类感觉信息后产生运动输出以保持人体可控的、直立的姿势的过程，包含一系列极其复杂的神经调节方式。视觉系统、前庭系统和本体感觉系统是参与姿势控制和平衡的主要感觉系统，运动的输出主要通过踝关节、膝关节、髋关节以及躯干的活动完成。姿势控制是人体日常活动的基础，人体通过运动与外界环境接触，保持姿势稳定是运动的先决条件，姿势控制在运动中尤为重要。

姿势控制主要有两个功能性目的，分别是姿势定向（postural orientation）和姿势稳定（postural equilibrium）。姿势定向是身体涉及重力、支撑面、视觉环境和其他感觉信息时，调正身体力线的能力。姿势定向使身体抵抗重力保持一定的体位，同时使身体各节段在外界环境中维持稳定。姿势稳定是通过协调感觉运动策略以维持平衡的能力，即让身体重心落在稳定极限以内的能力。姿势稳定使得人体在自身活动或外界干扰的情况下保持平衡，避免跌倒，自动态平衡的维持和他动态平衡的维持都需要姿势稳定。姿势定向和姿势稳定是两个不同的神经控制过程，相互独立，在一定的情况下为了达到一个目的甚至会放弃另一个目的。如排球运动员为了接到远处的球发生跌倒，其尽可能地调整身体在空间中的位置，即达到姿势定向的目的，但由于重心超出了稳定极限，发生跌倒，从而放弃了姿势稳定的目的。

第一节　姿势控制的中枢神经系统

中枢神经系统参与调节姿势控制，许多神经系统结构与姿势控制相关，关联最密切的结构包括小脑、脑干、基底神经节、丘脑、海马和大脑皮质。任何一个部位的损害都会影响姿势控制。

一、小脑和脑干

小脑对姿势控制的重要作用在许多小脑损害的病例表现出的姿势定向和姿势稳定障碍中可以看到。小脑损害不仅会影响人体的协调功能、计划程序功能，还会影响人体的平衡功能。脊髓小脑的损害会导致比正常更大的自动预期姿势调节，损害根据以往经验优化姿势策略的能力，表现出姿势稳定障碍。前庭小脑损害会导致前庭信息或视觉信息处理困难，在重力和视觉环境下的身体力线调整能力受限，表现出姿势定向障碍。

脑干与小脑的关系密切，损害后对姿势控制的影响与小脑损害后的表现具有临床相似性。脑干中的前庭神经核处理前庭位置觉信息，影响姿势控制。另外，起于脑干的网状脊髓束影响抗重力肌的张力，参与调节姿势。这些都与姿势控制相关。

二、基底神经节和丘脑

基底神经节损害的患者会出现平衡功能障碍，如帕金森病患者、亨廷顿舞蹈症患者后期容易跌倒，这是由于基底神经节参与调节姿势控制。基底神经节是皮质下大脑半球内部的一群灰质团块，其功能非常复杂，主要为调节和控制自主运动、整合调节细致的意识活动和运动反应。其中一些功能参与调节姿势控制，当条件改变时快速改变姿势策略、调节姿势肌肉张力、形成强有力的预期性和反应性姿势调整以及感知姿势方向都与基底神经节有关。

丘脑与基底神经节关系密切，与基底神经节共同影响姿势控制。同时，丘脑还接收来自外周的多数感觉输入，感觉输入是姿势控制的重要环节，对其产生重要作用。

三、大脑皮质

大脑皮质参与姿势控制主要与行为学习、计划、执行以及感觉处理整合相关。在大脑皮质的参与下，根据不同的状况，姿势反应会发生变化。认知状况改变时，姿势调整会发生改变。黑暗的环境下（不同初始感觉—运动状态）坐在椅子上，平衡调整会与明亮的环境不同。先前的经验以及对扰动的预期影响平衡功能，如让从未接过球和有过接球经验的小朋友进行抛接球游戏，将反映出不同的平衡表现。这些不同的表现都与大脑皮质相关。

辅助运动区（supplementary motor area，SMA）与运动计划和运动程序的生成相关，参与预期姿势的调整。运动前皮质（premotor area，PMA）主要为预期姿势调节选择合适的神经网络。初级运动皮质（primary motor cortex，M1）负责控制对侧手部运动。这些信号均在皮质下层面进行整合后，参与姿势控制。初级运动皮质参与对扰动的较长潜伏期的姿势反应。顶叶整合处理感觉信息，感知人体与环境的空间位置关系，以及身体节段的内在模式信息，参与姿势控制。大脑皮质损害最常见的原因是脑血管意外，脑卒中患者的姿势定向和姿势稳定受到影响。

第二节　姿势控制的感觉系统

中枢神经系统的一项重要功能是整合本体感觉、前庭觉和视觉信息，这是姿势控制的基础。三种感觉在姿势控制中尤为重要，只依赖单个的感觉输入会导致信息不明确，容易被误导，任何一项感觉功能受损时，平衡功能都将受到影响。一种感觉功能受损，另外的感觉功能会加强产生代偿作用。正常个体安静站立时，平衡对每一种感觉输入的依赖程度的比重是不同的，本体感觉占70%，前庭觉占20%，视觉占10%。特殊情况下这种比重会重新分配，如人体站在不稳定的平面时，对视觉和前庭觉的依赖会增加，而对本体感觉的依赖会减少。

一、本体感觉

本体感觉主要传输地面的信息以及身体的位置觉和运动觉信息。本体感觉的感受器是一种机械感受器，位于肌梭上的感受器向中枢神经系统提供肌肉长度和收缩速度的信息，从而有助于个人辨别关节的运动和位置。位于皮肤上的感受器向中枢神经系统提供地面对皮肤的压力感觉，从而帮助个人辨别地面的质地和稳定情况的信息。本体感觉提供身体节段相互之间的位置关系，以及相较于地面人体的位置信息，帮助调节姿势控制。需要指出的是，本体感觉不能感受人体重心的变化，如人在匀速行驶的公交车上，只凭本体感觉，不能感受位置的变化，但可以通过足底对地面感觉的变化判断人体相对于环境的位置移动。

当本体感觉输入障碍时，如糖尿病或多发性硬化等导致周围神经疾病，平衡功能将受到影响。正常情况下，人静止站立时会出现重心的微小摆动，但当本体感觉出现障碍时，在闭眼的情况下，患者重心摆动的幅度将增大。

二、前庭觉

前庭觉有两个重要的结构，分别是迷路和耳石。迷路编码头的旋转加速度，耳石编码头的线性加速度。前庭觉为身体提供头在空间上重力的、线性的、角的加速度信息，有助于控制头的位置，在姿势控制中对头和躯干的姿势定向起重要作用。特别是当支撑面不稳定时，前庭觉将发挥更多的作用。同样的，前庭觉也不能感受人体重心的变化，因为前庭觉只能感受头运动速度的变化，不能区分在稳定躯体上的头速度的变化和重心移动时躯干上头的速度变化。

当前庭功能受损时，患者表现为头晕和平衡功能障碍。在本体感觉和视觉正常的情况下，前庭觉的作用很小。单纯前庭功能受损的患者，仍可以站立、行走，还可以表现出潜在的平衡调整能力，但当闭眼站在不稳定平面上时，前庭功能受损患者将出现不稳定的表现。

三、视觉

视觉提供人体在环境中的位置，以及身体重心运动的方向和速度，在姿势控制中发挥重要作用，特别是在不稳定的支撑面上，人们更多依赖视觉。眼球运动对姿势控制有两个重要作用：一是凝视稳定，头在进行活动时，可以保持眼神稳定，保证人在站立或运动时能够看清目标，这与前庭眼动反射有关；二是注视转移，当物体移动时，可以保证图像聚焦在中央凹，随着物体移动，平滑连续地移动眼球，同时可以进行快速扫视。视觉为前馈控制提供信息输入，如行走时遇到障碍物，视觉发现障碍物后，在跨越障碍物之前，身体会做出预期姿势调节和计划步伐。视觉选择的参照物不同，有时也会传入错误的身体移动信息。比如人坐在停止的车上，旁边的车向前驶动，视觉以它为参照物时，会以为自身在后退。闭眼站立在泡沫垫上时重心摆动的幅度会比睁眼时更大，这说明视觉障碍会影响姿势控制。

第三节　姿势控制的运动系统

中枢神经系统整合各种感觉信息后产生运动输出，达到姿势定向和姿势稳定的目的，其中运动系统在姿势控制中扮演重要角色。姿势控制中的运动系统主要支配躯干、髋关节、膝关节、踝关节的活动来调整平衡。

一、反射、随意运动和自主运动

姿势控制过程中的运动输出可以分为反射、随意运动和自主运动。

早期的研究强调了反射在姿势控制中的重要作用。牵张反射是维持姿势张力的重要机制。肌梭感受肌肉长度的变化以及变化的速率，经Ⅰa 和Ⅱ型传入神经纤维进入脊髓后角，在脊髓内交换后，脊髓前角的 α 运动神经元兴奋发出冲动，导致肌肉收缩，这便是牵张反射的过程。牵张反射非常快速，反应时间大概在 40 毫秒。重力作用导致抗重力伸肌被拉长、产生牵张反射，由此抗重力伸肌收缩，形成姿势肌张力。反射产出的力矩是非常微小的，对姿势控制的作用有限，特别是在外界扰动下的姿势控制作用甚微。

当站立的人的平衡受到干扰时，随意运动是帮助保持稳定的最快的有效反应。

随意运动是无意识参与的运动，大脑皮质未激活，通常是皮质下的结构调控随意运动，网状脊髓束和前庭脊髓束是参与随意运动的重要通路。由于大脑皮质未参与随意运动的调控，其反应非常迅速，仅次于反射，大概在 100 毫秒。随意运动通常被外界干扰触发，在 100 毫秒内迅速做出反应，发生下肢和下躯干的运动。如当人站立的支撑面突然向后移动时，人会迅速做出重心前移的运动以获得平衡，这就是一个随意运动的过程。随意运动的反应模式不仅与外界干扰有关，还与支撑面和以往的经验有关。人在平地行走的过程，也是一种随意运动。

不管外界干扰存在与否，自主运动都可以参与姿势控制，维持稳定。自主运动是有意识参与的运动，受大脑皮质支配，因此在外界干扰下，它需要的反应时间最长，最快也需要 150 毫秒，随着任务难度的增加，其反应时间可能更长。当外界干扰出现时，人体一般先进行随意运动以快速反应获得平衡，再进行自主运动，根据自己的意愿调整姿势。

二、预期姿势调节和代偿性姿势调节

在动态或任务活动中，中枢神经系统通过预期姿势调节（anticipatory postural adjustments，APAs）和代偿性姿势调节（compensatory postural adjustments，CPAs）维持姿势平衡。

APAs 是中枢神经系统依据来自视觉、听觉、本体感觉和运动意图等感知与认知神经信息预先激活相关肌肉活动，以实现对肌肉活动优化控制的一种自上而下的神经肌肉运动控制模式，其运动控制是在姿势干扰前由知觉心理预期所引发的。皮质小脑贮存了一整套程序，来自视觉、前庭觉、本体感觉和运动意图等感知与认知神经信息预先通过小脑提取程序，启动 APAs，激活相关肌肉活动，再经小脑和大脑之间的环路将程序回输到大脑皮质运动区。大脑皮质运动区再通过皮质脊髓束和皮质脑干束进行准确调节。

APAs 发生在身体干扰出现之前 50～100 毫秒，通过兴奋躯干和下肢肌肉来控制身体中心（center of mass，COM）的位置，以抵消预期性姿势干扰。干扰出现后，APAs 通过预期性调节来抵消即将出现的身体扰动。干扰的可预期性越低，APAs 激活水平越弱。健康人进行姿势调整按从远端向近端的肌肉激活顺序，且下肢和躯干的 APAs 常出现在受干扰侧的对侧。健康人在向前伸手够物时，首先比目鱼肌被抑制，胫前肌被抑制，从而使压力中心（center of pressure，COP）向后移动。接下来比目鱼肌被兴奋，COP 向前移动，同时竖脊肌激活以稳定躯干，使一侧上肢能够完成向前的运动。在此过程中，下肢和躯干的 APAs 起姿势稳定和动力支持的作用，以提高手够物的力量或速度。

不难发现，APAs 是一种前馈姿势控制，是一种在干扰出现前的预先调整模式。在运动中，反馈控制也参与维持姿势平稳，称为 CPAs，其是在干扰出现后，由感觉信息触发而产生的一种随意运动，主要依靠本体感觉、前庭觉和视觉来确定干扰的程度和类型，然后触发适当的姿势策略。干扰出现后，CPAs 是恢复 COM 位置的主要机制。

人体在运动中受到的干扰主要分为内部干扰和外部干扰。内部干扰是人体自身动作产生的力量和加速度对平衡的影响，如抬手生成的加速度导致的自身内部和力的改变，以及直立个体自身重力作用导致身体各节段的不稳定。外部干扰是姿势受到外力影响而导致身体某节段位置改变，如伸手提起一个重物。物体对身体的反作用力是一种外部干扰，对平衡产生影响。在人体运动中，不管是对抗内部干扰还是外部干扰，APAs 和 CPAs 共同维持姿势稳定。

三、姿势调整策略

当人体的平衡被外界干扰破坏时，可以使用不同策略及其组合使 COG 回到平衡的位置。姿势调整策略主要有三种，分别是踝策略、髋策略和迈步策略（图 7-1）。在外界干扰下，前两个策略在不改变支持面的情况下通过运动身体达到调整姿势稳定的目的。后者通过改变支撑面建立新的平衡来避免跌倒，这种改变支撑面的方式是由迈步实现的。三者都受反馈控制，属于随意运动。

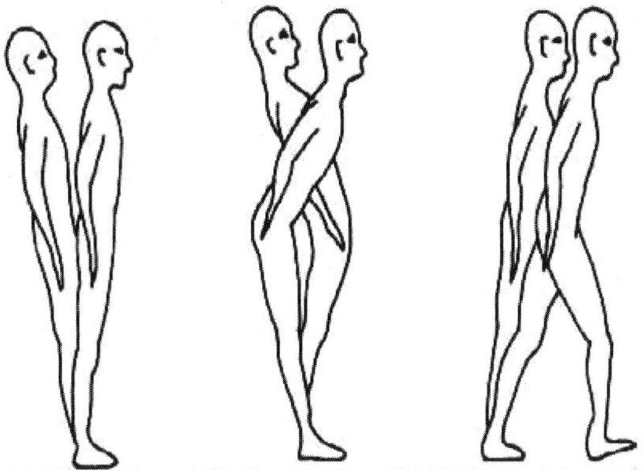

图 7－1 踝策略、髋策略和迈步策略

踝策略是指身体通过运动踝关节调整平衡，单独采用踝策略时，人体以踝关节为轴心，做身体倾斜的轴向运动，类似钟摆运动。参与的肌肉主要包括踝关节周围的肌肉，如胫前肌和腓肠肌，与此同时，大腿和下躯干的肌肉也被激活，这是由于踝关节的活动造成近端关节出现不稳定，需要肌肉收缩以保持姿势定向。踝策略适用于较小的外界干扰，同时支撑面固定的情况。

髋策略是指身体通过运动髋关节调整平衡，一般会伴随小幅度的踝关节运动。当支撑面的限制不允许踝关节充分活动时，髋策略则出现。当干扰过大或出现非常迅速时，髋策略也会快速出现，及时调整。在髋策略中，股四头肌和腹直肌活跃，髋关节屈曲，重心前移，腘绳肌和竖脊肌活跃，髋关节伸展，重心后移，膝关节保持稳定，踝关节周围肌肉不活跃。

迈步策略是指在外界干扰下人体通过迈步调整平衡，当外界干扰使人体重心偏移接近稳定极限时，通过迈步改变支撑面。此外，上肢的活动也参与平衡调整，上肢的活动可以增大稳定极限，从而帮助个体获得稳定。

那么，不同情况下这三种策略及其组合是如何激活的呢？正常情况下，髋策略和踝策略反应时间为 100 毫秒，迈步策略的反应时间为 250 毫秒，髋策略和踝策略更快。安静站立时，身体侧向的摆动更多是由髋策略控制的，而前后的摆动则更多由踝策略控制。换言之，当静止站立的个体出现侧向摆动增大时，说明髋关节的姿势控制能力减弱；而出现前后向摆动增大时，说明踝关节的姿势控制能力减弱。支撑基础稳固的情况下，踝策略在执行相对缓慢、低频的重心移动时最为有效，但踝关节的轴向运动角度是有限的，要增大踝关节的调整角度需要膝关节或髋关节的运动参与。因此外界干扰下踝策略无法完成平衡调整时，需要更大的踝关节运动，这时髋策略便出现了。但是，髋策略的启动并不依赖踝关节的转矩，同时也不受踝策略中踝关节活动角度的限制，髋策略的启动只依赖使重心水平移动的干扰。当干扰过大导致重心移动超出稳定极限时，迈步策略是防止跌倒的唯一方式。

第四节　生物力学条件

姿势控制在生物力学层面的内容非常丰富，在静止和活动中有许多力学的变化。人作为直立动物，有许多生物力学条件的限制。以下生物力学条件影响姿势控制：支撑面、稳定极限、关节活动度、肌肉力量、肌肉的弹性性能。

一、支撑面

支撑面指的是两脚接触的平面的面积加上两脚之间包绕的面积，支撑面的大小和质量是平衡最重要的生物力学条件。支撑面越大越稳定，反之亦然。固定不动的支撑面比活动的支撑面更稳定。不同材质的支撑面会给个体不同的平衡体验，当初次进入新的支撑面时，人需要一定时间的平衡适应。平衡功能训练需要在不同支撑面进行，以适应不同支撑面对平衡的需求。

二、稳定极限

在失去平衡之前，从垂直方向所能达到并保持的最大角度称为稳定极限（limits of stability，LOS，图 7－2），前后和左右的稳定极限不相同，前后的稳定极限（即从最后到最前的角度）大约是 12.5°，侧向的稳定极限（即从最左到最右的角度）大约是 16°，受人体身高的影响。稳定极限的减小预示平衡能力的减弱，稳定极限的测试可以间接反映个体的平衡功能。可以通过仪器和计算机系统测试每个人的稳定极限。需要指出的是，向前的稳定极限与功能性前伸是不相关的，这意味着向前够物任务和向前倾斜任务是两种不同的平衡表现。虽然直立的身体力线没有超过稳定极限，但其他方向的身体力线没有正中心的稳定。因此，正中心是最适宜的身体力线方向，这给平衡功能训练带来启示。

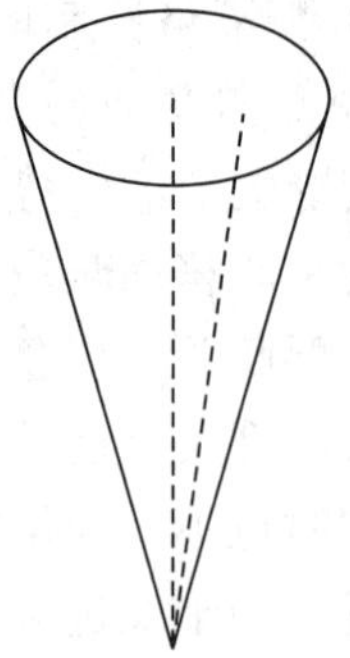

图 7－2　稳定极限

三、关节活动度

骨骼肌肉是姿势控制系统运动输出的效应器官，是反射、随意运动、自主运动的基础。当关节活动度受限时，姿势控制将会受到影响，特别是脊柱关节、髋关节、膝关节和踝关节。这里需要特别指出足和踝关节的重要性。在直立的人体活动中，唯有足接触地面，足的本体感觉输入对姿势控制产生影响，对支撑面的变化和微小扰动十分敏感。足结构复杂，参与姿势控制，特别是足弓的结构特点，使足底支撑更加稳定。踝关节通过踝策略调节平衡，对人体姿势控制十分重要，关节活动受限时，踝策略将受到影响，从而影响平衡功能。研究还发现，外侧踝关节扭伤的患者，其力量、关节活动度、姿势控制都将受到影响。

四、肌肉力量

肌肉力量减弱伴随着肌肉收缩的不平衡是影响姿势控制的重要原因，肌肉力量减弱可能是失神经支配导致的，如脑卒中导致的偏瘫，也可能是获得性失用，如长期卧床患者平衡功能受损。肌肉力量减弱可能会影响到姿势控制机制，同时姿势反应会从无力部位转移到其他区域，产生代偿。比如，踝关节周围肌力减弱的患者，髋策略和躯干活动将增大以代偿减弱的踝关节的平衡调节功能。研究认为，肌力下降，尤其是下肢肌力下降是跌倒的危险因素之一。如果参与平衡调节的肌肉力量太弱，特别是臀大肌和胫前肌，人体将没有足够的力量应对外部干扰并做出必要的动作纠正，姿势控制就会减弱。

五、肌肉的弹性性能

抗重力的直立身体力线和身体节段的稳定依赖肌肉的姿势肌张力，因此肌肉本身的状况影响姿势控制，如肌肉的弹性性能。肌肉良好的长度－张力关系，可以保证肌肉最适的收缩能力，以提供所需的姿势肌张力。当肌肉的弹性性能受损，或肌张力过高时，肌肉持续收缩，表现出全身僵直，如帕金森病患者的姿势控制是无法正常完成的，容易出现跌倒。

第五节　静态任务中的姿势控制

静止站立被认为是大脑皮质未参与的一种随意运动，姿势定向和姿势稳定需要姿势张力的作用，自身重力属于一种内部干扰，需要抗重力肌的收缩完成预期姿势调节，才能保证良好的姿势控制。人是直立动物，要保持直立的身体力线，除了需要骨骼、关节、韧带的支持，还需要肌肉抵抗重力作用和维持身体节段稳定，而这一过程是由肌张力完成的。前庭脊髓束、网状脊髓束和顶盖脊髓束等参与躯干肌的姿势肌张力控制、头颈部的稳定。长时间的姿势维持所需要的肌肉收缩是需要耗能的，慢肌纤维较多参与姿势维持，慢肌纤维可以更好地抵抗疲劳，同时参与调节姿势肌张力的运动系统大多始于脑干，姿势控制的调节往往不需要大脑皮质的过度参与，从而减少维持姿势控制的能量消耗。参与姿势控制的肌肉收缩活动非常微小，人在安静站立时肉眼几乎观察不到肌张力产生的位移，但在计算机下的重心移动轨迹中可以发现，人静止站立时存在微小摆动，重心投射在两脚之间的支撑面内并不是固定不变的，而是存在一定的活动轨迹（图7－3），这也印证了姿势肌张力参与姿势控制。

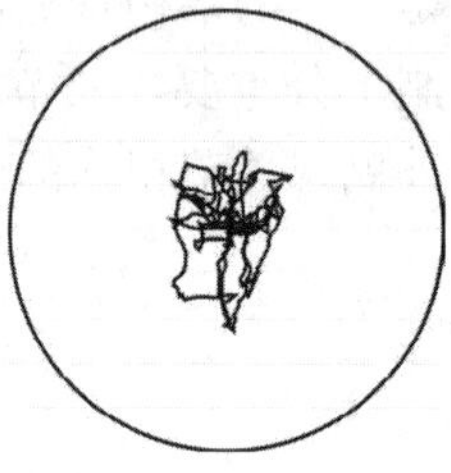

图7－3　重心活动轨迹

在老年人中姿势摇摆异常增加，即使在疾病的早期阶段，异常姿势的患者也会抱怨增加了姿势摆动，主要是在侧面方向上。压力中心位移在横向上更为显著，速度和频率通常高于健康受试者。研究发现侧行姿势摆动的增加与跌倒的风险增加有关。

第六节　动态任务中的姿势控制

中枢神经系统使用补偿姿势调整和预期姿势调整来维持在动态任务中的平衡。坐－站任务和步行是典型的动态任务。

坐－站任务中，在规划从椅子上站起的最优运动程序之前，需要预期姿势调整将身体中心落到支撑面上。从本质上来说，坐－站任务的姿势控制是有预期性的，即对可预测的姿势干扰进行先行性的姿势调整。对于可预测的姿势干扰因素，通过反复学习为身体空间的不断变化做好准备。根据之前的运动经验，提高功能性活动中的姿势稳定性，使我们可同时完成双重或多个任务。从坐到站的过程中，以髋关节为轴，躯干向前移动且踝关节背屈将身体重心前移至双足。当躯干前倾时，将伴随脊柱的抗重力伸展，这是向前移动的过程。当髋关节离开座椅时，垂直方向上的运动启动，将髋关节、膝关节和踝关节伸直移动身体重心到垂直地面上。在站起的过程中，重心移动时，需要保持身体各节段的稳定，同时保持身体的平稳，即重心落在支撑面以内。神经系统损伤患者会出现预期姿势调节障碍，在坐－站任务启动时，会出现身体重心过度调节，晃动或离开支撑面，也可能会出现消失的预期姿势调节，没有重心向支撑面调节的过程。

步行的启动依赖 APAs 的激活，APAs 对于卸载摆动腿的重力是必不可少的，并根据下肢肌肉激活的准备情况创造前进的条件。此外，APAs 幅度和持续时间可以预测随后的峰值速度。步行启动后的重复下肢运动推进重心前移的过程是一系列随意运动，重力负载的相关信息输入脊髓，脊髓中的中枢模式发生器产出重复的持续运动。除步行终止、改变方向或绕过障碍物外，一般情况下步行启动后不需要意识的参与。在步行过程中需要预期姿势调节和姿势调整策略保持动态平衡，如眼睛看到障碍物时，身体做出预期姿势调节，保持身体稳定，接近障碍物后通过自主运动抬高下肢，以跨过障碍物，重新达到平衡。

（吴远　高强）

第三篇

检查和评估

第八章　感觉功能检查

第一节　概　述

一、感觉系统分类

本体感觉包括饥饿、饱胀和渴的感觉，窒息的感觉，疲劳的感觉，便意、性以及痛的感觉等。本体感觉是由脊髓神经及某些颅神经的皮肤、肌肉分支所传导的浅层感觉和深部感觉。根据感受器对刺激的反应及其所在部位，本体感觉分为浅感觉、深感觉和复合感觉。

1. 浅感觉：外感受器感受浅表感觉。它们通过皮肤和皮下组织接收来自外环境的刺激。外感受器负责感知疼痛、温度、轻触觉和压力。

2. 深感觉：本体感受器感受深部感觉。这些感受器接收来自肌肉、肌腱、韧带、筋膜和关节的刺激，负责位置觉和关节静止觉、运动感觉（运动觉）和振动觉。

3. 复合感觉：浅表和深部感觉在机制上的组合，组成复合感觉。复合感觉需要来自本体感受器和外感受器的信息，还需要皮质感觉联系区域的功能完整。复合感觉包括实体觉、两点辨别觉、重量觉、皮肤书写觉、触觉定位觉、质地辨别觉和双同步刺激识别。

二、本体感觉信息传导通路

本体感觉信息通过后根进入脊髓。

1. 脊髓丘脑前外侧束通路：脊髓丘脑束是分散的通路，与非辨别性的感觉如疼痛、温度、瘙痒和性感觉有关。这个系统主要被机械性感受器、温度感受器和伤害性感受器激活，它们包含小直径、慢传导的传入纤维。

2. 脊柱后索－内侧丘系通路：这个通路负责传导从特殊的机械感受器接收到的辨别觉。要求精确的强度分级和在身体表面精确定位的感觉源是这个系统传导的。由脊柱后索－内侧丘系通路传导的感觉包括本体感觉和精细感觉。本体感觉有位置觉、运动觉、振动觉。精细感觉有辨别觉（辨别皮肤两点的距离）、实体觉（辨别物体形状、大小、软硬和纹理粗细等）。

三、感觉障碍的分类

感觉障碍根据病变的性质可分为抑制性症状和刺激性症状。

（一）抑制性症状

感觉的传导功能受到抑制或途径被破坏时，出现感觉减退或感觉缺失。前者是指感觉刺激阈升高，较强的刺激才能感知。后者是指意识清楚状态下对刺激无法感知，有触觉缺失、痛觉缺失、温度觉缺失和深感觉缺失等。同一部位各种感觉均缺失，称为完全性感觉缺失。若同一部位只有某种感觉障碍，而其他感觉存在，称为分离性感觉障碍。

（二）刺激性症状

感觉传导途径受到刺激或兴奋性增高时，会出现感觉刺激性症状。

1. 感觉过敏：感觉刺激阈降低，轻微的刺激引起强烈反应，由检查时的刺激和传导途径上兴奋性病变所产生刺激的总和引起。

2. 感觉倒错：对刺激的认识倒错，例如触觉刺激却诱发疼痛的感觉，将热觉刺激误认为冷觉刺激等。

3. 感觉过度：由于刺激阈增高与反应时间延长，在刺激后需经历潜伏期，感到强烈的、定位不明确的不适感觉，并且感到刺激向周围扩散，持续一段时间。

4. 感觉异常：没有明显的外界刺激而自发产生不正常的感觉，如麻木感、针刺感、蚁走感、触电感、烧灼感等，通常与神经分布的方向有关。

5. 疼痛：接收和传导感觉的结构受到刺激从而达到一定的强度，或对痛觉正常传导起抑制作用的某些结构受到损害时，均能产生疼痛。常见的疼痛包括局部痛、放射痛、牵涉痛等。

四、感觉功能评估的目的及意义

感觉是正常运动的基本前提和保证，视觉、前庭觉及本体感觉与运动输出密切相关。感觉通路任何环节出现损伤，均会导致正常的运动功能受到影响。

感觉功能评估需注意以下因素：

1. 感觉障碍的类型、部位及范围。
2. 感觉损伤对运动功能所造成的影响。
3. 针对感觉障碍的特点，在康复治疗中制订相应的计划。
4. 确保患者安全，预防继发性损害，如压力性损伤、烫伤等。

五、感觉功能评估适应证

1. 中枢神经系统损伤，如脑卒中、脑外伤、脊髓损伤等。
2. 周围神经损伤。

3. 复合性骨折。

4. 烧伤。

5. 神经移植、皮肤移植、趾/指移植等。

第二节　检查步骤与方法

感觉功能检查包含两部分：给予刺激和观察患者对刺激的反应。对感觉有障碍者，应注意观察感觉障碍的相关类型、部位、范围、程度及患者主观感受。

感觉功能检查通常先测试浅感觉（感受外界刺激），因为其包含更多的原始反应。其次是深感觉（本体感觉），然后是复合感觉。每种感觉功能检查包括以下相关内容：测试的感觉形式、累及的程度或严重度、累及量或受影响的体表面积、感觉损害的精确分界线的位置、患者感觉改变后的主观感受、感觉缺失后对功能的潜在影响。

感觉功能检查包括以下步骤：①向患者解释检查的目的、方法和要求，并取得患者的配合。②检查前需进行检查示范。③请患者闭上双眼。④检查顺序应先健侧后患侧。⑤检查健侧部位的目的是便于判断患者理解力，给患者建立自身的正常标准，并用于同患侧进行比较。⑥给予刺激。⑦观察患者的反应。患者不能口头表达或表达不清楚时，可用另一侧进行模仿。⑧将检查结果记录在评定表中，或在节段性感觉支配的皮肤分布图中标示清楚。

一、浅感觉检查

1. 触觉（light touch）：确定触觉输入的感知。可使用棉花（棉球或棉签）或薄的纱织品、驼毛刷等。应轻触或抚过被测区域。可使用单丝定量测试来进行轻触觉精细分级检查。当患者感知到刺激时，需用“是”或“否”来回答。可以将正确反应的数目除以运用的刺激数目，来获得痛觉、温度觉和轻触觉感知的定量评分（正常反应是100%）。

2. 疼痛觉（pain sensation）：这个测试也称为锐/钝的分辨觉测试，体现了保护性的感觉功能。为了测试疼痛觉，可使用安全大头针的钝端和尖锐端、一次性使用的保护性神经病学大头针，或者改变回形针形状（远离回形针体部节段提供一个尖锐端）。在测试实施之前，应仔细清洗测试所需物品，测试完后立即丢弃（神经病学大头针上有保护帽，不需要清洗）。用装置的钝端和尖锐端随机垂直地刺激皮肤。为了避免总和效应，两次刺激不应彼此太近，也不可过快。为了保持每次刺激有一致的压力，须持紧大头针或改变的回形针。当接触皮肤时，手指可以在大头针或回形针上“滑动”，这样可以避免装置对皮肤的压力逐渐增加。用于疼痛觉测试的装置，可以尖锐到使皮肤产生凹陷，但不能刺破皮肤。患者感觉到刺激时，应口头表述是尖锐的还是钝的。应该检测身体所有的区域。

注意大头针勿重复使用，勿刺穿皮肤。

疼痛强度的评估：适用于需要对疼痛的强度及强度变化（如治疗前后的对比）进行评估的患者。量化评估疼痛强度及其变化的方法较多。

1）视觉模拟评分法（visual analogue scale，VAS，图 8－1）：也称直观类比标度法。此方法是最常用的疼痛评估工具。国内临床上通常采用中华医学会疼痛学分会监制的 VAS 卡，在卡中心刻有数字的 10cm 长线上有可滑动的游标，两端分别表示“无痛”（0）和“最剧烈的疼痛”（10）。患者面对无刻度的面，将游标放在当时最能代表疼痛程度的部位；医生面对有刻度的一面，评估疼痛时，用直尺量出疼痛强度数值，即为疼痛强度评分。

无痛 |－－|－－|－－|－－|－－|－－|－－|－－|－－|－－| 最剧烈的疼痛

0 10

图 8－1 视觉模拟评分法

2）面部表情量表法（facial pain scale，FPS，图 8－2）：此方法 1990 年开始用于临床评估，用小儿易于理解的 6 种面部表情，从微笑、悲伤至痛苦哭泣的图画来表达疼痛程度。评估疼痛时要求患者选择一张最能表达其疼痛的脸谱。

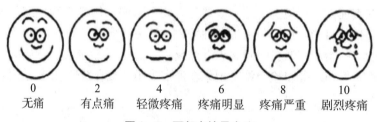

0 无痛　2 有点痛　4 轻微疼痛　6 疼痛明显　8 疼痛严重　10 剧烈疼痛

图 8－2 面部表情量表法

3）数字分级评分法（numeric rating scale，NRS）：此方法适用于文化程度相对较高的患者。患者用 0～10 这 11 个数字描述疼痛强度，数字越大，疼痛程度越严重。此方法与 VAS 类似。NRS 具有较高信度与效度，易于记录。

4）口述分级评分法（verbal rating scale，VRS）：五点口述分级评分（VRS－5）分为六个等级，具体为 0 级、1 级、2 级、3 级、4 级、5 级。此方法的词语易于理解，可随时口头表达，沟通方便，满足患者的心理需求，但受主观因素影响大，也不适合语言表达功能障碍的患者。

3. 压力觉（pressure）：检查者用指尖或双头棉拭对皮肤表面施加一个较强的压力。这个压力应该足够强，从而挤压皮肤并刺激深部感受器。也可以使用拇指和四指挤压跟腱来进行测试。当感知刺激时，患者应用“是”或“否”来回答。

4. 温度觉（temperature）：确定分辨冷热刺激的能力。这个测试需要两个带塞子的试管，一个装压碎的冰，另一个装满热水。冷的温度在 5～10℃，热的温度在 40～45℃。切记实际应用时温度必须保持在这个范围内，超过这个范围可能会引起疼痛反应，从而导致测试结果不准确。应将测试管一整面接触患者皮肤放置，这样才有足够的体表面积接触以确定温度。测试管须随机放置于被测的皮肤区域。应该测试所有的皮肤表面。每次刺激后要求患者回答是热的还是冷的。

二、深感觉检查

1. 位置觉（position sense）检查：请患者闭上眼睛，检查者将患者某部位肢体移动到一个固定位置，让患者说出肢体所放位置，或用另一侧肢体模仿相同位置摆放。

患者应处在放松状态。检查者以指尖抓握患者的骨突处，避免与受试肢体有过多的面积接触，从而提供过多的触觉信息。

2. 运动觉（movement sense，kinesthesia）检查：检查对运动的感知。肢体或关节被动运动时，产生一个较小的关节活动度（ROM）。ROM 略微增大，将在活动范围中的某个特定点激活关节感受器。检查者应确定被检测的 ROM（例如初始 ROM、中期 ROM 或终末 ROM）。应该在正式测试之前实行预测试或示范操作过程。确保患者和检查者在描述运动方向的用语方面达成一致。

当肢体运动时，请患者使用之前和检查者讨论过的用语，口头描述运动的方向（向上、向下、向里、向外等）和范围。同时患者也可以使用对侧肢体模仿动作来做出反应。但在进行下肢近端关节测试时，第二种方法不实用，因为会对腰部形成潜在的压力。测试时，分辨大关节的运动通常比小关节要快。检查者的抓握力应该保持恒定和最小限度（指尖抓握骨突处），以降低触觉刺激。

患者应处在放松状态。检查者以指尖抓握患者的骨突处，避免与受试肢体有过多的面积接触，从而提供有效的触觉信息。

3. 振动觉（vibration）检查：需要一个振动频率为 128Hz 的音叉。通过把振动的音叉基底放置在骨突处，来检查感知振动刺激的能力。检查者的拇指和示指握持音叉的基底（音叉的“柄”），注意不能接触叉端。检查者通过叉端快速击打对侧摊开的手掌来启动振动。注意不要接触叉端，否则振动将会停止。音叉的基底放置在骨突处。如果振动觉没有受损，患者将感受到振动。如果受损，患者将无法分辨不振动的音叉和振动的音叉。因此，应该随机应用不振动和振动的刺激。听觉提示会严重影响测试结果。通常来说，用力触碰检查者的手掌以启动振动，这样会很容易发出音叉的声音。如果没有听到这种声音，患者将得到一个很明显的暗示：下面的刺激没有振动。为了避免这种影响的发生，每次刺激应用前均应先启动振动。当操作者希望进行无振动刺激时，放置在皮肤上之前，将叉端短暂接触手指振动即可停止。

患者需穿戴耳机，以避免听觉输入影响测试结果。测试由肢体远端开始，再渐进至近端。

三、复合感觉检查

由于复合感觉是大脑皮质（顶叶）对各种感觉刺激整合的结果，因此浅感觉、深感觉均正常时，复合感觉检查才有意义。

1. 实体觉（stereognosis）检查：确定通过接触辨别物体形状的能力。测试中需要各种小型的容易获得的不同体积和形状的熟悉物品，如钥匙、硬币、梳子、手表、安全大头针、铅笔等。将单个物品放在患者手上，要求其触摸后口头做出辨别。在解释和示范期间，允许患者触摸测试的样品。

要求患者口头说出物体的名称。如果患者有言语障碍，检查者可以使用感觉测试遮蔽架，测试完毕后，患者可从提供的照片中辨别触摸过的物品。

2. 皮肤定位觉（tactile localization）检查：让患者闭眼，检查者用棉签或手轻触患者皮肤，让患者用手指出被触及的部位。

3. 两点辨别觉（two－point discrimination）检查：检查分辨同时放置于皮肤上两点的能力。测量两个刺激之间的最小距离（要求同样和同时的压力），而这两个刺激仍然可以作为两个不同的刺激被感知。两点辨别的能力因人而异，也因身体的不同部位而异。上肢远端是常用的检测部位，拥有最精确的两点辨别觉。这可能得益于精确的抓握运动和日常生活活动中使用工具。

4. 图形觉（graphesthesia）检查：确定分辨写在皮肤上的字母、数字或图形（如方形、圆形、三角形等图形）等的能力。测试时，在患者的掌心，使用指尖或铅笔的橡皮端，描绘一系列的字母、数字或图形。在实际测试时，描记的方向应该一致。进行另一次手掌画图前，应该用柔软的布料轻轻擦拭手掌，清楚告知患者需要更换图形了。当患侧手不能抓握物品时，这个检查也用作对实体觉的替代。

要求患者口头辨别画在皮肤上的图形。如果患者有言语障碍，可以从系列的绘制图片中选择（指出）图形。

5. 重量觉（barognosis）检查：分辨重量的能力。请患者闭上眼睛，检查者将大小、形状相同但重量不同的物品置于患者手上，或双手同时分别放置不同重量的上述检查物品，让患者前后进行比较后说出轻重。

6. 材质识辨觉（recognition of texture）检查：检查区别不同材质的能力。请患者闭上眼睛，检查者将材质不同的物品（皮革、羊毛、丝绸等）放置于患者手上，让其触摸并说出物品名称（如羊毛）或质地（光滑、粗糙）。

7. 双侧同时刺激（bilateral simultaneous stimulation）检查：检查同时感受身体两侧肢体或身体远近端触觉刺激的能力。检查者同时触压患者身体两侧相同部位、身体两侧近端和远端、身体同侧近端和远端。术语消失现象描述这种情况：仅仅近端的刺激被感知，而远端的刺激“消失”。患者口头陈述感知到的触觉刺激和刺激数量。

检查复合感觉的一些额外测试包括皮肤书写觉检查（辨别手指书写痕迹）、重量觉检查（重量的识别）和质地识别检查。如果发现两点辨别觉和实体觉未受损，这些测试则通常不使用。

四、注意事项

1. 感觉功能检查的相关准备工作如下。

1）患者准备：必须意识清晰，认知状况良好。

2）环境准备：应在安静、温度适宜的室内进行。

3）体位准备：保持放松、舒适的体位。

4）检查部位准备：检查部位应充分暴露。

2. 以随机、无规律的时间，间隔给予感觉刺激。刺激的部位应位于被检查区域的中心点。

3. 检查中应注意瘢痕、皮肤增厚、老茧部位的感觉将有所下降。

4. 患者在回答问题时，检查者忌用暗示性的提问方式。

5. 检查中需注意左侧、右侧和远端、近端部分的对比。若发现有感觉障碍，从感觉消失或减退区查至正常区；若有过敏区，则从正常区移向过敏区。根据病变的部位，检查应有所侧重。注意感觉障碍的类型（性质）、部位、范围、界线，其界线可用笔在皮肤上轻画出，最后将结果准确地描绘在感觉记录图上。

6. 应根据各种疾病或创伤的感觉障碍特点，选择相对应的感觉功能检查方法。

7. 鉴于感觉障碍将影响运动功能，感觉功能评估应先做主动运动功能评定。

8. 感觉的首次评估与再次评估应由同一检查者完成。

（陈可涵　谢国省　曾宁　陶诗琪）

第九章　肌肉骨骼检查

第一节　概　述

肌肉骨骼系统包含骨骼、功能多样的骨骼肌和结构复杂的神经血管，广泛分布在人体各个部分。进行肌肉骨骼检查，做出准确的康复评估，是神经系统疾病确立诊断和判断预后、制定康复目标、实施康复治疗的前提。肌肉骨骼检查是神经系统疾病平衡功能评估的重要组成部分。

平衡功能障碍患者应首先进行肌肉骨骼检查。

一、肌肉骨骼系统组成

肌肉骨骼系统由骨、关节和肌肉组成。成人约有206块骨，根据其分布可分为颅骨、躯干骨和四肢骨三部分。骨与骨之间通过关节（又称骨连结）相连，构成骨骼，组成人体的支架。肌肉根据构造可分为平滑肌、心肌和骨骼肌。本章主要讨论骨骼肌。人体全身约有600块骨骼肌，附着于骨骼上，在神经系统调节下，随人的意志进行收缩或舒张，牵引骨骼产生各种运动。因此，我们又把肌肉骨骼系统称为运动系统。

二、肌肉骨骼系统功能障碍

（一）病理变化

神经系统疾病引起肌肉骨骼系统中的组织和结构发生病理生理和病理运动学的改变，使骨、关节、肌肉的结构特性和功能发生改变，从而出现相应症状、体征和功能障碍，严重者可导致残疾。

1. 骨骼肌病变：骨骼肌受运动神经支配。一个运动神经元发出一根轴突，轴突在到达肌纤维前分成多支神经末梢，每支末梢到达一根肌纤维形成神经肌肉接头（突触），来自运动神经的电冲动通过神经肌肉接头的化学传递引起骨骼肌收缩，从而完成各种自主运动。因此运动神经、神经肌肉接头及肌肉本身病变都可引起骨骼肌运动的异常。其中，神经肌肉接头和肌肉本身病变引起的疾病统称为骨骼肌疾病。

2. 骨骼病变：骨由骨膜、骨组织和骨髓组成，神经系统疾病大多不会直接侵犯骨组织，但患者长期卧床而活动减少或营养不足等导致骨组织的有机成分和无机成分异常变化或代谢异常，引起骨质疏松、骨质软化、骨质增生硬化，或由外力导致骨折发生。

神经系统疾病关节病变多是由骨骼肌病变导致关节周围的稳定性结构受到破坏，或长期制动导致关节挛缩或粘连，常继发滑膜病变、软骨受损或是变性。服用某些激素类药物所造成的软骨损伤也是关节病变的主要原因之一。

（二）临床表现

1. 疼痛：国际疼痛研究协会将神经病理性疼痛定义为由神经系统原发性损害和功能障碍所激发或引起的疼痛。物理性的机械损伤、代谢或营养性神经改变、病毒感染、药物或放疗的神经毒性、缺血性神经损害、神经递质功能障碍是神经系统疾病产生疼痛的常见病因。

2. 肌无力和肌萎缩：肌无力是肌肉病变最常见的表现。神经肌肉接头损伤突触前膜、突触间隙及突触后膜的病变影响了乙酰胆碱功能而导致运动冲动的电化学传递障碍，可导致骨骼肌运动障碍。特点为病态性疲劳，晨起症状较轻，夜间加重，可累及单侧或双侧，甚至全身肌肉都可出现无力症状。病程长时可出现肌萎缩。肌肉本身病变则多表现为进行性发展的对称性肌肉萎缩和无力，可伴有肌肉假性肥大，不伴有明显的失神经支配或感觉障碍的表现。由于特定肌肉萎缩和无力，出现特殊的体态（翼状肩）及步态（鸭步），可见于肌营养不良。伴有肌肉酸痛可见于肌炎，伴有肌强直可见于强直性肌病。

伴有皮炎或结缔组织损害见于多发性皮肌炎。临床上还可见到由脑血管疾病等上运动神经元损害引起的失用性肌萎缩以及肌肉血管病变引起的缺血性肌萎缩。

3. 肌张力增高或减低：锥体束损害时出现痉挛性肌张力增高，上肢的屈肌和下肢的伸肌张力增高明显，表现为肢体被动活动开始时阻力大，随后变小，类似收回折刀，故又被称为折刀现象。锥体外系损害时表现为强直性肌张力增高，屈肌和伸肌的肌张力均增高，如同时伴随震颤，则称为齿轮样强直。肌张力减低表现为肌肉被动活动时阻力小，关节活动度大，肌肉松弛，常见于周围神经疾病、小脑疾病、尾状核和壳核病变，以及急性上运动神经元损害的初期等。

4. 关节退变：各种原因导致关节周围韧带的刚度、强度下降，能量吸收减少，弹性模量下降，肌腱附着点处变得脆弱，使韧带容易断裂；关节囊壁的血管、滑膜增生，纤维结缔组织和软骨面之间发生粘连，会导致关节肿胀、疼痛等症状。

5. 关节脱位：发育不良或外力导致的骨性改变、关节囊损伤、关节盂损伤、韧带的损伤断裂以及关节周围肌肉的张力降低和萎缩，都可能导致关节脱位。

6. 骨折畸形愈合或不愈合：神经系统疾病患者骨折多是由外伤造成，而在愈合过程中，如果骨折间隙大，且不具备足够的稳定性，或存在纤维组织，纤维软骨骨痂就不能转化成骨痂组织，从而发生骨折畸形愈合或不愈合。

三、检查注意事项

1. 检查室：宽敞明亮，以确保患者按检查者要求进行坐、立、走和活动肢体时有足够的空间。注意保护患者隐私。

2. 检查器械：准备合适的检查器械，如软尺、叩诊锤、测角器等，器械应正常，数值准确。

3. 患者准备：检查前评估患者病情，与患者充分沟通，根据患者耐受情况可分批次完成评估，保证患者安全。

4. 检查中注意：

1）充分暴露检查部位，注意两侧对比。

2）结合运动系统的解剖生理进行视诊、触诊、动诊（检查关节的主动与被动活动）和量诊（测量肢体长度与关节活动范围）。

3）检查时要求患者先准确指出病变部位或做致病动作，然后进行准确定位。

4）正确使用评估量表。

第二节　检查内容与方法

肌肉骨骼评定包括临床检查和功能评定两部分。临床检查是对神经系统疾病、功能障碍、阳性体征进行综合检查评估，包括病史采集、一般检查、辅助检查、特殊检查。功能评定是对身体局部、整体功能的评定，主要包括肌力、肌张力、肌耐力、关节活动度、平衡功能、步态功能、感觉功能、心理功能、日常生活活动能力、社会参与等。

肌力评估的常用方法包括手法肌力检查和定量肌力检查，临床上常采用手法肌力检查。

手法肌力检查：检查者用自己的双手，凭借自身的技能和判断力，根据现行的标准或普遍认可的标准，通过观察肢体主动运动范围以及感觉肌肉收缩的力量来判断所检查肌肉或肌群的肌力是否正常及其等级的一种检查方法。

肌力分级：国际上普遍应用的肌力分级方法是补充 6 级（0～5 级）分级。

手法肌力检查补充分级法见表 9−1。

表 9−1　手法肌力检查补充分级法

分级	标准
0	没有可以测到的肌肉收缩
1	有轻微的肌肉收缩，但没有关节运动
1+	有比较强的肌肉收缩，但没有关节运动
2−	去除重力时关节能完成大部分范围活动（ROM>50%）

续表9－1

分级	标准
2＋	去除重力时关节完成全范围活动，抗重力时可以完成小部分范围活动（ROM<50％）
3－	抗重力时关节不能完成全范围活动（ROM>50％）
3＋	抗重力时关节能完成全范围活动，抗较小阻力时关节能完成部分范围活动（ROM<50％）
4－	抗部分阻力时关节能完成大部分范围活动（ROM>50％）
4＋	抗充分阻力时关节能完成小部分范围活动（ROM<50％）
5－	抗充分阻力时关节能完成大部分范围活动（ROM>50％）
5	抗充分阻力时关节能完成最大范围活动（ROM＝100％）

检查注意事项：进行手法肌力检查时，必须遵循测试的标准姿势，以提高结果的可比性。检查前，应先用通俗的语言给予解释，必要时给予示范。检查时，先检查健侧后检查患侧，先抗重力后抗阻力，两侧对比。抗阻力必须使用同一强度，阻力应加在被测关节的远端（不是肢体的远端）。用力等长收缩及闭气可以引起心血管系统的特异性反应，老年人及心血管系统疾病患者应慎用。

一、肩关节

肩关节是人体活动最大的关节，在测量和记录活动范围时，需同时检查患肩和健肩的被动活动和主动活动。肩关节关节活动度测量方法及正常参考值见表9－2。

表9－2　肩关节关节活动度测量方法及正常参考值

运动	受检体位	测角计放置方法			正常参考值	避免连带动作
		轴心	固定臂	移动臂		
屈、伸	坐位或站立位，臂置于体侧，肘关节伸直	肩峰	与腋中线平行	与肱骨纵轴平行	前屈180°	弓背，转动躯干
					后伸60°	肩抬离台面，转动躯干
外展	坐位或站立位，臂置于体侧，肘关节伸直	肩峰	与身体中线平行	与肱骨纵轴平行	外展180°	躯干向侧方运动，转动躯干
内旋、外旋（肩内收）	坐位，臂紧靠躯干，肘关节屈曲90°	鹰嘴	与前臂纵轴平行	与前臂纵轴平行	内旋60°	伸展肩关节，旋转躯干，改变肩关节、肘关节初始角度
					外旋80°	弓臂，旋转躯干，改变肩关节、肘关节角度

续表9－2

运动	受检体位	测角计放置方法			正常参考值	避免连带动作
		轴心	固定臂	移动臂		
内旋、外旋（肩外展）	坐位，肩外展90°，肘关节屈90°	鹰嘴	与腋中线平行	与前臂纵轴平行	内旋70°	伸展肩关节，旋转躯干，改变肩关节、肘关节初始角度
					外旋90°	弓臂，旋转躯干，改变肩关节、肘关节角度
内收、外展（水平位）	坐位，肩外展90°，肘关节伸直	肩峰突	与肩峰至头顶的连线平行	与肱骨纵轴平行	外展40°	肩抬离台面，转动躯干
					内收130°	弓背，转动躯干

肩关节相关肌肉长度评估与测量方法见表9－3。若患者有盂肱关节前脱位病史，禁止使用此方法进行肌肉长度评估和测量。

表9－3　肩关节相关肌肉长度评估与测量方法

肌肉	评估与测量方法				
	起始位	固定	终末位	评估	终末感
胸大肌	患者仰卧，肩关节外旋，在前屈和外展中间的平面上举90°，肘关节屈曲90°	检查者稳定患者躯干	肩关节移动到水平外展的终末位，将胸大肌摆放在最大牵伸位	如果胸大肌缩短，肩关节水平外展将受限，检查者可以观察被动关节活动度（PROM）或使用角度尺测量并记录可用的肩关节水平外展PROM	牵伸感——紧实
胸小肌	患者仰卧，肩胛骨垂在检查床床沿外，肩关节外旋，屈曲约80°，肘关节屈曲	患者自身躯干的重量固定	患者通过肱骨长轴施力，使肩带向后移动，将胸小肌置于完全牵伸位	如果胸小肌缩短，检查者可以观察到肩胛骨回缩关节活动度减少	牵伸感——紧实
斜方肌	患者取坐位，检查者将患者颈部被动地向右侧屈，用左手触诊患者左侧斜方肌	检查者稳定患者躯干	斜方肌完全被动拉伸	若能达到45°的活动范围，则斜方肌的长度正常。在对侧重复与上述相同的测试，进行对比	检查者有组织束缚感

肩关节相关肌肉肌力评定见表9－4。

表 9-4 肩关节相关肌肉肌力评定

骨与关节	运动	主动肌	评定方法
肩胛骨	上提	斜方肌上部 肩胛提肌 菱形肌	1、2 级：俯卧，试图抬肩时，可触及斜方肌的收缩或可做全范围的耸肩动作 3 级：坐位，患者可做全范围的耸肩动作 4、5 级：坐位，患者向上做全范围的抬肩时，检查者于肩上部向下给予中等或较大的阻力
	下降	斜方肌下部 背阔肌 胸小肌	1、2 级：俯卧，试图降肩时，可触及斜方肌的收缩或可做全范围的降肩动作 3 级：坐位，患者可做全范围的降肩动作 4、5 级：坐位，患者向上做全范围的降肩运作时，检查者于肩下部向上给予中等或较大的阻力
	内收	菱形肌 斜方肌 肩胛提肌	1、2 级：俯卧或坐位均可，试图内收肩胛骨时，可触及肌肉收缩或可做全范围的肩胛骨内收动作 3 级：同上，可做全范围的肩胛骨内收动作，能抵抗较小的将肩胛骨向外推的阻力 4、5 级：同上，能抵抗中等或较大的将肩胛骨向外推的阻力
	外展 外旋	前锯肌	1、2 级：坐位，上臂前平举，肘关节屈曲，托住上臂，上臂做前移动作时，可触及前锯肌收缩或可见肩胛骨活动 3 级：仰卧，肩关节屈曲 90°，肩胛骨置于检查台上，固定胸廓，患者能使上臂充分向上运动 4、5 级：仰卧，肩关节屈曲 90°，肩胛骨置于检查台上，固定胸廓，检查者握住患者的前臂和肘部向下、向内施加中等或较大的阻力，使上臂能充分向上运动
	内收 内旋	肩胛提肌 胸小肌 菱形肌	1、2 级：俯卧或坐位均可，试图内收肩胛骨时，可触及肌肉收缩或可做全范围的肩胛骨内收动作 3 级：体位同上，可做全范围的肩胛骨内收动作，能抵抗较小的将肩胛骨向外推的阻力 4、5 级：同上，能抵抗中等或较大的将肩胛骨向外推的阻力
肩关节	屈	三角肌前部 喙肱肌 肱二头肌	1 级：仰卧或坐位，试图做屈肩动作时，可触及三角肌前部收缩，无动作 2 级：对侧卧，悬起上肢可做全范围的屈肩动作；或坐位，能做部分范围的屈肩动作 3 级：坐位，在无阻力的情况下，能做达 90°范围的屈肩动作 4、5 级：坐位，掌心向下，在上臂远端施加中等或较大向下压的阻力，肩关节屈曲达 90°，不伴旋转和水平运动
	伸	三角肌后部 背阔肌 大圆肌	1 级：俯卧，试图做屈后伸动作时，可触及肌肉收缩 2 级：对侧卧，悬起上肢可做全范围的肩后伸动作；或坐位，能做部分范围的肩后伸动作 3 级：俯卧，在无阻力的情况下，能做全范围的肩后伸动作 4、5 级：体位同上，掌心向上，固定肩胛骨，在上臂远端施加中等或较大向下压的阻力，能做全范围的肩后伸动作

续表9-4

骨与关节	运动	主动肌	评定方法
肩关节	外展	三角肌中部 冈上肌 胸大肌	1、2级：仰卧，悬起上肢试图做外展动作时，可触及肌肉收缩或可做全范围的肩外展动作；或坐位，能做部分范围的肩外展动作 3级：坐位，在无阻力的情况下，能做全范围的肩外展动作 4、5级：体位同上，掌心向下，在上臂远端施加中等或较大向下压的阻力，能做全范围的肩外展动作
	水平外展	三角肌后部 冈下肌 背阔肌 小圆肌	1、2级：坐位，悬起上肢，肩前屈90°，试图做外展动作时，可触及三角肌后部肌肉收缩或能做全范围的肩关节后平伸动作 3级：俯卧，肩关节外展90°，肘关节屈曲，前臂自然下垂于床沿，固定肩胛骨，在无阻力的情况下，做全范围的肩关节后平伸动作 4、5级：体位同上，阻力加于上臂远端，在中等或较大阻力的情况下，做全范围的肩关节水平外展动作
	水平内收	胸大肌 三角肌前部	1、2级：坐位，悬起上肢，试图做水平内收动作时，可触及胸大肌收缩或能做全范围的肩关节水平内收动作 3级：仰卧，肩关节外展90°，固定胸廓，在无阻力的情况下，做全范围的肩关节水平内收动作 4、5级：体位同上，阻力加于上臂远端，在中等或较大阻力的情况下，做全范围的肩关节水平内收动作
	外旋	三角肌后部 冈下肌 小圆肌	1级：体位同上，俯卧，肩关节外展90°，上臂放在检查台上，前臂沿台沿下垂，固定肩胛骨，试图做肩关节外旋动作时，可触及相应的主动肌收缩 2、3级：体位同上，能做部分范围或全范围的肩关节外旋动作 4、5级：体位同上，阻力加于前臂远端，在中等或较大阻力的情况下，做全范围的肩关节外旋动作
	内旋	三角肌前部 肩胛骨下肌 胸大肌 背阔肌 大圆肌	1级：俯卧，肩关节外展90°，上臂放在检查台上，前臂沿台沿下垂，固定肩胛骨，试图做肩关节内旋动作时，可触及相应的主动肌收缩 2、3级：体位同上，能做部分范围或全范围的肩关节内旋动作 4、5级：体位同上，阻力加于前臂远端，在中等或较大阻力的情况下，做全范围的肩关节内旋动作

二、肘关节

肘关节关节活动度测量方法及正常参考值见表9-5。

表9-5 肘关节关节活动度测量方法及正常参考值

运动	受检体位	测角计放置方法			ROM正常值
		轴心	固定臂	移动臂	
屈、伸	仰卧、坐位或站立位臂取解剖位	肱骨外上髁	与肱骨纵轴平行	与桡骨平行	0°～150°

肘关节相关肌肉长度评估与测量方法见表9-6。

表 9-6　肘关节相关肌肉长度评估与测量方法

肌肉	评估与测量方法				
	起始位	固定	终末位	评估/测量	终末感
肱二头肌	患者仰卧，肩关节伸展并垂在床沿外侧。肘关节屈曲，前臂旋前	检查者固定住患者肱骨	肘关节伸展到运动终末位以使肱二头肌处于完全牵伸位	检查者使用角度尺测量和记录肘关节可用的伸展 PROM。如果肱二头肌短缩，肘关节伸展 PROM 会因为肌肉长度减少而受限	肱二头肌牵伸——紧实
肱三头肌	患者取坐位，肩关节全范围屈曲上举和外旋。肘关节伸展，前臂旋后	检查者固定住患者肱骨	肘关节屈曲到运动终末位以使肱三头肌处于完全牵伸位	检查者使用角度尺测量和记录肘关节可用的屈曲 PROM。如果肱三头肌短缩，肘关节屈曲 PROM 会因为肌肉长度减少而受限	肱三头肌牵伸——紧实

肘关节相关肌肉肌力评定见表 9-7。

表 9-7　肘关节相关肌肉肌力评定

骨与关节	运动	主动肌	评定方法
肘关节	屈曲	肱二头肌 肱肌 肱桡肌	1、2 级：坐位，肩关节外展，悬起前臂（减重），肘关节伸展，当试图做屈曲动作时，可触及肱二头肌收缩或能做全范围的屈肘动作 3 级：坐位，臂放置体侧，测肱二头肌时前臂旋后，测肱桡肌时前臂旋前，在无阻力的情况下，能做全范围的屈肘动作 4、5 级：体位同上，阻力加于前臂远端，在中等或较大阻力的情况下，做全范围的屈肘动作
	伸展	肱三头肌 背阔肌 胸小肌	1、2 级：坐位，肩关节外展，悬起前臂（减重），肘关节屈曲，当试图做伸展动作时，可触及肱三头肌收缩或能做全范围的伸肘动作 3 级：仰卧，肩关节屈曲 90°，肘关节屈曲，固定上臂，在无阻力的情况下，能做全范围的伸肘动作 4、5 级：体位同上，阻力加于前臂远端，在中等或较大阻力的情况下，做全范围的伸肘动作
前臂	旋前	旋前圆肌 旋前方肌	1 级：坐位，上臂置于体侧，肘关节屈曲 90°，前臂旋后，手放松，固定上臂。当前臂试图旋前时，可触及相应肌肉的收缩，无旋后动作 2、3 级：体位同上，能做部分或全范围的旋前动作 4、5 级：体位同上，握住腕部施加相反方向的阻力，在中等或较大阻力的情况下，能做全范围的前臂旋前动作
	旋后	肱二头肌 旋后肌	1 级：坐位，上臂置于体侧，肘关节屈曲 90°，前臂旋前，手放松，固定上臂。当前臂试图旋后时，可触及相应肌肉的收缩，无旋后动作 2、3 级：体位同上，能做部分范围或全范围的旋后动作 4、5 级：体位同上，握住腕部施加相反方向的阻力，在中等或较大阻力的情况下，能做全范围的前臂旋后动作

三、腕关节和手部

腕关节和手部关节活动度测量方法及正常参考值见表9－8。

表9－8　腕关节和手部关节活动度测量方法及正常参考值

关节	活动	受检体位	测角计放置方法			正常活动范围
			轴心	固定臂	移动臂	
桡尺关节	旋前、旋后	坐位，上臂置于体侧，肘关节屈曲90°，前臂处于中立位	尺骨茎突	与地面垂直	与腕关节背（测旋前）或掌面平行	旋前
		检查者手握一支铅笔使其与地面垂直，余同上	第三掌骨头	同上	与铅笔平行	
腕关节	屈、伸	坐位或站立位，前臂中立位，置于桌面上	桡骨茎突	与前臂纵轴平行	与第二掌骨纵轴平行	掌屈
		坐位，肘关节屈曲，前臂旋前，掌心朝下置于桌面上	腕背侧中点	前臂背侧中线	与第三掌骨纵轴平行	
掌指关节	屈、伸	坐位，前臂中立位，腕中立位，前臂和手的尺侧置于桌面上	掌指关节顶端中心	与掌骨纵轴平行	与近节指骨平行	屈曲
指间关节	近端指间关节屈曲	体位同上	近节指间关节背侧中心	与近节指骨平行	与中节指骨平行	
	远端指间关节屈曲	体位同上	远节指间关节背侧	与中节指骨平行	与远节指骨平行	
拇指关节	掌指关节屈曲	坐位，前臂旋后45°，腕关节中立位，前臂和手置于桌面上	掌指关节背侧	与拇指掌骨平行	与近节指骨平行	
	指间关节屈曲	坐位，前臂中立位，腕中立位，前臂和手的尺侧置于桌面上	指间关节背侧	与近节指骨平行	与远节指骨平行	
	桡侧外展	坐位，前臂旋前，手掌朝下置于桌面上	掌骨根部	与桡骨平行	与掌骨平行	
	掌侧外展	坐位，前臂中立位，腕中立位，前臂和手的尺侧置于桌面上，拇指旋转至手的掌侧面	掌骨根部	与桡骨平行	与掌骨平行	

腕关节和手部相关肌肉长度评估与测量方法见表9－9。

表 9-9　腕关节和手部相关肌肉长度评估与测量方法

肌肉	评估与测量方法				
	起始位	固定	终末位	评估/测量	终末感
指浅屈肌 指深屈肌 小指短屈肌 掌长肌	患者取仰卧位或坐位，肘关节伸展，前臂旋后，腕关节处于中立位，手指伸展	检查者徒手固定住耻骨。桡骨和尺骨抵在患者的大腿上	检查者将患者手指维持在伸展位，再将腕关节伸展到终末位以使指长屈肌处于完全牵伸位	如果指屈肌短缩，腕关节伸展 ROM 将会因为肌肉变短而受限，检查者可使用角度尺测量并记录下患者可用的 PROM	无
指总伸肌 示指伸肌 小指伸肌	患者取仰卧位或坐位，肘关节伸展，前臂旋前，腕关节处于中立位，手指放松	检查者固定患者桡骨和尺骨	检查者将患者腕关节运动到屈曲的终末位以使指长伸肌完全被拉伸	如果指伸肌短缩，腕关节屈曲 ROM 将会因为肌肉变短而受限，检查者可观察估算或使用角度尺测量并记录下患者可用的 PROM	指长伸肌拉伸——紧实
蚓状肌	患者取坐位或仰卧位，肘关节屈曲，前臂处于中立位或旋后位，腕关节伸展，手指（第 2～5 指）指骨间关节屈曲	检查者固定患者掌骨	检查者同时施加压力屈曲指骨间关节并伸展掌指关节以使蚓状肌处于牵伸位。蚓状肌可以作为一组肌群或单一的肌肉被牵伸	如果蚓状肌短缩，掌指关节伸展 ROM 将会因为肌肉变短而受限，检查者可以观察估算或使用角度尺测量并记录下患者可用的掌指关节伸展 PROM	蚓状肌拉伸——紧实

腕关节和手部相关肌肉肌力评定见表 9-10。

表 9-10　腕关节和手部相关肌肉肌力评定

骨与关节	运动	主动肌	评定方法
腕关节	掌屈	桡侧腕屈肌 尺侧腕屈肌	1、2 级：坐位，前臂中立位，置于检查台上，固定前臂，当患者试图做伸腕动作时，可触及相应肌肉收缩或能做全范围的腕伸动作 3 级：坐位，前臂旋前，固定前臂，手放松，能做全范围的伸腕动作 4、5 级：体位、方法同上，在掌背向腕屈方向施加中等或较大阻力的情况下，能做全范围的腕伸动作

续表9－10

骨与关节	运动	主动肌	评定方法
手	掌指关节屈曲	蚓状肌 掌侧骨间肌 背侧骨间肌	1、2级：坐位，前臂及腕中立位，固定掌骨，指间关节伸展，当患者试图屈曲掌指关节时，可触及相应肌肉收缩或能做全范围的屈曲掌指关节动作 3、4、5级：坐位，前臂旋后，固定掌骨，在近节指骨的掌面加零、中等或较大的阻力，患者在维持指间关节伸展的情况下，能全范围地屈曲掌指关节
	掌指关节伸展	指伸肌 示指伸肌 小指伸肌	1、2级：坐位，前臂及腕中立位，固定掌骨，手指屈曲，当患者试图伸展掌指关节时，可触及相应肌肉收缩或能做全范围的伸展掌指关节动作 3、4、5级：坐位，前臂旋前，固定掌骨，手指自然屈曲，在近节指骨的背侧加零、中等或较大的阻力，在指间关节屈曲的情况下能全范围地伸展掌指关节
	近端指间关节屈曲	指浅屈肌	1级：前臂旋后，腕中立位，固定近节指骨，当患者试图屈曲中节指骨时，可触及相应主动肌收缩 2、3级：体位、方法同上，在无阻力的情况下，能做部分范围或全范围的屈曲中节指骨动作 4、5级：体位同上，在中节指骨的掌面加中等或较大的阻力，患者能全范围地屈曲中节指骨
	手指外展	背侧骨间肌 小指外展肌	1级：前臂旋前，手放置于桌面上，五指呈伸展和内收位，固定掌骨，当患者试图外展时，可触及相应主动肌收缩 2、3级：体位、方法同上，在无阻力的情况下，能做部分范围或全范围的外展手指动作 4、5级：体位同上，在手指的外侧向内加中等或较大的阻力，患者能全范围地外展手指
	手指内收	掌侧骨间肌	1级：前臂旋前，手放置于桌面上，五指呈伸展、外展位，当患者试图内收时，可触及相应主动肌收缩 2、3级：体位、方法同上，在无阻力的情况下，能做部分范围或全范围的内收手指动作 4、5级：体位同上，在2、4、5手指的内侧向外加中等或较大的阻力，患者能全范围地内收手指
拇指	掌指关节屈曲	拇短屈肌	1级：前臂旋后，腕关节中立位，固定第一掌骨，当患者试图屈曲拇指掌指关节时，可触及相应肌肉收缩 2、3级：体位、方法同上，在无阻力的情况下，能做部分范围或全范围的屈曲拇指近节指骨动作 4、5级：体位同上，在拇指近节指骨的掌面加中等或较大的阻力，能全范围地屈曲拇指近节指骨
	掌指关节伸展	拇短伸肌	1级：前臂、腕关节中立位，固定第一掌骨，当患者试图伸展拇指掌指关节时，可触及相应肌肉收缩 2、3级：体位、方法同上，在无阻力的情况下，能做部分范围或全范围的伸展拇指近节指骨动作 4、5级：体位同上，在拇指近节指骨的背面加中等或较大的阻力，患者能全范围地伸展拇指近节指骨

四、髋关节

髋关节关节活动度测量方法及正常参考值见表 9－11。

表 9－11　髋关节关节活动度测量方法及正常参考值

关节	活动	受检体位	测角计放置方法			正常活动范围
			轴心	固定臂	移动臂	
髋关节	屈	仰卧或侧卧，髋关节、膝关节中立位	股骨大转子	与身体纵轴平行	与股骨纵轴平行	0°～125°
	伸	俯卧或侧卧，髋关节、膝关节中立位	股骨大转子	与身体纵轴平行	与股骨纵轴平行	0°～15°
	内收、外展	仰卧	髂前上棘	左右髂前上棘连线的垂直线	与股骨长轴平行	0°～45°
	内旋、外旋	仰卧，两小腿下垂床沿外	髌骨下端	与地面平行	与胫骨长轴平行	0°～45°

髋关节相关肌肉长度评估与测量方法见表 9－12。

表 9－12　髋关节相关肌肉长度评估与测量方法

肌肉	评估与测量方法				
	起始位	固定	终末位	评估/测量	终末感
腘绳肌	患者仰卧，下肢处于中立位，下背部与骶骨平放在治疗床面上，踝关节跖屈	利用绑带或检查者身体固定患者骨盆	髋关节屈曲到运动的终末位，同时保持膝关节伸展	检查者使用角度尺测量并记录髋关节的PROM	肌肉牵拉——紧实
髋关节屈肌	患者坐在治疗床床沿，大腿一半自然下垂在床外，在他人帮助下从这个姿势变成仰卧位，并使用双手将非检查侧的髋关节保持在屈曲位以使骶骨和腰椎平放在治疗床上	患者髋关节屈曲，固定骨盆和腰椎	检查侧大腿下落以完成髋关节的伸展动作	当髋关节屈肌短缩时，躯干腋中线和股骨长轴之间的夹角代表髋关节屈曲挛缩的程度	髂肌和腰大肌牵伸感——紧实
髋关节内收肌	患者仰卧，下肢处于解剖位，在非检查侧，髋关节外展，膝关节屈曲，足部放置在床边椅子上	固定同侧骨盆	髋关节外展到运动的终末位，使髋关节内收肌完全处于牵伸位	如果髋关节内收肌短缩，髋关节外展 PROM 将会因为肌肉长度减少而受限，检查者使用角度尺测量和记录髋关节现有的外展 PROM	髋关节内收肌牵伸——紧实

续表9－12

肌肉	评估与测量方法				
	起始位	固定	终末位	评估/测量	终末感
阔筋膜张肌（Ober实验）	患者侧卧，非检查侧位于下方，非检查侧髋关节与膝关节保持屈曲以使腰椎放平。检查者站在患者身后并抵住其骨盆以维持其侧卧位。髋关节摆放在外展位，之后伸展髋关节以牵伸髂胫束划过大转子。髋关节处于旋转中立位，膝关节屈曲90°	通过非检查侧下肢的摆位来固定骨盆和腰椎	检查者在髂嵴上方固定骨盆外侧，让检查侧的下肢落向治疗床面。检查者在大腿外侧轻微加压，被动地将髋关节内收到活动的终末位	如果阔筋膜张肌短缩，髋关节会维持在外展状态。下肢无法被动地内收到水平位，这是最大的紧张状态；可以达到水平位置，这是中度的紧张状态；大腿可以落在水平位以下但不能完全与治疗床接触，这是较轻的紧张状态	阔筋膜张肌牵伸——紧实

髋关节相关肌肉肌力评定见表9－13。

表9－13　髋关节相关肌肉肌力评定

骨与关节	运动	主动肌	评定方法
髋关节	屈	髂腰肌 缝匠肌 阔筋膜张肌	1、2级：侧卧，膝关节微屈，检查者托住下肢或悬吊下肢（减重），当患者试图屈曲髋关节时，可触及相应肌肉收缩或能做全范围的屈曲髋关节动作 3级：坐位或仰卧，双侧小腿沿床沿下垂，固定躯干，在无阻力的情况下，能做全范围屈曲髋关节动作 4、5级：体位同上，在膝关节的近端向下加中等或较大的阻力，患者能全范围地屈曲髋关节
	伸	臀大肌 腘绳肌	1、2级：侧卧，髋关节屈曲，检查者托住下肢或悬吊下肢（减重），当患者试图伸展髋关节时，可触及相应肌肉收缩或能做全范围的伸展髋关节动作 3级：俯卧，固定骨盆，如果单纯检查臀大肌的肌力，膝关节需屈曲，在无阻力的情况下，能做全范围的伸展髋关节动作 4、5级：体位同上，在膝关节的近端向下加中等或较大的阻力，能全范围地伸展髋关节
	外展	臀中肌 臀小肌 阔筋膜张肌	1、2级：仰卧，检查者托住下肢、加滑板或悬吊下肢（减重、减阻力），当患者试图外展关节时，在髂骨外侧可触及相应肌肉收缩或能做全范围的外展髋关节动作 3级：对侧卧，固定骨盆，膝关节微屈曲，在无阻力的情况下，能做全范围的外展髋关节动作 4、5级：体位同上，在膝关节的近端向下加中等或较大的阻力，能全范围地外展髋关节

续表9－13

骨与关节	运动	主动肌	评定方法
髋关节	内收	股薄肌 长收肌 耻骨肌 短收肌 大收肌	1、2级：仰卧，对侧下肢髋关节外展25°，固定骨盆和对侧下肢，检查者托住下肢、加滑板或悬吊下肢（减重、减阻力），当患者试图内收髋关节时，可触及大腿内侧相应的肌肉收缩或能做全范围的内收髋关节动作 3级：侧卧，受检侧在下，检查者托起对侧下肢，使髋关节外展25°，在无阻力的情况下，内收髋关节至双下肢相接触 4、5级：体位、方法同上，在受检下肢膝关节近端加中等或较大阻力，能内收髋关节至双下肢相接触
	外旋	闭孔内肌 闭孔外肌 臀大肌 股方肌 梨状肌	1、2级：体位、方法同上，仰卧，膝关节伸展，髋关节内旋。当患者试图外旋髋关节时，可触及相应肌肉收缩或能做全范围的外旋髋关节动作 3级：坐位，受检下肢膝下放置衬垫，双小腿沿检查台沿下垂，双手扶检查台固定骨盆，在无阻力的情况下，能做全范围的髋关节外旋动作 4、5级：体位同上，检查者一只手固定膝关节，另一只手在踝关节内侧向外施加中等或较大的阻力，能全范围地外旋髋关节
	内旋	臀小肌 阔筋膜张肌	1、2级：仰卧，膝关节伸展，髋关节外旋。当患者试图内旋髋关节时，可触及相应肌肉收缩或能做全范围的内旋髋关节动作 3级：坐位，受检的下肢膝下放置衬垫，双小腿沿检查台沿下垂，双手扶检查台固定骨盆，在无阻力的情况下，能做全范围的髋关节内旋动作 4、5级：体位同上，检查者一只手固定膝关节，另一只手在踝关节外侧向内施加中等或较大的阻力，患者能全范围地内旋髋关节

五、膝关节

膝关节关节活动度测量方法及正常参考值见表9－14。

表9－14　膝关节关节活动度测量方法及正常参考值

关节	运动	受检体位	测角计放置方法			正常活动范围
			轴心	固定臂	移动臂	
膝关节	屈、伸	俯卧或仰卧或坐于椅子边沿	腓骨小头	与股骨纵轴平行	与腓骨纵轴平行	0°～150°

膝关节相关肌肉长度评估与测量见表9－15。

表 9-15　膝关节相关肌肉长度评估与测量

肌肉	评估与测量方法				
	起始位	固定	终末位	评估/测量	终末感
腘绳肌	仰卧，被动膝关节伸展，髋关节屈曲 90°，将双手环抱在大腿远端并以这样的姿势支撑住大腿，膝关节屈曲，踝关节处于跖屈放松位	检查者或患者固定住股骨以将髋关节维持在屈曲 90°	当保持髋关节屈曲 90° 时，膝关节伸展到运动的终末位以使腘绳肌处于完全牵伸位	利用膝关节屈曲的角度来说明腘绳肌的长度，如果膝关节无法伸展超过屈曲 20°的位置，说明腘绳肌出现了紧张	腘绳肌牵伸——紧实
股直肌	俯卧，为将骨盆摆放在后倾位，非检查侧的下肢垂在治疗床床沿，髋关节屈曲，足部放在地面上	利用患者自身重量或使用绑带绑在臀部来固定骨盆	小腿向臀部移动以使足跟靠近臀部来达到膝关节屈曲的终末位	角度尺测量（摆放方法与膝关节屈曲/伸展相同）	股直肌牵伸——紧实

膝关节相关肌肉肌力评定见表 9-16。

表 9-16　膝关节相关肌肉肌力评定

骨与关节	运动	主动肌	评定方法
膝关节	屈	股二头肌 半腱肌 半膜肌 股薄肌 腓肠肌	1、2 级：侧卧，双下肢伸直，检查者一只手托住（或悬挂）上方的下肢，另一只手固定大腿。当患者试图屈曲膝关节时，可触及相应肌肉收缩或能做全范围的膝关节屈曲动作 3 级：俯卧，双下肢伸直，固定骨盆，在无阻力的情况下，能做全范围的膝关节屈曲动作 4、5 级：体位同上，检查者一只手固定骨盆，另一只手握住踝关节的后方向下施加中等或较大的阻力，患者能全范围地屈曲膝关节
	伸	股四头肌 阔筋膜张肌	1、2 级：侧卧，检查侧下肢的膝关节屈曲，检查者一只手托住（或悬挂）上方的下肢，另一只手固定被检下肢的大腿。当患者试图伸展膝关节时，可触及相应肌肉收缩或能做全范围的膝关节伸展动作 3 级：仰卧或坐位，双下肢沿检查台下垂，固定躯干和骨盆，在无阻力的情况下，能做全范围的膝关节伸展动作 4、5 级：体位同上，检查者一只手固定骨盆和大腿，另一只手握住踝关节的前方向下施加中等或较大的阻力，患者能全范围地伸展膝关节

六、踝关节

踝关节关节活动度测量方法及正常参考值见表 9-17。

表 9－17 踝关节关节活动度测量方法及正常参考值

关节	运动	受检体位	测角计放置方法			正常活动范围
			轴心	固定臂	移动臂	
踝关节	背屈、跖屈	仰卧，膝关节屈曲，踝关节中立位	腓骨纵轴线与足外缘交叉处	与腓肠肌长轴平行	与第五跖骨纵轴平行	背屈
	外翻	坐位，或仰卧（膝关节屈曲，踝关节中立位）	临近足跟的外侧面	与胫骨长轴平行	与足跟的跖平面平行	外翻
	内翻	体位同上	跖趾关节内侧面的中点	与胫骨长轴平行	与足跟的跖面平行	外翻

踝关节肌肉长度评估与测量见表 9－18。

表 9－18 踝关节肌肉长度评估与测量

肌肉	评估与测量方法				
	起始位	固定	终末位	评估/测量	终末感
腓肠肌	患者仰卧，下肢处于解剖位，膝关节伸展	检查者固定患者下肢	足部被移动到踝关节背伸的终末位	如果腓肠肌短缩，踝关节背伸活动将会因为肌肉长度减少而受限。检查者可以通过观察踝关节PROM或者使用通用关节角度尺来测量和记录踝关节背伸PROM。当使用角度尺时，需要另一名检查者同时进行测量	腓肠肌牵伸——紧实

踝关节相关肌肉肌力评定见表 9－19。

表 9－19 踝关节相关肌肉肌力评定

骨与关节	运动	主动肌	评定方法
踝关节	跖屈	腓肠肌 比目鱼肌 胫后肌	1、2 级：侧卧，膝关节伸展，固定小腿，踝关节中立位。当患者试图跖屈时，可触及相应肌肉收缩或能做全范围的跖屈踝关节动作 3 级：站立，膝关节伸直，抬高足跟跖屈踝关节时，足跟能离地 4 级：体位同上，抬高足跟跖屈踝关节时，能全范围跖屈，但完成本运动 2～3 次就出现疲劳感 5 级：体位同上，能轻松地完成本运动 4～5 次，无疲劳感
	背伸	胫前肌 趾长伸肌 踇长伸肌	1、2 级：侧卧，当患者试图足背伸时，可触及相应肌肉收缩或做全范围的活动 3 级：坐位，可抗重力完成全范围的背伸动作 4、5 级：体位同上，检查者的手在患者足上向下施加中等或较大阻力，患者能全范围地完成足背伸动作
	内翻	胫后肌 踇长伸肌 踇长屈肌 趾长屈肌	1、2 级：仰卧，踝关节轻度跖屈，当患者试图足内翻时，可触及相应肌肉收缩或能做全范围的足内翻动作 3 级：侧卧，在无阻力的情况下，能做全范围的足内翻动作 4、5 级：侧卧，踝关节轻度跖屈，检查者一只手固定小腿，另一只手握住足的前部向足外翻方向加中等或较大阻力，患者能全范围地完成足内翻动作

续表9－19

骨与关节	运动	主动肌	评定方法
踝关节	外翻	腓骨长肌 腓骨短肌	1、2级：仰卧，踝关节中立位，当患者试图足外翻时，可触及相应肌肉收缩或能做全范围的足外翻动作 3级：侧卧，踝关节中立位，在无阻力的情况下，能全范围地完成足外翻 4、5级：体位同上，检查者一只手固定小腿，另一只手握住足的前部向足内翻方向加中等或较大阻力，患者能全范围地完成足外翻动作
跖趾	屈	𧿹短屈肌 蚓状肌	1、2级：仰卧，踝关节中立位，当患者试图屈曲或伸趾时，可触及相应肌肉收缩或做全范围的屈伸活动 3级：仰卧，能做全范围的屈曲或伸趾活动 4、5级：体位同上，在近侧趾骨跖侧或背侧加中等或较大阻力，患者能全范围地完成屈曲或伸趾活动
	伸	趾长伸肌 趾短伸肌	
	屈	趾长屈肌 趾短屈肌	

七、头、颈部和躯干

脊柱关节活动度测量方法及正常参考值见表 9－20。

表 9－20　脊柱关节活动度测量方法及正常参考值

关节	活动	受检体位	方盘量角器放置位置	刻度盘方位	正常活动范围
脊柱	屈、伸	坐位，胸腰椎尽量屈、伸	两个方盘量角器分别放在腰骶区及两肩胛间脊柱背面，读数相加	0°指向头侧	屈 0°～60° 伸 0°～20°
	侧屈	坐位，骨盆固定，脊柱尽量向左、右弯	方盘把手贴放在 C_7 以下棘突表面	0°指向头侧	0°～40°
	旋转	侧卧，骨盆固定，上体尽量向左、右旋转	横放胸前第二肋水平位	0°指向上方	左右 0°～40°

躯干伸肌和腘绳肌肌肉长度评估与测量见表 9－21。触趾测试是一个综合了髋关节、脊柱和肩带 ROM 的测试。

表 9－21　躯干伸肌和腘绳肌肌肉长度评估与测量

肌肉	评估与测量方法			
	起始位	固定	代偿动作	终末位
躯干伸肌和腘绳肌	患者站立	无	膝关节屈曲	躬身，手指触地，使用卷尺测量地板和双手能够触摸的最远的点。如果患者可以摸到足趾，即是正常 ROM。如果患者触摸范围超过地板，那么可以让患者站在台阶或者平台上来测量其超过支持面的距离

头、颈、躯干相关肌肉肌力评定见表9－22。

表9－22　头、颈、躯干相关肌肉肌力评定

运动	主动肌	评定方法
颈前屈	胸锁乳突肌 斜角肌 颈长肌 头长肌	1级：仰卧，肩部放松，固定胸廓，当患者试图屈颈时，可触及胸锁乳突肌收缩 2级：侧卧，托住头部可做全范围的屈颈动作；也可仰卧，做部分范围的屈颈动作 3级：仰卧，可抗重力做全范围的屈颈动作，但不能抵抗阻力 4、5级：仰卧，抬头屈颈，能抵抗加在前额部中等或较大的阻力
颈后伸	斜方肌 颈部竖脊肌	1级：俯卧，颈部屈曲，胸部下方垫一枕头，固定患者上部胸廓和肩胛骨，当患者试图伸颈时，可触及斜方肌收缩 2级：侧卧，托住头部可做全范围的伸颈；也可俯卧，做部分范围的伸颈动作 3级：俯卧，可抗重力做全范围的伸颈动作，但不能抵抗阻力 4、5级：俯卧，仰头伸颈，能抵抗加在枕部中等或较大的阻力
躯干屈	腹直肌	1级：仰卧，下肢被固定，双上肢置于体侧，当患者试图仰卧起坐（躯干屈）时，能触及腹直肌收缩 2级：体位同上，当患者试图仰卧起坐（躯干屈）时，头部离开台面 3级：体位、方法同上，头部、肩胛骨离开台面 4、5级：体位同上，当患者试图仰卧起坐（躯干屈）时，4级，双手向前平举能坐起；5级，双手抱头能坐起
躯干伸	竖脊肌 腰方肌	1级：俯卧，下肢被固定，双上肢置于体侧，胸部以上在桌沿外，当患者试图后伸时，能触及上述背肌收缩 2级：体位同上，当患者试图后伸时，能抬头 3级：体位同上，当患者试图后伸时，能抬起上身，但不能抵抗阻力 4、5级：体位同上，当患者试图后伸时，能抵抗中等或较大的阻力抬起上身
躯干旋转	腹外斜肌 腹内斜肌	1级：仰卧，当患者试图转体时，在肋缘下可触及腹外斜肌收缩，但没有转体动作出现 2级：坐位，固定骨盆，患者可以自由旋转胸廓至两侧 3级：仰卧，固定下肢，双上肢放置于体侧，能旋转上体，使朝向运动方向一侧的肩胛骨离开台面 4级：体位同上，使双侧肩胛骨离开台面（一侧肩胛骨完全离开台面，另一侧肩胛骨部分抬起） 5级：体位同上，固定下肢，双手抱头能坐起，并向一侧转体
上提骨盆	腰方肌	1级：仰卧，当患者试图提骨盆时，能触及同侧腰方肌收缩 2级：体位同上，能向头侧拉动一侧骨盆和腿，做全范围的活动，不能抵抗阻力 3级：体位同上，能抵抗较小的阻力 4、5级：体位同上，能抵抗中等或较大的阻力

（杜春萍　王学萍）

第十章　运动功能检查

第一节　概　述

一、运动学基础

运动学是运用物理方法来研究人体节段运动和整体运动时，各组织和器官的空间位置随时间变化的规律，以及伴随运动而发生一系列生理、生化、心理等的改变。人体运动学不仅是运动疗法的理论基础，也是康复护理学的重要理论依据。应用运动学原理研究其变化规律或者结果，可以指导健康或者疾病人群，达到增强体质、改善残损功能、提高生活质量、预防或治疗疾病的目的。

二、人体运动的分类

（一）按照用力方式可分为主动运动和被动运动

1. 主动运动：机体通过自身肌肉收缩进行的运动，根据引起运动的力可分为以下三种。

1）助力主动运动：在机体主动运动时，依靠外力施加适当的辅助力量，帮助完成的运动。它兼有主动运动与被动运动的特点，是机体从被动运动过渡到主动运动的一种重要训练方法，适用于创伤后无力的肌肉或不全瘫痪肌肉的功能锻炼，以及体力虚弱的患者。助力主动运动包括滑轮、各种回旋器、水的浮力和治疗人员的帮助。它在康复功能训练中应用非常广泛。

2）主动运动：机体在完全不依靠外力辅助的情况下独立完成的运动。

3）抗阻力主动运动：机体进行主动运动的同时，对抗运动中施加于肢体的一定量阻力进行的运动，如举哑铃。这类运动分为等张抗阻力运动、等长抗阻力运动和等速运动三种类型。抗阻力主动运动是增强肌力的最好方式，对增强骨密度和骨代谢也有良好效果。

2. 被动运动：完全依靠外力来帮助机体完成的运动。它所用的外力可由治疗器械或治疗师徒手施加，如关节活动度内的运动和关节松动技术；也可利用患者自身健康的肢体施加，由患者自身健康肢体协助进行的被动运动又称为自助被动运动。

（二）按照运动部位可分为全身运动和局部运动

1. 全身运动：需要上、下肢同时参与的运动。

2. 局部运动：机体为了维持局部的关节活动能力，改善局部肌肉及骨骼的功能而进行的一种运动。

（三）肌肉收缩可分为静态收缩和动态收缩

1. 静态收缩：肌肉收缩时，关节不产生运动。

1）等长收缩：肌肉长度不变，肌张力改变，不产生关节活动，也称为静力收缩。等长收缩是维持固定体位与维持姿势的主要肌肉运动形式，不产生运动动作，也不做功，如半蹲位时的股四头肌收缩。等长收缩适用于早期康复，如肢体被固定或关节有炎症、肿胀，活动产生剧烈疼痛时。

2）协同收缩：肌肉收缩时，主动肌与拮抗肌同时收缩，肌张力增加但不产生关节运动。

2. 动态收缩：肌肉收缩时，关节产生肉眼可见的运动。

1）等张收缩：肌张力不变但长度改变，产生关节活动的肌肉收缩。等张收缩又分为以下两种：①向心收缩（等张缩短）：肌肉收缩时，肌肉两端附着点间的距离缩短、接近，关节按需要屈曲。向心收缩是运动疗法最常用的肌肉活动，是维持正常关节活动的主要形式，如上楼梯时股四头肌的缩短收缩。②离心收缩（等张延伸）：肌肉收缩时肌力低于阻力，两端肌肉止点距离变远，原先缩短的肌肉逐渐延伸变长。其主要作用是促发拮抗肌收缩，以稳定关节、控制肢体坠落速度或肢体动作，如下楼梯时股四头肌的延长收缩。

2）等速运动（等速收缩）：整个运动过程中运动的速度保持不变，而肌张力与长度一直在变化的一种运动方式。这种运动在自然运动的情况下不存在，只有借助专用设备才能实现。

第二节　运动功能检查的影响因素

客观准确的运动功能检查，可以帮助我们了解患者目前肌力、肌张力或关节活动度等情况以及损害的范围和程度，间接判断神经功能损害的程度，对于判断病因和评估治疗效果具有重要作用。

无论是外伤还是疾病引起的脑损伤，都可能导致患者的认知、感觉或沟通的障碍，这些将影响体验环境和与他人交流。感觉和感觉完整性的损伤也会严重影响患者的动作反应。有必要了解这些因素是如何影响运动功能检查的。在检查患者的运动行为时，如果使用易造成混淆的指示，或明显超出患者能力范围的检查，只会得出不正确的信息。

因此我们在进行运动功能检查前要先初步评估患者的以下情况：意识和觉醒程度、

认知、定向力、注意力、记忆力、沟通力、感觉完整性和整合能力、关节完整性、姿势控制和活动力等。这样才能得到相对客观而准确的评定。

第三节　运动功能检查的内容

运动功能评定可以客观、准确地评定功能障碍的程度、性质、部位、范围，找出问题点，并估计其发展、预后和转归，是康复治疗的基础，没有评定就无法科学地制定运动处方和评价治疗价值。

一、肌力评定

（一）概述

肌力（muscle strength）是指肌肉收缩产生的力量，起到维持姿势、控制或启动运动的作用。狭义的肌力是指肌肉主动收缩产生的力量，广义的肌力还包括非主动收缩产生的力量（比如牵张反射）。肌力评定是在肌力明显减弱或功能活动受到影响时检查相关肌肉或肌群的最大收缩力量。

（二）评定方法

临床常用的肌力评定方法有徒手肌力评定（manual muscle test，MMT）、运用简单器械的肌力评定、等速肌力评定。

1. 徒手肌力评定：根据受检肌肉或肌群的功能，让患者处于不同的受检位置，嘱患者在特定体位下做标准动作，并使动作达到最大的活动范围，通过触摸肌腹、观察肌肉克服自身重力或对抗阻力完成动作的情况，从而对患者肌肉主动收缩的能力进行评定。

徒手肌力评定由 Robert Lovett 创立，用以评定肌肉力量是否正常及低下程度，一般将肌力分为 0~5 级，具体分级标准见表 10-1。

表 10-1　徒手肌力评定（MMT）

测试结果	Lovett 分级	M. R. C. 分级	Kendal 百分比（%）
完成全关节活动并能抗最大阻力	正常（normal，N）	5	100
完成全关节活动并能抗中等阻力	良（good，G）	4	80
完成全关节活动并能抗自体重力	好（fair，F）	3	50
消除重力下完成全关节活动	差（poor，P）	2	20
可见到或扪到微弱的肌肉收缩或肌腱活动，无可见的关节运动	微（trace，T）	1	5
无可测知的肌肉收缩	零（zero，O）	0	0

以上肌力检查为6级评定法，此方法较为粗糙，并较为主观。为了使评分更为细致及准确，建议采用14级评定法：当认为肌力比某组稍强时，可在此级的右上角加“+”，稍差时，则在右上角加“-”，以补充6级评定法的不足。

2. 运用简单器械的肌力评定：在肌力超过3级时，为了进一步做较细致的定量评定，需用专门器械做肌力测试。常用方法有握力测试、捏力测试、背拉力测试、四肢各组肌力测试等。

1）握力测试：用握力计评定。临床上握力计有多种型号，但测试方法基本一致。上肢在体侧自然下垂，调整好握力计。测试2～3次，取最大值。握力的大小以握力指数来评定。

握力指数=握力（kg）/体重（kg）×100%

正常值应高于50%。

2）捏力测试：使用捏力计测定拇指与其他手指间的捏力大小。其值约为握力的30%。

3）背拉力测试：用拉力计测量。测量时两膝伸直，将把手调节到膝盖高度，用力伸直躯干上拉把手。以拉力指数评定。

拉力指数=拉力（kg）/体重（kg）×100%

正常值：男为150%～200%，女为100%～150%。此法可能会导致腰痛患者症状加重，故腰痛患者禁用，可代以评定躯干伸直的姿势能维持的时间，正常值为60秒。

4）四肢各组肌力测试：在标准姿势下通过钢丝绳及滑轮拉动固定的测力计可对四肢各组肌肉的等长肌力分别进行评定。

3. 等速肌力评定：用等速运动测试仪来进行肌力测试。等速收缩（isokinetic contraction）是在整个运动过程中运动的速度保持不变的一种肌肉收缩的方式。等速运动测试仪内部有特殊的结构，可以保持运动速度恒定，测试时肢体带动仪器的杠杆做大幅度往复运动。肌肉用力不能使运动加速，只能使肌张力增高，力矩输出增加。

力矩的变化由仪器记录，仪器可自动记录数据，可同时测得受测肢体的肌力、关节活动度、做功等多方面的数据，该方法现已成为肌力评定及力学特性研究的良好方法。

（三）注意事项

1. 选择适合的测试时机：锻炼后、疲劳时或饱餐后不宜做肌力测试。

2. 取得患者充分理解及积极配合：测试前向患者做好说明工作，并做简单的预试活动。

3. 采取正确的姿势和体位：指导患者采取正确的姿势和体位，并固定可能产生代偿动作的部位。

4. 正确施加阻力：在评定过程中，阻力应施加于肌肉附着的远端部位，阻力的方向应与肌肉牵拉力方向相反，阻力施加的大小应持续而平稳，同时密切观察患者有无不适反应，一旦发生不适反应，立即终止检查。

5. 测试时应注意两侧对比：如对于单侧肢体病变，应先检查健侧，后检查患侧，在施加阻力大小、完成运动情况方面进行双侧比较。

6. 把握禁用、慎用情况：持续的等长收缩可使血压升高，心脏负担加重，故高血压、心脏病症状明显者应慎用；疼痛、骨折、关节活动严重受限、创伤未愈合的患者禁用。

7. 中枢神经系统疾病和损伤导致的联合反应、共同运动、异常姿势反射、肌痉挛性瘫痪，很难精确进行肌力评定，不适合进行徒手肌力评定。

二、肌张力评定

（一）概述

肌张力（muscle tone）是指肌肉在静息状态下的一种不随意的、持续的、细小的收缩，是被动活动肢体或按压肌肉时所感觉到的阻力。正常肌张力是维持身体各种姿势和正常活动的基础。肌张力异常降低或者升高都会导致运动功能损害。

（二）评定方法

肌张力评定是检查肌肉功能的重要内容之一，对指导康复临床实践具有重要意义。目前临床常用的肌张力评定方法为改良 Ashworth 分级法和生物力学评定方法。

1. 改良 Ashworth 分级法：属于痉挛手法评定方法之一，是一种根据关节进行被动运动时所感受的阻力来分级评定的方法，是临床上评定痉挛的主要手段。

进行检查评定时，患者处于舒适体位，一般采用仰卧位，分别对双侧上、下肢进行被动关节活动范围运动，要求 1 秒内完成全范围活动。

改良 Ashworth 分级法评定标准见表 10－2。

表 10－2　改良 Ashworth 分级法评定标准

级别	评定标准
1 级	肌张力略微增加：受累部分被动屈伸时，在关节活动范围之末，呈现最小的阻力或出现突然卡住和释放现象
1＋级	肌张力轻度增加：在 50％关节活动范围内出现突然卡住现象，然后在关节活动范围的后 50％呈现最小的阻力
2 级	肌张力较明显地增加：通过大部分的关节活动范围时，肌张力均较明显地增加，但受累部位仍能较易被移动
3 级	肌张力严重增加：被动运动困难
4 级	僵直：受累部位被动屈伸时呈现僵直状态，不能活动

改良 Ashworth 分级法具有较好的信效度，评定方法也较为便捷，但这一方法不能区分痉挛和其他导致肌张力增高的障碍。

2. 生物力学评定方法：该方法试图量化痉挛患者肢体的位相性牵张反射和紧张性牵张反射。根据定义，痉挛肢体在外在促使的关节运动时阻力异常，这一阻力可随偏差角度和肢体运动速度的增大而增大，因此，生物力学评定方法的观察指标包括力矩（肢体活动通过某一特定范围所获得的力量大小）、阈值（力矩或肌电图活动开始显著增加的特殊角度)、肌电信号（靠近体表肌群的肌电信号分析）。

1）钟摆试验（pendulum test）：在肢体自抬高位沿重力方向下落运动中，观察肢体摆动然后停止的过程，通过分析痉挛妨碍自由摆动的状态来进行评定的方法。痉挛越严重，摆动受限越显著。钟摆试验常用于下肢痉挛评定，尤其是股四头肌和腘绳肌的痉挛。其特点为重测信度较高；与改良 Ashworth 分级法相关性好，可在普通的装置上进行，可区分偏瘫痉挛和帕金森强直，但必须进行多次检查，并计算其平均值。

2）等速装置评定：主要有等速摆动试验和等速被动测试两种方法。前者为一种在等速装置上模拟摆动试验的评定方法，后者可认为是一种在等速装置上完成类似改良 Ashworth 分级法的量化评定方法，能较好地体现痉挛速度依赖的特征。

三、关节活动度评定

（一）概述

关节活动度（range of motion，ROM）又称关节活动范围，是关节运动时所通过的运动弧度，常以度数表示，是衡量关节活动量的尺度。

（二）关节活动度的分类

关节活动度分为主动关节活动度（active range of motion，AROM）和被动关节活动度（passive range of motion，PROM）。

1. 主动关节活动度是指主动随意收缩使关节运动时所通过的运动弧度。

2. 被动关节活动度是指肢体被动运动，无肌肉收缩，通过外力的作用使关节运动时所通过的运动弧度。

（三）评定方法

1. 关节活动度评定工具。

1）测角器：临床上最常用的测量工具是测角器，它由金属或塑料制成，有数种类型。测角器的两臂（其中一臂有指针，另一臂有刻度尺）由一轴心连接，此轴心为圆周刻度尺，能清晰地读出度数。根据需要在测量某些很大的关节（如髋关节、膝关节）或很小的关节（如掌指关节、指间关节）时，应选用臂长不同的测角器。

2）其他工具：对脊柱而言，因参与的关节多，缺乏可靠的界线标志，难以做到精确测量，有时可采用脊柱活动状态的 X 线评定活动范围，也可用卷尺测量直立位弯腰时中指尖与地面的距离来评定脊柱的活动范围。在特殊情况下，可用铅垂线、电子装置或其他工具测量。

2. 关节活动度评定方法：测量关节活动度时，基本上所有的关节都以解剖学体位为 0°体位，仅少数例外。在测量前臂活动时，手掌面以矢面为 0°；测量肩关节水平屈曲动作时，肩关节外展 90°为 0°体位。

在使用测角器测量关节活动度时，必须确定关节运动的轴心与测角器的中心一致。测角器的两臂与关节运动的固定轴、移动轴分别对准，然后才能开始测量。

具体操作时，将测角器的中心点准确地放于一定的骨性标志表面，两臂分开放到或指向关节两端肢体上的骨性标志或与肢体纵轴平行。

四、平衡功能评定

（一）概述

平衡是指当身体重心偏移时，身体通过自动调整恢复身体直立稳定的能力。影响平衡的因素有三个：重心的高低、支撑面的大小、支撑面的稳定性。一般来说，人体重心（center of gravity，COG）必须垂直地落在支撑面（base of support）的范围内。支撑面是指人在各种体位下（站立、坐、卧、行走）所依靠的面，即接触面。站立时的支撑面为包括两足底在内的两足之间的面积。支撑面的大小影响身体平衡。支撑面越大，重心越低，越容易维持平衡；反之亦然。

（二）平衡分类

平衡分类的相关内容详见第一章。

（三）评定方法

平衡功能评定方法详见第十一章。

五、协调功能评定

（一）概述

协调（coordination）是指人体产生平稳、精准、有控制的运动能力和运动的质量，包括按照一定的方法和节奏，采用适当的力量和速度，达到精准的目标。

（二）评定方法

协调功能评定可分为非平衡性协调试验（nonequilibrium coordination test，NCT）和平衡性协调试验（equilibrium coordination test，ECT）。非平衡性协调试验评定患者身体不在直立位（坐位、站立）时静止和运动的成分，这类试验包括对粗大运动和精细运动的评定；平衡性协调试验是评定身体在直立位时的姿势，包括平衡功能及静和动的成分。

1. 非平衡性协调试验见表10－3。

表10－3　非平衡性协调试验

试验名称	具体方法
指鼻试验	让患者肩外展90°，伸直肘，然后用示指尖指鼻尖，可以改变开始的体位来评定不同运动切面的动作
指向他人手指的试验	患者与评定者面面相对，评定者将示指举在患者面前，让患者用其示指尖接触评定者的指尖。评定者可变换其示指的位置，以评定距离、方向改变时患者的上述能力

续表10－3

试验名称	具体方法
指对指试验	让患者两肩外展 90°，两肘伸展，然后双手向中线靠近，将两示指在中线相触
对指	让患者将拇指尖依次和其他各指的指尖相接触，速度可逐步加快
团抓试验	交替用力握拳和充分伸张各指，速度可逐步加快
旋前、旋后	臂紧靠躯干，屈肘 90°，掌心交替向上和向下，速度可逐步加快
轻叩手	屈肘，前臂旋前，在膝上轻叩手
轻叩足	患者坐着，足及地，让其用足跖球（足趾球）轻叩地板，膝关节不能抬起，足跟不能离地
交替跟膝胫试验	患者仰卧，让其用对侧下肢的足跟交替接触本侧的膝关节、胫骨和踇趾
上、下肢绘一圆	患者用上肢或下肢在空气中绘一圆或横“8”字形，下肢进行时可采取仰卧位
固定或位置保持	患者将手保持在向前水平伸直位，或者将膝关节保持在伸位
交替指鼻试验	让患者交替接触鼻尖和评定者的示指尖，后者可改变方向和距离

非平衡性协调试验评分分为 5 级。

5 分：正常完成。

4 分：轻度障碍，能完成指定活动，但较正常速度和技巧稍有不足。

3 分：中度障碍，能完成指定活动，但动作缓慢、笨拙、不稳非常明显。

2 分：重度障碍，仅能启动运动，不能完成。

1 分：不能活动。

各试验分别评分并记录，所有的试验应在睁眼和闭眼下分别完成。

2. 平衡性协调试验见表 10－4。

表 10－4　平衡性协调试验

测试方法	得分
1. 在正常舒适的位置上站立	
2. 双足并拢站立（窄支持基底）	
3. 一足直接在另一足前方（一足足趾碰及另一足足跟）站立	
4. 单足站立	
5. 站立，上肢交替放在身旁、头上方、腰部等	
6. 突然打破平衡（在保护患者的情况下）	
7. 站立，躯干在前屈和还原到零位之间变换	
8. 站立，躯干两侧侧屈	
9. 行走，将一侧足跟直接置于另一侧足尖前	
10. 沿地板上所画的直线行走或行走时将足置于地板上的标记	
11. 侧向走和退步走	

续表10－4

测试方法	得分
12. 原地踏步	
13. 变换步行活动的速度（增加速度将夸大协调缺陷）	
14. 步行时突然停下和突然起步	
15. 沿圆圈和变换方向步行	
16. 用足趾和足跟步行	
17. 正常站立姿势，先观察睁眼下平衡，然后闭眼	

六、步态分析

（一）概述

行走对于人类来说至关重要，是活动的重要表现形式。步态常常用来评定人的行走功能。步态分析是康复评定的重要组成部分，对于因神经系统或运动系统伤病而影响到行走能力的患者，均应进行步态分析。

（二）评定方法

在临床上，治疗师通过简单快速的查体、观察和测量，了解患者的功能状况和步态特征。

1. 病史：了解患者既往的外伤、手术、神经病变等病史对判断步态障碍有重要参考价值，是正确进行步态分析的前提。例如，膝关节周围骨折患者可出现膝关节僵硬步态；脑卒中患者有步态障碍，可能出现偏瘫步态。通过病史询问，治疗师可以获知目前步态障碍的原因或者影响因素。

2. 体格检查与功能评估：体格检查是研究步态的基础。通过体格检查和功能评估了解肢体的外观和形态、肌力、肌张力、关节活动范围、神经反射（腱反射、病理反射）、感觉（触觉、痛觉、本体感觉）、皮肤状况（如溃疡）、运动协调等情况，并且注意对步态的观察，包括患者姿势（动态姿势和静态姿势），步态概况可为步态分析提供相应的数据。

3. 临床步态简易测量分析方法。

1）观察法：临床最为常用的方法。观察法可以定性地了解患者的步行特征，为临床步态分析及进一步的检查提供重要依据。

2）印迹法：在患者双足涂上墨汁，将纸（一般为4～6m）铺在地上让患者在上面行走。患者走过白纸留下足迹，可以测量距离。通过对足印的测量可以获得步长、步幅、步宽、步角等数据。如果同时用秒表测量，还可计算出步速、步频等数据。

（叶静　曾晓梅　陈忠泽）

第十一章　协调和平衡功能检查

第一节　概　述

一、协调运动的定义及分类

（一）协调运动的定义

协调运动的定义见第十章。

（二）协调运动的分类

1. 粗大运动：全身大肌肉群参与的与身体姿势保持、平衡有关的随意动作，常伴有强有力的粗大的收缩全身运动神经的活动以及肌肉活动的能量消耗，包括抬头、翻身、坐、爬、站立、行走、上下楼梯、跳、跑、攀登等。

2. 精细活动：个体凭借手以及手指等部位的小肌肉或小肌肉群实施的动作。

二、协调功能障碍产生的机制、常见表现和分类

协调功能障碍，也称共济失调，常以笨拙、不平衡和不准确的异常运动为特点，不随意运动以及肌痉挛、肌肉肌腱挛缩等造成的运动异常也属于协调功能障碍。

（一）协调功能障碍产生的机制

协调运动的产生需要深感觉、视觉、前庭觉、小脑等锥体系和锥体外系的参与，小脑、基底神经节和脊髓后索三个神经支配区域的参与调控，由前庭迷路系统、本体感觉、视觉等共同精细控制，由骨骼肌、肌肉、关节紧密配合，共同实现维持肌张力、协调运动和姿势平衡的目的。其中，小脑对协调运动起着重要的作用。基底神经节是位于大脑皮质深部的一组核团，在复杂的运动和姿势控制方面有着重要作用。脊髓后索主要参与运动协调和姿势保持，包括楔束和薄束，前者主管上肢和上半躯干的深感觉及触压觉，后者主管下肢和下半躯干的深感觉和触压觉，肌肉、关节等神经末梢传入的包括位置觉和运动觉等在内的本体感觉信息通过脊髓后索收集并向大脑输入。小脑本身不引起动作，但对动作起共济协调作用，参与肌张力的调节、身体平衡的维持以及随意运动的

调节，每当大脑皮质发出运动指令时，小脑便会产生制动作用协调感觉运动和参与运动学习过程，在学习精细运动过程中，大脑皮质和小脑之间不断进行环路联系，同时小脑不断接收感觉传入冲动信息，逐步纠正运动中的偏差，实现精细运动的调节。锥体外系并不能引起肌肉的随意收缩，只是通过影响肌张力来维持人体的正常姿势，从而影响运动的协调性、准确性。

（二）协调功能障碍的常见表现

1. 异常随意运动：

1）协同不良，如轮替动作障碍、运动转换障碍、构音障碍、醉酒步态等。

2）辨距不良。

2. 不随意运动：

1）震颤，如意向性震颤、姿势性震颤、静止性震颤、眼球震颤。

2）舞蹈症。

3）手足徐动。

4）舞蹈样徐动症。

5）肌阵挛。

3. 运动能力降低。

4. 共济失调。

（三）协调功能障碍的分类

中枢神经系统有三个领域控制协调运动的产生：小脑、基底神经节和脊髓后索。这些部位的功能损伤或异常通常是导致共济失调的主要原因。因此，根据中枢神经系统病变部位，共济失调可分为小脑共济失调、基底神经节共济失调和脊髓后索共济失调。

三、协调功能障碍的相关因素

1. 肌力低下：肌肉不能有效收缩，常过度用力，不能产生姿势与运动的协调。

2. 关节活动度减小：运动的自由度受限。

3. 肌张力异常：影响运动的效率与准确性。肌张力低下则收缩无力；肌张力高则运动阻抗增高，动作僵硬刻板，导致异常姿势。

4. 感觉障碍：躯体运动觉/感觉障碍使患者不能维持肌肉收缩，运动发动缓慢，运动速度缓慢，肌肉不能协同收缩，导致运动的准确性和效率降低。

5. 适应性降低：中枢神经系统疾病导致患者不能控制精细运动。

6. 颅内因素：摄入酒精、癫痫、视觉障碍、帕金森病、脑血管意外、一过性脑缺血发作、阿尔茨海默病、脑占位性病变、多发性硬化、脑水肿、舞蹈症等。

7. 其他疾病因素：甲状腺功能减退、脊髓颈段疾病、脊髓肿瘤或受压、运动神经元疾病、周围神经病变、肌肉萎缩症、肌病等。

四、各种协调功能损伤的特点

（一）小脑共济失调

小脑肿瘤、酒精中毒性小脑病变、多发性硬化等，常导致小脑共济失调，缺乏四肢和躯干对距离的判断力和精细运动的调节，表现为不受视觉影响、无深感觉和浅感觉障碍的辨距不良以及动作不稳等。患者对运动的速度、距离、力量等不能准确估计，行走时两脚分开较宽，步态不规则，稳定性差，呈蹒跚步态。具体表现为：

1. 辨距不良，对距离的判断力不佳。
2. 姿势性震颤，站立时身体前后摇摆。
3. 意向性震颤，在随意运动时发生震颤。
4. 轮替运动障碍，快速交替动作完成困难。
5. 动作戒律：完成动作时不是平滑的动作，而是一连串运动成分。

（二）基底神经节共济失调

新生儿窒息、帕金森病、脑动脉硬化、基底神经节血管性病变、氯丙嗪药物反应等常导致基底神经节共济失调，导致肌张力发生改变和随意运动功能障碍，表现为震颤、肌张力过高或低下、随意运动减少或不自主随意运动增多等。具体表现为：

1. 震颤：多表现为四肢、头部、嘴唇等部位以各种振幅和周期的震动，如帕金森病患者常见的静止性震颤，这种震颤随着有目的的运动逐渐减轻或消失。
2. 抽搐：躯干和接近躯干的四肢肌肉急骤大幅度运动，可见激烈振臂运动，多发生在肢体一侧。
3. 手足徐动：四肢末端缓慢、不规则、弯曲、扭转地运动。
4. 舞蹈症：肢体一侧突然出现不规则的、无目的的、痉挛性的鞭打样动作。
5. 肌张力障碍症：躯干和接近躯干的四肢肌肉不断痉挛，且肌张力变化无法预测，属于一种畸形肌异常紧张症。

（三）脊髓后索共济失调

脊髓后索功能不全或异常致使同侧精细触觉和意识性深感觉障碍，而发生感觉性共济失调，表现为本体感觉和辨别性触觉障碍，不能辨别肢体的位置和运动方向，行走时动作粗大，迈步不知远近，落地不知深浅，抬足过高，跨步宽大，这种协调功能障碍受视觉影响明显，走路低头、闭目或在暗处行走时易跌倒。具体表现如下。

1. 平衡紊乱：患者闭眼或在暗处行走时，由于视觉反馈减弱，出现平衡紊乱，站立时身体出现左右摇晃倾斜，易跌倒。
2. 步态障碍：低头走路，两脚分开较宽，摇摆不定，高抬腿，迈步不知远近，落地不知深浅，抬足过高，跨步宽大。
3. 辨距不良：不能准确摆放四肢位置，或不能准确触及某一特定位置的物体；患者闭眼时不能说出检查者在其皮肤上写的文字。

第二节　协调功能检查内容

一、目的

1. 评定肌肉或肌群共同完成一种作业或功能活动的能力。
2. 判断是否存在协调功能障碍。
3. 判断协调功能障碍的程度、类型及引起协调功能障碍的原因。
4. 明确治疗目标，帮助制订治疗计划。
5. 为制订改善协调的运动方案提供依据。
6. 对训练疗效进行评估。
7. 协助选择能够促进行为或改善活动安全性的适应仪器，或协助研制协调评定与训练的新设备。

二、适应证和禁忌证

除意识障碍、精神障碍所致的协调功能障碍外，对任何引起协调功能障碍的疾病均需进行协调功能检查。

三、重点内容

1. 运动是否准确、直接、交替进行。
2. 完成动作的时间是否正常。
3. 进行活动时身体是否有其他无关活动出现。
4. 观察增加运动速度时，运动质量的变化情况。
5. 睁眼与闭眼、静止与运动时的姿势是否一致。
6. 不协调运动及受累肢体情况。
7. 了解增加或减少不协调运动时的体位变化。

四、协调功能的分级

根据协调功能的完成情况，协调功能可分为 5 级。

Ⅰ级：正常完成。

Ⅱ级：轻度残损，能完成活动，但较正常速度和技巧稍有不足。

Ⅲ级：中度残损，能完成活动，但动作慢，笨拙，明显不稳定。

Ⅳ级：重度残损，智能发起动作，不能完成。

Ⅴ级：不能完成活动。

五、协调功能检查方法

观察受试者在维持各种体位及完成指定动作时有无异常，能否达到平滑、准确和有控制性。常用的方法有非平衡性协调试验和平衡性协调试验两类。相关内容见第十章。

六、粗大运动检查

（一）仰卧位－俯卧位试验

1. 正常状态：颈部屈曲、旋转，躯干旋转调整。
2. 小脑共济失调：颈部和躯干出现伸展运动。
3. 帕金森病：躯干和双下肢出现对称性过度屈曲样动作。
4. 偏瘫：无法从患侧向健侧做翻身运动。

（二）仰卧位－坐位试验

1. 正常运动：颈部屈曲、旋转，躯干旋转，腹肌和屈髋肌、伸髋肌收缩，髋关节、膝关节轻微屈曲，肩关节屈曲，肩胛带前突。
2. 小脑共济失调/偏瘫：患侧下肢过度屈髋、上抬。

（三）坐位保持与坐位平衡

端坐位时，在外力作用下分别做伸膝、屈髋、抬上肢等动作，观察躯干肌的协同运动与稳定性。正常状态下，受试者可以自行调整重心，维持躯干平衡。

（四）站立动作

1. 俯卧位－站立位。

1）正常动作：俯卧位—双膝跪位—单膝跪位—站立。

2）受试者协调运动功能低下时，出现“四肢支撑、髋关节肢位—上手扶床、躯干伸直—身体重心后移、离床站立”系列动作。

2. 端坐位－站立位。

3. 站立位保持与立位平衡。当出现小脑共济失调时，躯干屈曲向前的平衡能力下降，向后不能伸展，出现过度后倾导致跌倒。

七、精细运动检查

（一）九柱孔试验（图 11－1）

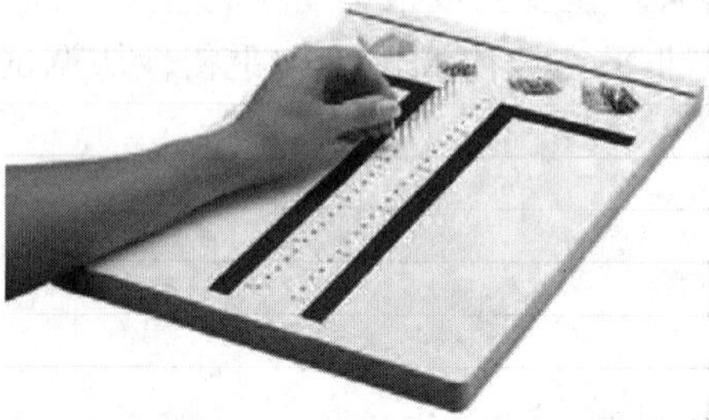

图 11－1　九柱孔试验

1. 设备：9 孔插板为一块 13cm×13cm 的木板，上有 9 个孔，孔的深度为 1.3cm，孔与孔之间的距离为 3.2cm，每孔的直径为 0.71cm，插棒为 9 根长 3.2cm、直径 0.64cm 的圆柱体。

2. 方法：受试者取坐位，将插板置于受试者身体前方桌上，9 根木棒放于测试手一侧的浅皿中。受试者一次一根分别将 9 根木棒插入 9 个孔中，然后一次一根地将 9 根木棒拔出放回浅皿中。先测定健手，再测定患手。

3. 评定标准：完成该项目的总时间。

（二）普渡钉板试验（图 11－2）

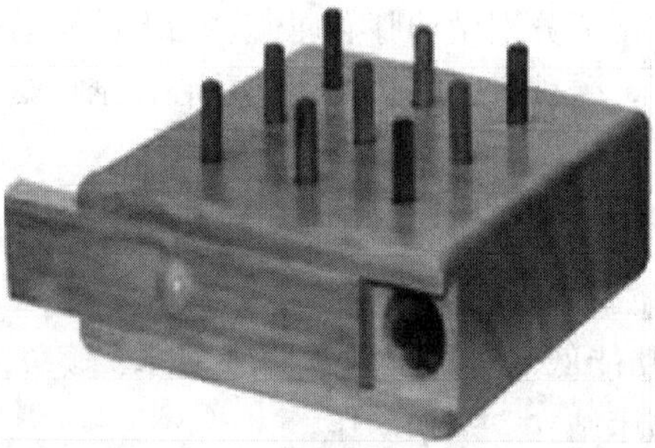

图 11－2　普渡钉板试验

1. 设备：一个钉板、两个针杯、一套垫圈和一套套环。板子上有两条平行的孔线，孔沿板中心垂直向下延伸。木钉嵌入孔中，螺母安装在木钉上。

2. 方法：普渡钉板试验包括五个部分。在第一部分，受试者有 30 秒的时间来放置尽可能多的针孔。插销只能用右手拿起并放置，必须从顶部孔开始按顺序插入孔中。在第二部分，使用左手和左手列孔重复此过程。在第三部分，受试者还有 30 秒的时间在左右两列同时放置别针。他必须右手在右栏，左手在左栏。其必须仍然从顶部开始向下工作。第四部分不需要受试者参与，是前两个部分的组合。在第五部分（通常称为组装测试），受试者必须拿起一个大头针，用右手插入孔中，然后拿起一个垫圈，用左手将其放在插销上，然后必须拿起一个套环，用右手将其放在垫圈顶部的插销上，然后用左手将最后一个垫圈放在套环顶部。然后，受试者移动到下一个孔，重复这个过程。其有60秒的时间来完成尽可能多的装配。

（三）明尼苏达操作试验

明尼苏达操作试验包括上肢和手前伸放置对象、反转对象、拿起对象、单手翻转和放置对象、双手翻转和放置对象。

（四）Jebesen手功能评定

Jebesen手功能评定包括：①写一句话；②模仿翻书：③捡拾小件物品；④模仿进食；⑤堆积积木；⑥拿起大而轻的物体；⑦拿起大而重的物体。

（五）上肢准确性测试

1. 同心圆打点（图11－3）：用直径为6cm的圆，让受试者用铅笔在离开纸面上方10cm对准中心画点，肘悬空，每秒一点，画50点（预定50秒），左右各一次，记下准确的点数和偏离圆心落在内5圈的点数。如不能用铅笔，可用签名笔。

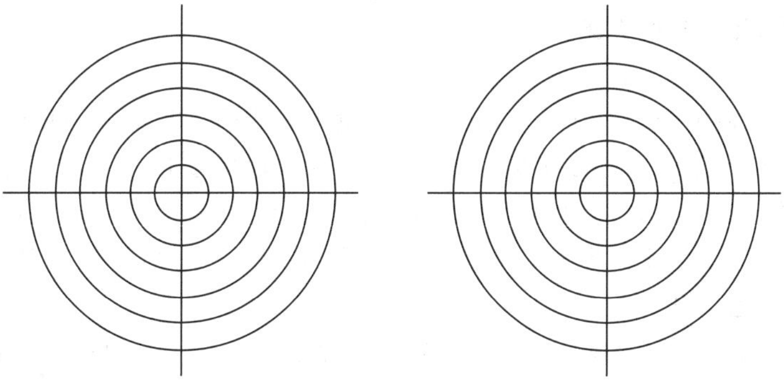

图11－3　同心圆打点

2. 缺口连线（图11－4）：寻迹图大小为8cm×20cm左右，要求受试者用笔由左至右通过垂直线的撕开处画连续的曲线，肘不要摆动，越快越好，且不应碰及垂线。上栏为右手用，正常应在11～16秒完成，错0～2处；下栏为左手用，正常应在14～21秒完成，错0～2处。

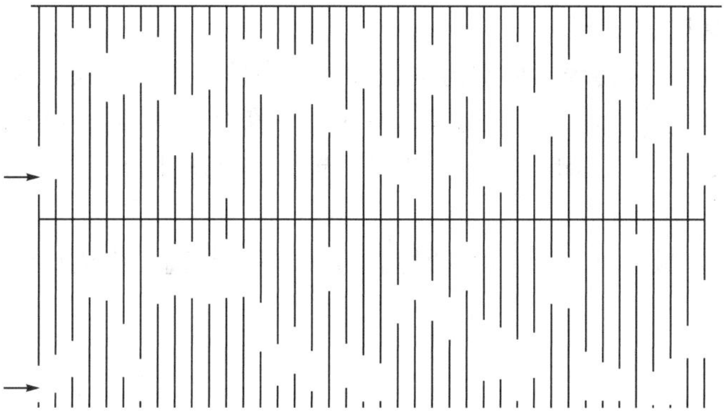

图11－4　缺口连线

八、注意事项

1. 一般首先试验进行非平衡性协调试验，若患者平衡功能较好，可进一步进行平衡性协调试验，手的精细运动检查常用于功能水平较高的患者。

2. 注意观察运动完成情况：①是否直接、精确；②有无震颤；③睁眼、闭眼和静止、运动时有无差异等。

3. 检查有无肌力、关节活动度和感觉的异常。

4. 保证患者安全。

第三节　协调功能检查相关量表

一、中文版 GMFM 量表

GMFM（cross motor function measure）量表主要用于测量脑瘫儿童的粗大运动功能随时间或由于干预而出现的改变。量表共计 88 项评估项目，每项采用 4 级评分法，分为 5 个能区：①A 区，躺和翻身（17 项）；②B 区，坐（20 项）；③C 区，爬和跪（14 项）；④D 区，站（13 项）；⑤E 区，走（24 项）。评估结果包括各个能区的原始分、百分比和总百分比。

评分标准：0 分，完全不能完成；1 分，完成动作＜10％；2 分，10％＜完成动作＜100％；3 分，完成动作达到 100％。

二、简易上肢功能检查

采用简易上肢功能检查可评价患者的上肢功能，在特定的器具上通过手的取物过程，包括手指屈、伸，手抓、握，拇指捏、夹等各种动作来完成全套检查测试。此方法侧重于上肢动作速度的评定。

全套测试分为 10 项活动，依次为拿大球、拿中球、拿大方块、拿中方块、拿木圆片、拿小方块、拿人造革片、拿金属片、拿小球、拿金属小棍。检查要采取标准动作，物品从一处拿起，经过标准距离，放在指定位置。记录从开始到结束的时间，根据完成的时间长短来获取评价分数。

最高分 10 分，最低分 0 分，用的时间越短，得分越高。完成该动作的时间超过每项限定的时间，得分为 0 分。

第四节　平衡功能检查内容

平衡功能的常见评定方法包括直接观察法、量表法和仪器评定法。

1. 直接观察法：通过观察受试者在不同条件下的平衡表现，进行平衡功能评定。

1）闭目直立检查法：受试者双足并拢直立，维持30秒，观察睁眼、闭眼时身体摇摆的情况。

2）单腿直立检查法：受试者单腿直立，双下肢交替进行，每侧下肢必须重复5次，观察睁眼、闭眼时维持身体平衡的时间长短，单次维持30秒以上为正常。

3）Tanden Romberg试验：受试者双足一前一后，足尖接足跟直立，双前臂交叉于胸前，观察睁眼、闭眼时身体的摆动情况，维持60秒为正常，需重复4次，使用秒表准确记录时间。

4）计时“起立-行走”测试：受试者穿平常穿的鞋，坐在有扶手的靠背椅上（椅子座高约45cm，扶手高约20cm），身体靠在椅背上，双手放在扶手上。如果使用助行器，则将助行器握在手中。在离座椅3m远的地面上贴一条彩条或画一条可见的粗线或放一个明显的标记物。当测试者发出“开始”的指令后，受试者从靠背椅上站起。站稳后，按照平时走路的步态，向前走3m，过粗线或标记物处后转身，然后走回椅子前，再转身坐下，靠到椅背上。测试过程中不能给予任何躯体的帮助。正式测试前，允许受试者练习1~2次，以确保受试者理解整个测试过程。除了记录所用的时间，对测试过程中的步态及可能会摔倒的危险性按以下标准打分：1分，正常；2分，非常轻微异常；3分，轻度异常；4分，中度异常；5分，重度异常。

5）功能性前伸试验：使用一个嵌在墙壁上有刻度的码尺并标示受试者肩部的高度（肩峰）。受试者靠墙站立（不触碰），肩关节屈曲90°，肘关节伸直，手掌握拳。先测量第三掌骨在码尺上的位置，然后要求受试者向前倾斜但不能失去平衡或采取跨步，重复测量向前及物的姿势，然后用这个结果减去一开始第三掌骨所在的刻度。功能性触碰进行三次，将三个结果取平均数。得分小于7代表虚弱，可能出现行动能力和日常生活活动能力方面的限制。

2. 量表法：平衡功能量表是在观察法的基础上，根据不同的评价角度设计的综合性评价方法。与观察法相比，该方法具有更好的量化效果。目前国内常用的平衡量表有Berg平衡量表、Fugl-Meyer平衡量表、Lindmark平衡反应测试、MAS平衡功能评测、Semans平衡功能障碍分级法、活动平衡信心量表、功能性步态评价、Tinetti测试等。

3. 仪器评定法。

1）仪器及工作原理：一般来说，平衡测试系统主要由三大部分组成：①受力平台，即压力传感器，记录身体的摇摆情况并将信号输入计算机；②计算机和专用分析软件，进行信号的处理与分析；③显示器，将信息反馈给检查者。平衡仪见图11-5。

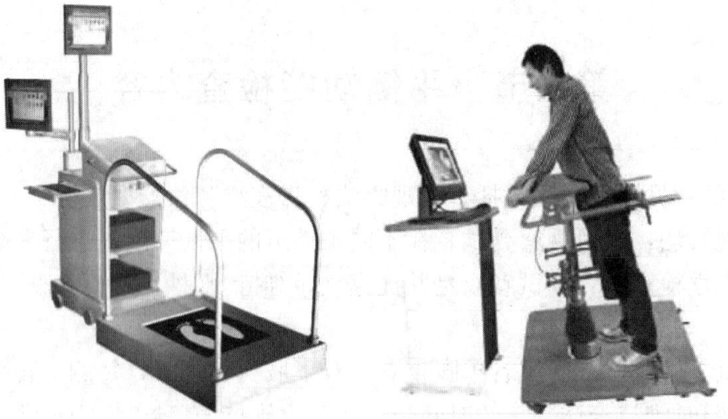

图 11-5　平衡仪

2）静态测试方法：静态测试方法包括睁眼双腿或单腿站立平衡测试、闭眼双腿或单腿站立平衡测试。该方法适用于各年龄段的一般健康人群及前庭功能障碍患者。

相关参数：重心移动轨迹类型、重心移动轨迹长度、重心移动范围、移动中心点的偏移距离、重量分布分析、姿势稳定性分析、同步性分析、协调性分析、跌倒危险指数等。

3）动态测试方法：受试者跟踪计算机荧光屏上的视觉目标，保持重心平衡；或受试者在无意识状态下在支撑面发生移动，或外力推动受试者，或给予特殊的视觉干扰图像，来了解受试者本体感觉和运动器官对外界环境变化的反应以及大脑感知觉的综合能力。

相关参数：身体倾斜的方向，身体达到规定目标的时间、速度、路线长度，反应速度等。

第五节　平衡功能检查的标准化工具

一、Berg 平衡量表

该量表由 Berg 于 1989 年首先研制。该量表为综合性平衡功能检查量表，通过观察多种功能活动来评价患者重心主动转移的能力，对患者坐位、站立位的动态平衡、静态平衡进行全面检查，常用于评定脑血管疾病或者脑损伤的患者。

二、Brunel 平衡量表（Brunel balance assessment，BBA）

该量表是 2003 年布鲁内尔大学专门针对脑卒中患者平衡功能所设计的量表，共三大领域，由易到难分别是坐位平衡、站位平衡和行走能力，包括 12 个项目。

三、动态步态指数（dynamic gait index，DGI）

该量表由 Shumway－Cook 等设计研制，专用于评估老年人步行时姿势的稳定性和跌倒风险，可通过评估受试者调整步态变化的能力，对受试者发生跌倒的风险进行预测。

四、功能性步态评价（functional gait assessment，FGA）

2004 年 Wrisley 等学者对 DGI 量表进行改良，将其中的评价项目进一步细化，对原来 DGI 量表 8 项中的 7 项进行调整，并增加 3 项新项目，提出了功能性步态评价。

五、特异性活动平衡信心量表（activities－specific balance confidence scale，ABC）

该量表由 Powell 和 Myers 于 1995 年发布，主要评价完成量表中的活动并保持平衡的信心。

六、Fugl－Meyer 平衡量表

该量表主要适用于偏瘫患者的平衡功能测定，有 7 个项目，分为 0～2 共三个级别进行记分，最高分 14 分，最低分 0 分。分数越高，表示平衡功能越好。

七、Lindmark 平衡量表（Lindmark balance scale）

该量表是 1998 年瑞典学者在 Fugl－Meyer 平衡量表上修订而成的，从 6 个方面进行测试，主要从完成动作的情况分 0、1、2、3 四个等级进行评分，总分为 18 分。总分越高，表示平衡能力越好。

八、Tinetti 平衡与步态量表（Tinetti performance oriented mobility assessment，Tinetti POMA）

该量表包括平衡测试和步态测试两部分。平衡测试有 10 项内容，步态测试有 8 项内容。分析指标是两部分得分的总和，满分 28 分，得分越高，表示步行和平衡能力越好，得分在 19～24 分，提示有跌倒风险。低于 19 分，提示高跌倒风险。该量表在国内应用较少。

九、脑卒中患者姿势控制量表

该量表于1999年发布，专用于评定脑卒中患者的平衡能力，内容包括评定患者的卧、坐和站三种动作的平衡能力，分为姿势维持和姿势变换两部分，共21个评定项目，两部分得分总和为该量表分析指标。分数越低，表示平衡能力越差。临床上具有使用简单、快速，容易操作的特点，适用于不同程度的脑卒中患者。

十、Semans平衡功能评定

Semans平衡功能评定属于观察评定法，主要适用于脑卒中偏瘫和小儿脑瘫患者。

十一、简易平衡评定系统测试（mini－balance evaluation systems test，mini－BES Test）

简易平衡评定系统测试在平衡评定系统测试的基础上研制而成，克服了BES Test测试时间较长的缺点，同时补充了平衡量表动态平衡方面的测试，更能反映日常生活中的平衡能力。

（姜变通　谢国省　刘祚燕）

第十二章　步态检查

第一节　步态基础知识

一、步行功能的重要性

双足步行是一项运动任务，是人类为了适应环境而发展出来的目的性活动能力之一。人类直立行走的这种能力在所有的灵长类动物中是独一无二的，并且表现出特殊的生物力学性质，使步行具有较高的机械效率和持久性。双足直立行走的关键要素：①人类有独特的外展结构，在单侧支撑时能够保证骨盆的稳定；②腰椎前凸与重心位置变化；③足跟着地时，为了控制躯干伸展，臀大肌起重要作用。

（一）步行的中枢神经调节机制

所有自主运动，包括步行、坐、站、伸手抓握、翻身活动都涉及认知、神经系统和生物力学因素的复杂整合过程。行走是一个复杂、全身参与的活动，需要双侧下肢的协调性配合，同时需要多肌群、各关节协调并共同参与。步行涉及辅助运动区、运动前区和顶叶。首先在前额叶区（Braodmann 8 区、9 区、10 区），也就是辅助运动区产生步行动作的运动计划，接着传导至运动前区（Braodmann 6 区、8 区）进行步行的动作编码，之后步行相关肌群参与运动，步行启动。步行的调整发生在小脑和基底神经节。小脑将信息输出到运动皮质和脑干，从运动皮质和脊髓激活脊髓网络，对步行过程进行调整。步行启动后，通过脊髓内的中枢模式发生器（central pattern generator，CPG）产生自动的、节律性的、变化的运动以协调步行。在步行启动后，除了改变方向和躲避障碍物，大脑皮质参与很少。也就是说向前迈出的第一步需要意识的参与，即意识性输出，而之后的步行过程（改变方向和躲避障碍物除外）为自动化过程。总体而言，步行是一个相对自动化的过程。

（二）感觉信息对步行的影响

感觉信息的输入是运动输出和控制的基础，即精确的运动输出需要感觉信息的适量输入。本体感觉反馈是整个运动系统非常重要的一部分，并在调整中枢模式发生器产生的运动程序中至关重要，其有利于人体在步行过程中持续不断地适应环境。感觉系统在步行功能中有三个主要功能：前进、姿势控制和步行调节。其主要涉及浅感觉和深感觉两类。本体感觉为中枢神经系统提供相对于参考面的身体位置和运动信息。同时，本体感觉还提供身体各个节段的相互关系，如支撑面与身体重心的关系等。在步行过程中，肌梭给中枢神经系统提供持续的动力学信息，如身体的起始状态等。肌梭的传入信息和皮肤的牵张感受器可以一起提供关节位置的变化，这在步行中非常关键。当步行结束时，肌梭接收的信息将被大脑利用来评估运动活动的结局。肌梭的敏感性可能受到网状结构、皮质、小脑和其他高位中枢神经系统的调节。高尔基腱器官能够感受肌张力的微小变化，将肌肉的收缩状态反馈到中枢神经系统。例如，当步行中小腿即将负重时，高尔基腱器官将接收的信息反馈到中枢神经系统，从而增加肌肉的活性，维持小腿三头肌的张力。浅感觉中的触觉和足底压力觉也对步行效率产生一定的影响。步行中浅感觉的变化与深感觉相互整合和补充，对步行中的动态调控提供实时信息。总体而言，步行中的感觉来源主要为肌梭、高尔基腱器官和足底机械感受器。

（三）视觉和前庭觉对步行的影响

视觉在步行中的主要功能为引导移动过程，即对环境的布局和对身体空间位置的定位。当视觉受到干扰时，对步行的移动方向、速度、跨步长、步频和足的位置均有影响。有实验研究睁眼和闭眼对步行的影响，结果发现闭眼时步行速度与姿势摇摆成负相关，即闭眼时步速下降的同时姿势摇摆幅度增加；同时躯干后仰增加，骨盆活动下降，膝关节在首次触地时屈曲角度增加以及踝关节在支撑相末期跖屈角度减小。

前庭觉主要处理头部运动和定向信息以及自身运动和方位的主观意识。在进行平地站立时，20%的信息来源于前庭觉。前庭觉的主要功能是受到内外界环境干扰时，对步行模式进行调整。

（四）步行的基本条件

步行是一种复杂的运动行为，需要躯干和四肢肌肉协调多个关节，是生物力学、神经生理学和运动控制相互作用的功能性结果。其需要满足一定的条件：①足跟首次触地；②承重反应期良好过渡；③在支撑相末期足跟离地；④骨盆/躯干旋转；⑤下肢伸肌和屈肌同步异相位活动。人类步行的基本模式特征是使身体朝着计划的方向移动，通过姿势控制来支撑身体对抗重力。步行还必须适应任务和环境的要求。这是通过调整姿势肌张力来实现的，尤其是抗重力伸肌，以及足的正确放置和定向。足是外周感觉传入信息的重要来源，可以控制和调节下肢肌肉的激活模式，尤其在支撑相。足的内在肌群起到非常重要的作用，尤其是缓冲地面反作用力和激活恰当的肌群。

二、步行的生物力学及运动学描述

通常我们将步行相关概念分为时空参数、运动学参数和动力学参数。正常人的步行特点与环境相关性大，例如，在长步道上步行速度会自然加快，而在短步道上速度会相应下降。

通常情况下，支撑相中期—末期髋关节处于伸展位，此时髋关节需具备伸髋肌的向心控制能力，以及适度的屈髋肌群长度。身体质量中心通过髋关节伸展和踝关节背屈移到躯干前方，而在支撑相末期足蹬地推动身体进一步向前移动。支撑相早期躯干侧向移位，伴随着支撑侧髋关节的内收和足的外翻（骨盆向侧方位移），身体质量中心就会在支撑足上方附近，进入单侧支撑相。膝关节在整个单侧支撑相始终保持相对伸展状态，仅在支撑相早期略微屈曲。摆动相中期膝关节出现屈曲峰值。摆动相的定义为一侧足尖离地到足跟触地前。摆动相的主要目的是完成足部廓清。髋关节在一个步态周期中表现为支撑相先屈曲后伸展，在支撑相末期完成最大伸展功能后开始趋向于屈曲。膝关节在一个步态周期中表现为支撑相先屈曲后接近于伸展位，在摆动相达到屈曲峰值后于下一个周期支撑相早期保持轻微屈曲位。踝关节在足趾离地的一瞬间开始背屈，在摆动相中期背屈幅度达到最大，并一直保持到摆动相结束。

三、步行启动的神经调控

姿势控制主要通过前馈调节和反馈调节两种方式进行调节。前馈调节包括预期性姿势调节（anticipatory postural adjustments，APAs）和预期性协同调节（anticipatory synergy adjustments，ASAs）。APAs 指的是保证在完成目标的过程中姿势的稳定性；ASAs 指的是在实际动作产生前，对可能参与肌群的协同模式提前进行调控，从而发挥肌群协同的最大效率，保证姿势的稳定性。在所有的功能性活动中，姿势稳定性指的是使身体质量中心维持在支撑面内的能力。迈步起始动作则是要打破原有的稳定姿势，APAs 的主要作用是产生步行过程中向前的推进力，即步行过程是失去平衡再建立平衡的过程。在步行过程中，APAs 利用地面摩擦力将身体质量中心向侧方移动到支撑腿，并逐渐移动至足前部边缘，从而保证人体高效的步行启动动作。

四、步行的影响因素

随着年龄的增长，步行模式会发生改变。年龄、心血管功能、肌肉力量、关节灵活性和骨骼质量对步行功能产生影响。有研究者对健康老年人的步行特点进行了研究，发现健康老年人步速下降、步幅下降、双支撑相延长、足离地的推动力下降、踝关节和膝关节峰值力矩明显下降。

跌倒是健康老年人和步行障碍患者步行过程中最常见的危险因素。步行中的起步、转身、在不平路面行走和停步是容易发生跌倒的时间点。跌倒原因可能是踝关节活动度受限、下肢肌肉力量和髋/躯干屈曲控制能力下降、神经系统损伤等。步宽增加、步长不对称和跨步时间延长是辨认跌倒者和非跌倒者的三个主要参数。同时，有研究证实对步行产生影响的主要因素为病理改变，而不是年龄。

第二节 常用步态术语及分期

在进行步行功能评定之前，需要对正常步行功能有一个大致的了解。

一、时空参数（temporal-spatial parameters）

步态周期是步行的基本单位，通常包括空间参数和时间参数。步态周期描述见图 12-1。而当异常步行时，足跟无法接触地面，此时步态周期指的是从支撑腿任意部位接触地面的瞬间开始，止于同侧肢体再次与地面接触时。

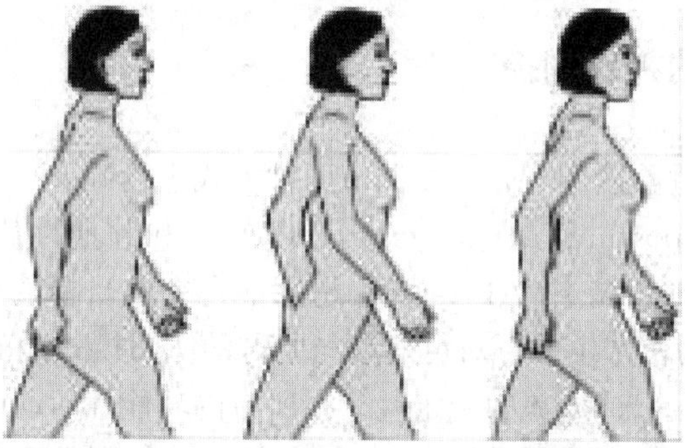

图 12-1 步态周期描述

步速为单位时间内在行进方向上整体移动的直线距离。正常情况下，健康成年男性的步速为 1.3～1.6m/s，健康成年女性的步速为 1.2～1.5m/s。跨步长为同一侧足跟前后连续两次着地点间的纵向直线距离，即同一周期内，左侧步长和右侧步长之和。健康成年男性的跨步长是 1.4～1.6m，健康成年女性的跨步长为 1.3～1.5m。步频指的是每分钟迈出的步数，单位为步/分。正常成年人的参考范围为 110～115 步/分（健康成年男性）和 115～120 步/分（健康成年女性）。步速与步频和跨步长均相关，步速加快可通过加大步频或跨步长或两者同时增加来实现。

二、运动学参数（kinematics parameters）

当对一个步态周期进行进一步描述时，需要用国际统一术语。健康人步态周期（以右侧下肢为例）见图 12-2。

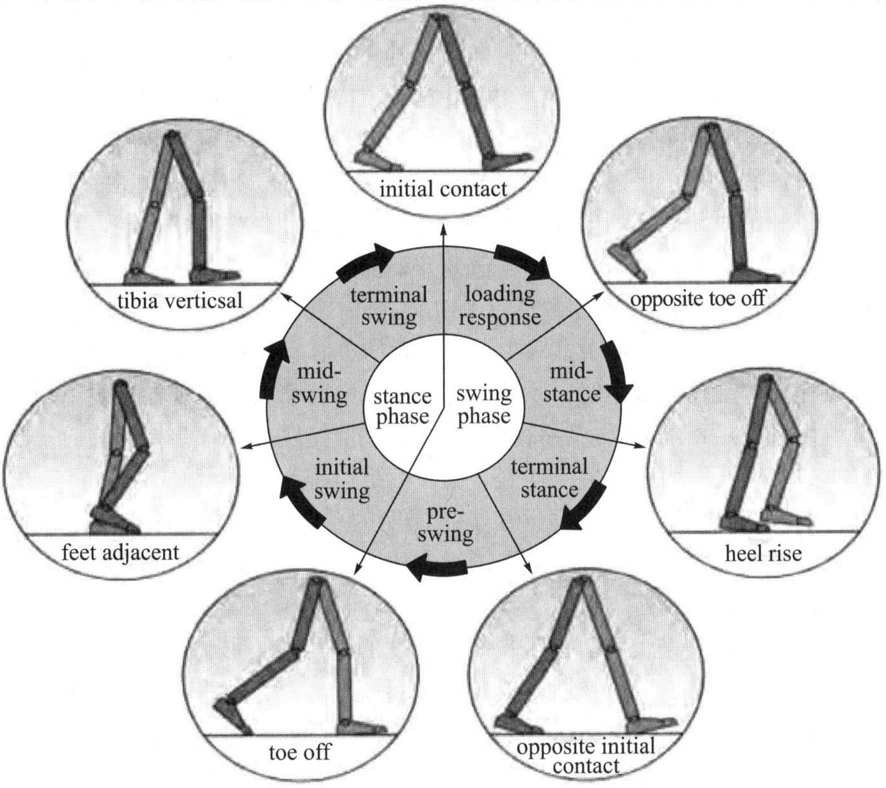

图 12－2　健康人步态周期（以右侧下肢为例）

注：initial contact，首次触地；loading response，承重反应期；opposite toe off，对侧足趾离地；mid－stance，支撑相中期；heel rise，足跟离地；terminal stance，支撑相末期；opposite initial contact，对侧首次触地；pre－swing，摆动相前期；toe off，足趾离地；initial swing，摆动相早期；feet adjacent，双足毗邻；mid－swing，摆动相中期；tibia vertical，胫骨垂直位；terminal swing，摆动相末期。

支撑相开始于首次触地，是下肢接触地面的瞬间，也是下肢负重的起始阶段。首次触地在正常人群中被命名为足跟触地。躯干位于前足跨步长一半的距离，向前足逐渐转移。首次触地时踝关节处于中立位。膝关节接近完全伸直位，髋关节处于屈曲 20°位置。

承重反应期为一侧足跟着地后到对侧下肢离地时，是双支撑相。躯干在纵向上位于最低点且向该侧的移动更加明显。双侧上肢的摆臂动作达峰值并逐渐向相反方向运动。该期的髋关节处于 20°屈曲位，膝关节处于 20°屈曲位，踝关节处于跖屈 5°位置。对侧足趾离地是双支撑相结束的标志，也是支撑相中期的起始阶段。该阶段同时为对侧支撑相的结束以及摆动相开始的临界点。躯干纵向朝上运动同时速度减慢。髋关节屈曲角度大约为 25°并持续伸展。膝关节在支撑相达到最大屈曲角度，其对步行速度非常敏感，慢速步行时屈曲角度消失。踝关节由跖屈向背屈过渡，同时胫骨相对于足向前移动。足的内旋和胫骨的内旋达到峰值并逐渐向反方向变化。

支撑相中期介于对侧足趾离地到同侧足跟离地之间，占整个步态周期的7%～32%。躯干在纵向上处于最高点，同时向前的速率下降，动能向势能转化。在侧向上，躯干继续向支撑腿移动。双上肢的摆动朝着相反方向进行而肩胛带和骨盆越过中线向相反方向移动。髋关节持续伸展，并由屈曲向伸展过渡。该期对侧下肢离开地面，骨盆的稳定仅依靠支撑腿，是单支撑相。膝关节在此阶段达到站立相最大的屈曲角度，并开始伸展。踝关节和足由跖屈逐渐向背屈过渡。在支撑相中期到支撑相末期，胫骨外旋的同时足旋后。在支撑相中期足后旋达到峰值并开始前旋。

支撑相末期始于足跟离开支撑面。该期所占的比例存在个体差异，与步行速度相关。躯干逐渐向对侧移动，而骨盆和上肢向相反方向移动。髋关节继续伸展，伸展角度的峰值大概在对侧足首次触地时。膝关节伸展角度的峰值大约出现在足跟离地时。踝关节背屈峰值出现在足跟离地后。胫骨相对于距下关节持续外旋，足持续旋后。足跟离地时，脚趾平放在地面上而跖趾关节伸展，同时后足内翻。

摆动相前期在对称性步行中发生在步态周期的50%，是单支撑相的结束、双支撑相的开始。髋关节开始屈曲，膝关节持续屈曲状态，踝关节跖屈。此阶段下肢沿着前足旋前而不是沿着踝关节旋前。

摆动相早期膝关节完成摆动相屈曲最大角度的一半。下肢做“双钟摆样运动”，即髋关节主动屈曲（重力、韧带弹性、长收肌和髂腰肌收缩），膝关节随着髋关节的带动屈曲。踝关节处于中立位或背屈位。摆动相中期踝关节为中立位，方便廓清，同时膝关节最大屈曲摆动到小腿与地面垂直。髋关节处于25°屈曲位。摆动相末期与首次触地为步行的结束和起始阶段，运动学参数相似。

三、动力学参数（kinetics parameters）

步态周期中的动力学参数主要涉及下肢各个关节的力矩和做功，以及地面反作用力的情况。臀大肌在首次触地瞬间激活并与腘绳肌一起后伸髋关节，腘绳肌此时以离心激活为主。胫前肌激活以保证踝关节由背屈向跖屈过渡。首次触地时，髋关节产生伸展内力矩，即髋关节伸展肌群向心收缩（臀大肌和腘绳肌）。由于腘绳肌收缩，膝关节产生屈曲内力矩。此时踝关节几乎不产生力矩或做工，但此期涉及踝关节弹性组织对能量的吸收。

承重反应期髋关节向心收缩臀大肌而腘绳肌开始伸展。膝关节开始屈曲，此时股四头肌离心收缩以限制速度和屈曲幅度。踝关节在该阶段通过胫前肌的离心收缩产生跖屈。跖屈来自足的内旋和胫骨的内旋，且两者存在自动关联性。该期地面反作用力的幅度明显增加且方向逐渐向后。髋关节产生伸展内力矩并产生能量，而膝关节产生屈曲内力矩并产生能量。踝关节通过离心收缩胫前肌产生背屈内力矩。

支撑相中期，地面反作用力沿着足向前移动，在足跟离地前移动到前足的位置。髋关节产生伸展内力矩，臀大肌和腘绳肌的向心收缩停止，髋关节的伸展主要通过惯性和重力完成。该期主要肌群的激活发生在额状面。骨盆的稳定主要通过髋关节外展肌群获得，尤其是臀中肌和阔筋膜张肌。膝关节产生伸展内力矩，股四头肌激活，但仅有股外侧肌和内侧肌激活，股直肌此时不激活。踝关节产生跖屈内力矩，小腿三头肌进行离心收缩并吸收能量。

支撑相末期维持骨盆的水平位，髋关节产生逐渐增强的屈曲内力矩。髋关节外展肌群仍处于激活状态，但其终止于对侧下肢首次触地时。主动的踝关节跖屈使得地面反作用力向前移动，使其位于前足和膝关节前方。膝关节处产生屈曲内力矩，其可能是由于躯干相对于胫骨的向前位移增加。踝关节产生背屈内力矩，这将产生跖屈/膝关节伸展的耦合运动。小腿三头肌在膝关节开始屈曲时维持踝关节稳定，防止胫骨快速向前移动。腓肠肌的激活增强了比目鱼肌的功能，但其同时需要完成预防过伸和膝关节屈曲启动的任务。

步行过程中地面反作用力示意图见图 12－3。

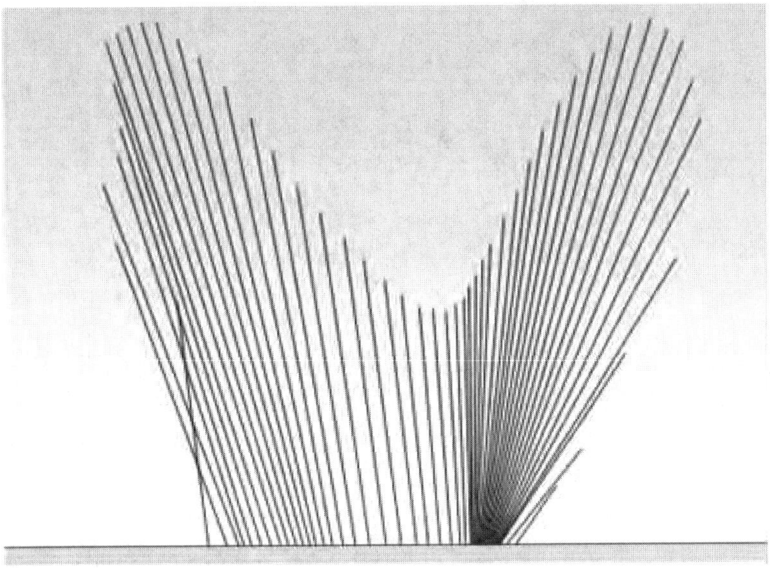

图 12－3　步行过程中地面反作用力示意图

摆动相前期髋关节处于伸展位并产生屈曲内力矩，长收肌作为髋关节主要的屈曲肌群。该肌群将产生足够的力矩来启动髋关节屈曲，尤其受髋关节周围韧带和重力的影响。但这个过程由产生能量逐渐向吸收能量过渡。地面反作用力移向膝关节后方，股直肌产生离心收缩以防止发生快速的屈曲。踝关节产生跖屈内力矩，小腿三头肌发生向心收缩。

健康人步态周期中下肢肌群激活情况见图 12－4。

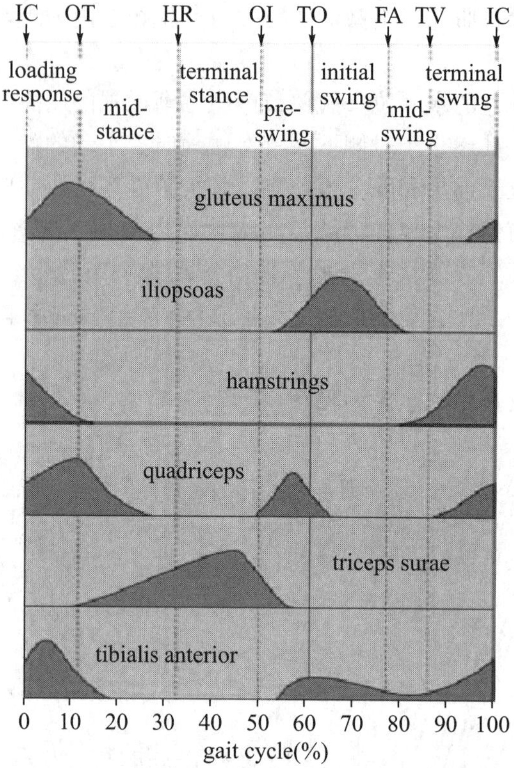

图 12-4　健康人步态周期中下肢肌群激活情况

注：gait cycle，步态周期；gluteus maxinus，臀大肌；iIliopsoas，髂腰肌；hamstrings，腘绳肌；quadriceps，股四头肌；triceps surae，小腿三头肌；tibialis anterior，胫前肌；initial contact（IC），首次触地；loading response，承重反应期；opposite toe off（OT），对侧足趾离地；mid-stance，支撑相中期；heel rise（HR），足跟离地；terminal stance，支撑相末期；opposite initial contact（OI），对侧首次触地；pre-swing，摆动相前期；toe off（TO），足趾离地；initial swing，摆动相早期；feet adjacent（FA），双足相互靠近期；tibial vertical（TV），胫骨垂直地面。

第三节　步态检查的目的和方法

尽管进行步态检查有很多特定的目的，但基本上所有的步态检查都是为了收集存在某种障碍的个体或人群的步行能力相关信息。由于步态检查的种类繁多，需要治疗师仔细斟酌，择优选择步态数据。

一、步态检查的目的

步态检查的目的总体而言分为以下几点：①辅助了解某一特定疾病的步态特征；②辅助诊断患者的运动功能；③指导治疗师选择干预措施；④评定治疗效果并指导治疗师。

通过步态检查可以准确描述不同疾病特征性的步态模式和参数，总结特定疾病的步态特征，用以判断步行中平衡功能、运动耐力、能量消耗和安全性，同时判定患者在家庭、社区和工作中的步行能力，对步行能力分类和判断预后均有意义。步态检查也可以比较患者与健康人群的步行差异性，并分析步行异常的原因；同时可以帮助治疗师决定是否需要使用代偿性或辅助性的矫形器、假肢、保护性或支持性器具或设备。对于医护团队而言，不同的检查方法是很好的评定工具。

二、步态检查的方法

步态检查主要包含运动学检查和动力学检查两类。运动学检查主要针对步行过程中的身体各个节段的对位对线及相关性，而动力学检查主要研究步行中的力的问题。在实际应用中，有时需同时考虑运动学和动力学两类因素。步行中还可考虑心率、能量消耗等生理学指标以及不同环境、不同任务下的步行功能的变化。本节将从最常见的几种检查方法入手进行描述。

（一）量表评估

量表评估的结果与评估者的经验、语言表达、演示效果等具有相关性，其仍然存在一定的主观成分。用于步行评估的量表很多，应根据受试者的具体情况和测试目的择优选择。

计时“起立－行走”测试：可有效鉴别社区老年人和偏瘫患者的跌倒风险。

10m 步行测试（10－meter walking test，10mWT）和 5m 步行测试（5m timed walking，5mTW）：用于对受试者的步行速度进行测试。

6 分钟步行测试（6－minute walking test，6mWT）：受试者在 6 分钟内以最舒适的速度能完成的步行距离。最初用于评估心肺疾病患者的耐力和运动能力，目前其应用范围已经扩展至很多不同疾病患者步行耐力的评估，包括帕金森病、脑外伤、脑卒中的患者。

动态步行指数（dynamic gait index，DGI）：最早用于评估存在平衡功能和前庭功能异常的社区生活老年人在步行活动中的稳定性和跌倒风险，现用于评估多发性硬化、帕金森病、前庭功能障碍和脑卒中的患者的适应能力。

功能性步行评估（functional gait assessment，FGA）：是 8 条目 DGI 的另一个修订版本，并在此基础上增加了 3 个项目，即狭窄支撑面上行走、后退步行和闭眼行走。最初是为了避免前庭功能障碍患者使用 DGI 的天花板效应。目前，FGA 可以用于帕金森病患者和脑卒中患者。

高水平活动能力测试工具（high－level mobility assessment tool，HiMAT）：用于脑外伤年轻患者恢复以后参加工作、休闲活动、体育活动所需要的高水平运动技能的评价。

四方步测试（four square step test，FSST）：最早用于健康老年人的动态平衡和移动能力的测试，之后使用人群范围扩大至社区老年人以及帕金森病患者、脑卒中患者、膝下截肢患者、多发性硬化患者、前庭功能障碍患者、膝关节疼痛患者和髋关节炎患者等。

“8”字行走实验（figure－of－8 walk test，F8W）：主要用于行走困难老年人直线和曲线行走能力的评估。

观察性步行评估：成本低、耗时短，是常用的步态检查方法之一，也是临床必备的操作技能。进行观察性步行评估有一定的前提条件：①选择合适的评估场地，排除环境因素的干扰。②评估者应位于恰当的评估位置，确保视线无阻挡。在进行同步拍摄时，确保拍摄范围涵盖受试者全身影像。③需要对双侧进行观察评估。④评估时受试者需要尽可能充分暴露身体部位，排除衣物等对观察性分析的影响。

在给予充分保护或辅助的情况下，嘱受试者以最适速度步行。首先对受试者步行进行描述性总结：①受试者步行是否费力；②是否需要辅助（矫形鞋、助行器）；③双侧对称性；④简单的时空参数描述（步速、稳定性等）。分别从正前方/正后方和左右侧面观察步行特点，并遵循从下至上、左右对比的原则。观察性步行评估观察部位要点见表12－1。观察性步行评估步态分期要点见表12－2。

表12－1　观察性步行评估观察部位要点

观察部位	观察要点
头颈部	头的相对位置（中立位、屈伸、侧倾、旋转） 双侧耳－肩峰连线 颈部相对位置
肩胛带	是否前伸或后撤 肩胛带和对侧骨盆的协调运动情况
双上肢	是否为协调性的交替摆臂动作
躯干	是否存在屈曲、后伸或旋转
骨盆	是否过度前倾/后倾、侧向倾斜、旋转双侧骨盆是否水平位（承重反应期） 骨盆的运动不足或过度
足踝、膝关节、髋关节	屈/伸运动

表12－2　观察性步行评估步态分期要点

步态分期	观察要点
首次触地	足底着地时情况 躯干位置及稳定性 身体节段间对位对线情况 骨盆旋转情况
承重反应期	足底受力情况 踝关节、膝关节和髋关节位置 骨盆前倾/后倾
支撑相中期	足底受力情况 踝关节内/外翻情况 膝部是否出现过伸 身体节段间对位对线情况 骨盆旋转情况

续表12－2

步态分期	观察要点
支撑相末期	髋关节伸展情况 躯干冠状面（侧倾）及矢状面（后仰/前屈）位置 躯干稳定性 身体节段间对位对线情况
摆动相前期	踝关节内/外翻情况 膝关节突然无力屈曲或伸肌抑制不足情况 髋关节伸展情况 身体节段间对位对线情况
摆动相早期	踝关节位置情况（内翻） 重心向健侧转移程度 躯干位置及稳定性 身体节段间对位对线情况 骨盆旋转及前倾/后倾情况
摆动相中期	躯干位置（过度前倾代偿）及健侧稳定性 身体节段间对位对线情况 骨盆旋转及前倾/后倾情况
摆动相末期	踝关节位置情况（内翻） 膝关节活动情况（无法伸展或过伸） 躯干位置及稳定性 身体节段间对位对线情况 骨盆旋转及前倾/后倾情况

（二）三维步态分析系统

基于光学成像的运动分析系统是最复杂和昂贵的测定运动过程中关节运动位置变动和运动特征的系统。其中比较常用的操作系统为 Vicon 系统和 Qualisys Track Manager 系统，其可提供大量量化的步行数据，包括时空参数、运动学参数和动力学参数。基本设备包括压力板、远红外摄像头、反光标记点。可进行模块嵌入完成更加精细的移动能力评定。表面肌电设备与三维步态分析系统结合可以提供步行中的各肌群激活的实时情况，有利于患者、家属以及治疗师掌握患者步行过程中的差异性以及明确训练方向。加速度计与三维步态分析系统相结合可以快速测量步行中加速度的大小和方向，或身体局部的加速度的大小和方向。除此之外，也可以建立新的数据模型用于满足不同病种、不同任务的需要。目前较为常用的是下肢模型和全身模型两种。

整个操作流程大致分为机器校对、受试者准备、数据采集、模型重建、标记点连接、标记点校对、数据输出七个步骤。使用下肢模型在熟练操作下可在 40～50 分钟完成，全身模型则需要 50～90 分钟完成。

评估过程中需注意几点：①如患者常规步行时需穿戴矫形器或矫形鞋，则需按照日常步行要求进行准备；②评定时要充分暴露各个关节，尤其是下肢各关节，原则上儿童和成年男性只穿内裤而成年女性穿内衣裤；③为避免不适应新环境产生步态偏差，需进行短暂的熟悉训练；④患者的步行稳定性、步长等均需满足一定的条件；⑤患者认知功能未受限，能听懂并执行简单指令，因此评估人群具有局限性。再加上其数据量大，操作复杂，耗时较长，患者功能要求高，设备昂贵，空间要求严格等缺点，普及率相对小。目前三维步态分析系统仍以科研为主，对临床的指导作用还有待进一步挖掘。

三维步态分析系统操作界面截图见图 12－5。

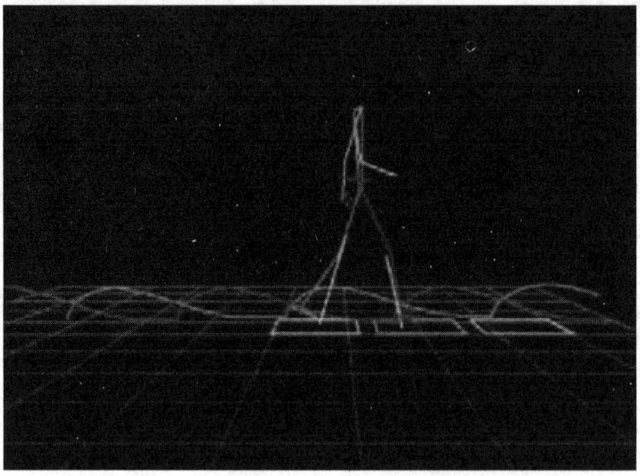

图 12－5　三维步态分析系统操作界面截图

随着研究的深入以及设备的不断完善，三维步态分析系统不仅可以用于研究步行中的运动变化，还可以用于研究其他高级功能性活动中的身体运动和力学变化，如上、下楼梯，跑步，上肢精细功能活动等。

（三）足底压力测试系统

使用足底压力测试系统的主要目的是明确足底压力分布情况，包括足和地面、足和鞋、鞋和地面间的接触与压力。其主要用于确定矫形器的功效、糖尿病伤口风险以及术后负重调节指标等。

临床较为常见的足底压力测试系统包括 Tekscan 公司的 Mat－Scan 系统© 和 Novel Electronics 公司的 Emed© 压力测绘系统。

（张静　高强）

第十三章　前庭功能检查

前庭神经系统是人空间定向、保持平衡的重要系统。它与人体其他系统在组织上和功能上有着极其广泛的联系，并且相互影响。前庭神经系统功能异常和病理变化是眩晕的重要原因。人体有关系统功能异常和病理过程可直接或间接影响前庭神经系统的功能状态。因此，前庭功能检查是评定各种眩晕病症不可缺少的手段。

前庭功能检查的目的是客观证实患者的主诉症状和体征，为眩晕患者定位诊断提供有价值的信息，为确定病因提供信息和帮助探查特殊病因机制。

为了使读者深入掌握前庭功能检查方法和评定技术，本章对病史和临床检查进行简要叙述，在第二节中着重介绍前庭神经系统组织结构、生理功能、各种前庭功能检查方法和前庭功能检查结果的分析和评定。

第一节　病史和临床检查

一、病史

对于眩晕患者的治疗依赖病史、临床检查以及实验室检查。我们需要明确病史以帮助判断疾病开始的时间，了解症状，最重要的是能够评估疾病对患者生活的影响。这些内容是决定如何对患者进行治疗的重要信息。

确认发病进程的目的是判断患者眩晕是属于急性头晕（三天内或更短）、慢性头晕（大于三天），还是属于阵发性头晕。为了确保患者对始发症状描述的准确性，需详细确认发病进程。头晕是一系列症状不明确的术语，这些症状有不同的病理机制和含义。若患者不能准确描述症状，需详细询问症状是否主要发生在头部，还是产生了平衡功能障碍。确定初次发病后症状是否有所改变。如果患者多次发病，需要让患者描述初次发病以及最近一次严重发病的细节。

头晕症状和机制见表 13－1。

表 13－1 头晕症状和机制

症状	机制
失衡：走路或站立时平衡不稳或不稳定感	前庭脊髓损伤，本体感觉和视觉反馈缺失，运动功能丧失，关节疼痛，不稳定感以及心理问题
头晕目眩或晕厥	流向脑部的血流减少
感觉像在船上摇晃或震动	前庭系统适应持续被动运动，一旦环境稳定，必须重新适应
晕动症	视觉和前庭觉不匹配
恶心和呕吐	延髓刺激
振动幻觉：视觉运动错觉	自发：获得性眼震；头部诱发：严重，双侧前庭眼动反射损伤
震动以及旋转感等（心理因素诱发）	焦虑、抑郁、躯体疾病
垂直复视	斜眼偏差
眩晕：旋转，线性运动或倾斜	前庭皮质神经放电活动失调

1. 失衡感：站立或走路时平衡失调或者产生不稳感。这是由多种因素导致的，包括视力减弱或重影、前庭功能受损、脊髓病变导致本体感觉缺失、中枢神经或外周神经系统受损、关节疼痛或心理因素导致的运动功能障碍。

2. 头重脚轻：该症状通常与流向头部的血液骤减相关，有焦虑或抑郁的患者常常用头重脚轻来形容自己的头晕症状。

3. 晕动病：表现为阵发性头晕、疲劳感、皮肤苍白、出汗、恶心，偶尔也会有由被动运动或静止站立视觉运动诱发的呕吐。晕动病通常被认为是由视觉和前庭觉感觉失配所致。有偏头痛的患者更容易发生晕动病，特别是儿童期。

4. 恶心和呕吐：伴或不伴有呕吐的恶心是延髓孤束和迷走神经中枢受到刺激的结果。当外周前庭损伤时，这些症状通常是从轻度到重度，与眩晕程度成正比。症状的严重程度根据患病的部位，即是否为中央病变而有所变化。例如，延髓背侧梗死或出血患者恶心和呕吐都非常严重，并且与眩晕程度不相关。损伤在其他的中枢前庭结构，恶心和呕吐症状非常轻，甚至没有。

5. 垂直复视：能够看到两幅在垂直方向排列的影像。如果遮蔽一只眼睛，这种复视就不存在了。垂直复视主要是由外周或中枢耳石功能障碍诱发的斜视偏离。

病史中的其他辅助信息：①头晕是如何影响患者生活的；②用药史；③患者认为引起头晕的原因。

二、临床检查

外周前庭功能缺陷导致的水平向、垂直向眼震通过凝视能够得到衰减或完全抑制。头晕诊断中的阳性体征见表 13－2。

表 13－2　头晕诊断中的阳性体征

阳性体征	病理
自发眼震	急性单侧前庭功能损伤，或脑干、小脑病变
斜眼偏差（垂直眼位偏斜）	外周或中枢椭圆囊通路中断
前庭眼动反射减弱	慢性前庭功能不足
体位检查出现眼动和眩晕	良性阵发性位置性眩晕中内耳碎片移动，比较少见的情况还有中枢性位置性眩晕或眼震
视追踪受损	脑干病变
站立或行走时失衡	外周前庭问题或中枢前庭疾病

（一）自发眼震——外周前庭疾病

自发眼震是外周前庭通路上某部分病变与对侧正常自发神经放电活动共同作用下产生的。自发眼震的三个特点可以用于区分是外周前庭疾病还是中枢前庭疾病。第一个特点是外周扰乱导致的眼震能够随着凝视而被抑制，但是脑干和小脑损伤导致的眼震则不会。医生可以通过眼底镜检查凝视靶的对侧眼了解，医生用手遮蔽凝视眼并且观察对侧眼看眼震强度是否增加。第二个特点是外周性急跳眼震的方向主要是水平方向，扭转性只有很小的角度。第三个特点是外周前庭疾病的眼震根据眼眶中眼的位置产生不同的幅度和速度。

中枢和外周性眼震的特征鉴别见表 13－3。外周前庭功能损伤示意图见图 13－1。

表 13－3　中枢和外周性眼震的特征鉴别

特征	外周前庭性眼震	中枢前庭性眼震
固视效果	眼震减小	眼震不会改变或增强
凝视方向	通常复合平面（水平和扭转）	通常是单一平面（扭转或垂直）
凝视效果	向快相方向凝视时眼震强度增强	眼震既不改变，也没有方向上的变化

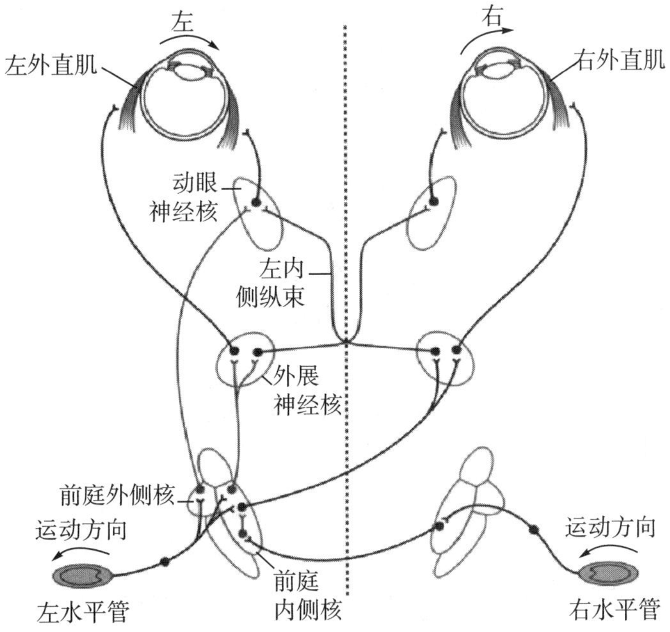

图 13－1　外周前庭功能损伤示意图

（二）斜眼偏差—中枢前庭疾病

下跳眼震发生在上半规管中枢放电率高于下半规管的情况，也常见于前庭上核抑制引发的小脑小叶损伤，还可见于双侧内侧纵束损伤，损伤导致从后半规管传入第Ⅲ对脑神经的输入减少。第Ⅲ对颅神经核包括上直肌核、下直肌核、中央内侧核及下斜肌核。

前庭眼动反射和前庭脊髓反射见图 13－2。中枢和外周性眼震的病理机制见表 13－4。

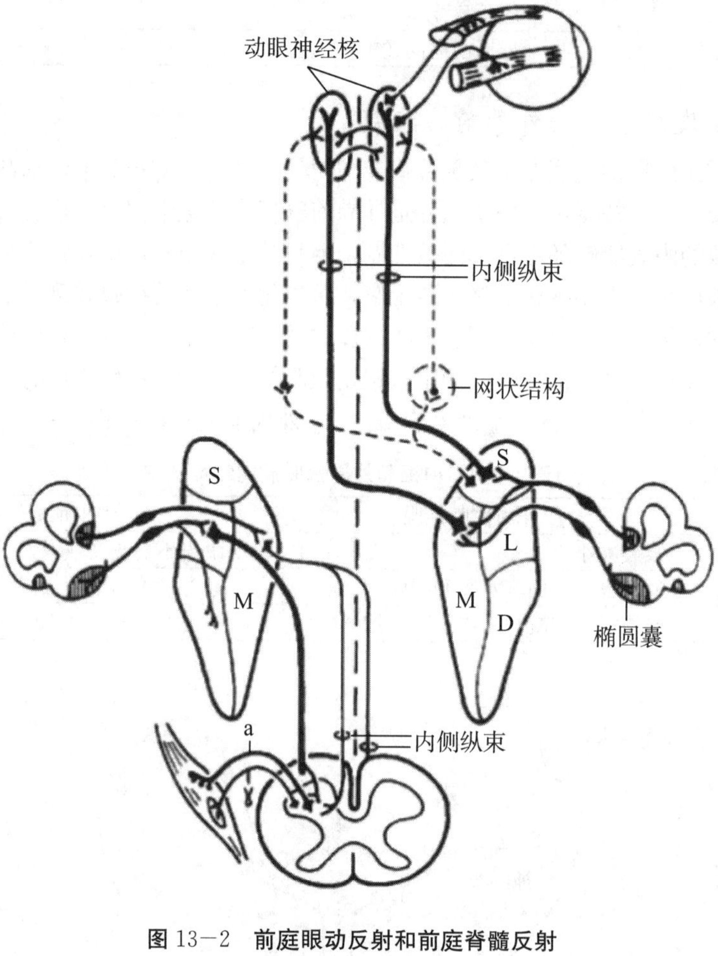

图 13－2　前庭眼动反射和前庭脊髓反射

注：S、L、M和D分别代表上、水平、内和下前庭神经核，水平和内侧前庭脊髓束分别用粗线和细线表示。

表 13－4　中枢和外周性眼震的病理机制

眼震	病理	机制
扭转性眼震	延髓背外侧损伤	从单侧前半规管、后半规管传入 INC 的神经放电活动减少
下跳眼震	小脑小叶或第四脑室底损伤	双侧后半规管传入 INC 的神经放电活动减少
上跳眼震	小脑上脚或延髓背侧上部损伤	双侧后半规管传入 INC 的神经放电活动减少

续表13－4

眼震	病理	机制
跷跷板样眼震	单侧 INC 损伤	单侧 INC 失活
周期交替性眼震	小脑小结损伤	MVN 中不稳定的神经活动
隐性眼震	常见于先天性眼斜，缺少传入到视束核团的双目视觉输入信息	遮蔽一只眼时，从单侧 NOT 传入 MVN 的神经放电活动减少

斜眼偏差是眼睛受外周和中枢前庭缺陷影响产生的垂直偏差，这是眼斜响应的一部分。每个耳石器通过神经元弧支配四条眼肌。这种到动眼神经核的投射会在头倾斜时产生垂直眼偏斜和扭转。在眼斜反射中，内、外侧前庭脊髓束调节头倾斜。第Ⅲ对脑神经或前庭神经损伤引起的急性单侧椭圆囊功能损伤，与健侧椭圆囊共同作用产生病理性眼球倾斜反应。

（三）前庭眼动反射

当一侧前庭功能损伤时，前庭眼动反射发生两种类型病变。第一种病变：脑干内两个不同的前庭神经核放电频率的差异导致静态失衡。第二种病变：由于缺少一半的推拉弹性，在头动时缺少动态敏感性，前庭眼动反射增益（眼动速度/头动速度）降低。

针对前庭眼动反射动态敏感性改变的检查见表 13－5。这三种床旁检查对于单侧或双侧前庭功能损伤患者的评估非常有帮助。患者有双侧前庭功能损伤会较容易得到动态视敏度和头脉冲试验阳性结果，但其摇头眼震的结果往往是阴性的。

表 13－5　前庭眼动反射的床旁检查

检查	步骤	结果
前庭动态视敏度（DVA）	头静止时记录静态远距离视敏度，随后以 2Hz 频率摇动患者头部，记录动态视敏度	动态视敏度比静态视敏度多 3 条及以上的线条即可证明前庭受损
头脉冲试验	头静止时记录静态远距离视敏度，随后以 2Hz 频率摇动患者头部，记录动态视敏度	动态视敏度比静态视敏度多 3 条及以上的线条即可证明前庭受损
	关注凝视固定距离靶点，对头部施加左、右向微小脉冲时立即观察眼球位置	头脉冲试验出现纠正性扫视波，提示 VOR 减弱 如果患者凝视近处靶点的头脉冲试验诱发出了纠正性扫视波，患者还需要再凝视远方靶点，重复性验证阳性结果，特别是老年患者
摇头眼震	医生将患者头前倾 30°，在水平方向摇头 20 次	检查过程中如诱发急跳眼震，证明前庭失衡

第二节　前庭生理和功能检查方法

前庭神经系统是人体平衡系统的重要组成部分，具有特异的感受器，能够接收外界适宜的刺激，经前庭神经把信息传入相应的前庭神经核，还直接进入小脑，经过信息加工，与其他感觉形态的信息（如视觉、本体感觉）整合处理后，再经过七条神经通路分别把前庭信息传送到相应更高层次的中枢，进行高层次的加工处理或到相关通路的执行运动神经核（如动眼神经核）形成具有特异性和非特异性的功能反应。前庭功能正常时，前庭感受器能够在三维平面内精确感知头部运动。这些信息沿着前庭中枢通路传导，控制前庭系统介导的反射和感知。前庭功能障碍导致前庭反射异常，产生感觉错乱。

一、前庭感受器的解剖结构与生理基础

前庭感受器是前庭神经系统接收外界信息的部分。它主要位于内耳，由骨迷路和膜迷路嵌套组成。骨迷路由致密骨质围成，是颞骨岩部骨质中的曲折隧道。膜迷路套在骨迷路内，二者之间的间隙充满外淋巴液。膜迷路为一密闭管道系统，管道内充满内淋巴液，内淋巴液由耳蜗螺旋韧带的血管纹分泌。内、外淋巴液互不相通，且淋巴液成分和比重各不相同。颅骨内的前庭和听觉感受器见图 13－3。

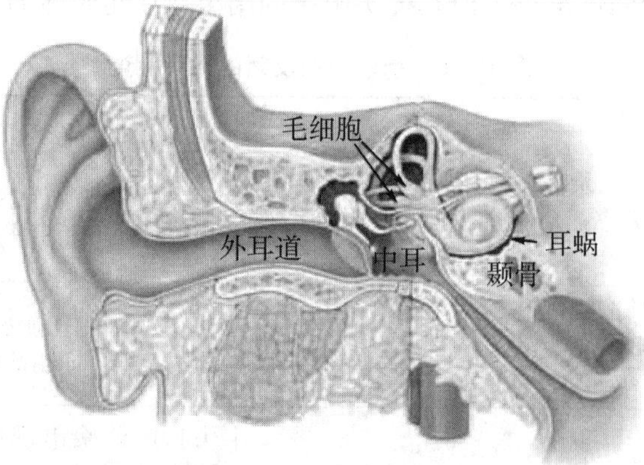

图 13－3　颅骨内的前庭和听觉感受器

（一）骨迷路

骨迷路位于颞骨岩部，包括三个半规管、耳蜗以及位于前两者之间的腔室（称为前庭）。骨迷路内充满外淋巴液，其化学组成与脑脊液相似（高钠/钾比）。外淋巴液经耳蜗导水管在蛛网膜下腔与脑脊液连通。这种连通会导致脑脊液压力的改变（如腰椎穿刺），可能影响内耳功能。

骨迷路的结构见图 13－4。

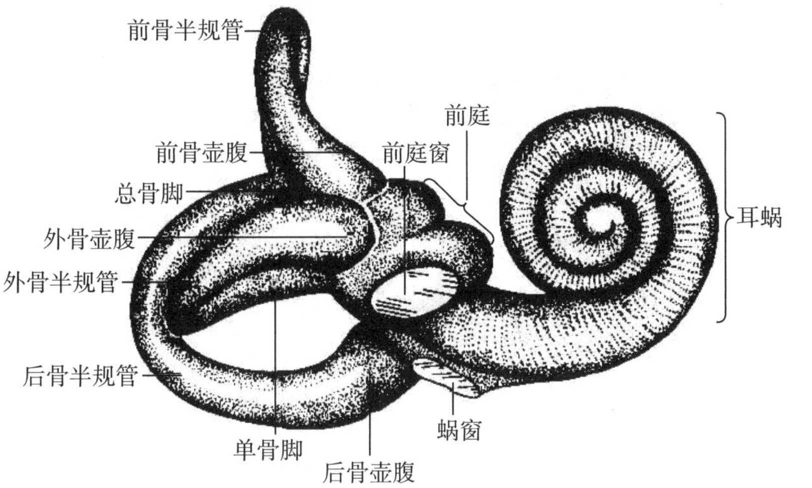

图 13−4　骨迷路的结构

1. 前庭：位于骨迷路中部的空腔，其包括椭圆囊和球囊。前庭的后部有五个小孔，连通两个半规管，前部有一大孔连通耳蜗。前庭的外侧壁即鼓室的内侧壁，有前庭窗，内侧壁是听道的底。

2. 骨半规管（bony semicircular canals）：为三个 C 形的相互垂直排列的小管，分别称为前骨半规管、后骨半规管和外骨半规管。外骨半规管（又称水平半规管）凸向外方，基本呈水平位。前骨半规管凸向外方，与颞骨岩部的长轴垂直。后骨半规管向后。壶腹骨脚上有膨大的骨壶腹，前、后骨半规管的单骨脚合成一个总骨脚，因此三个半规管只有五个孔开口于前庭。

3. 耳蜗：耳蜗位于前庭的前方，蜗底朝向后内（即内听道底），尖端朝向前外，为蜗顶。耳蜗的中央是骨松质组成的蜗轴，呈水平位圆锥形。蜗螺旋管起于前庭，以盲端终于蜗顶，环绕蜗轴约两圈半形成耳蜗。自蜗轴发出的骨螺旋板突入蜗螺旋管，此板未到达蜗螺旋管的对侧壁，其缺空处内膜迷路（蜗管）填补封闭。故耳蜗内共有三条管道：上方的前庭阶，起自前庭，于前庭窗处为中耳的镫骨所封闭；中间是膜蜗管，其尖端为盲端，终于蜗顶处；下方是鼓阶，终于蜗窗上的第二鼓膜（蜗窗）。前庭和鼓阶在蜗顶处借蜗孔彼此相通。

耳蜗的解剖结构见图 13−5。

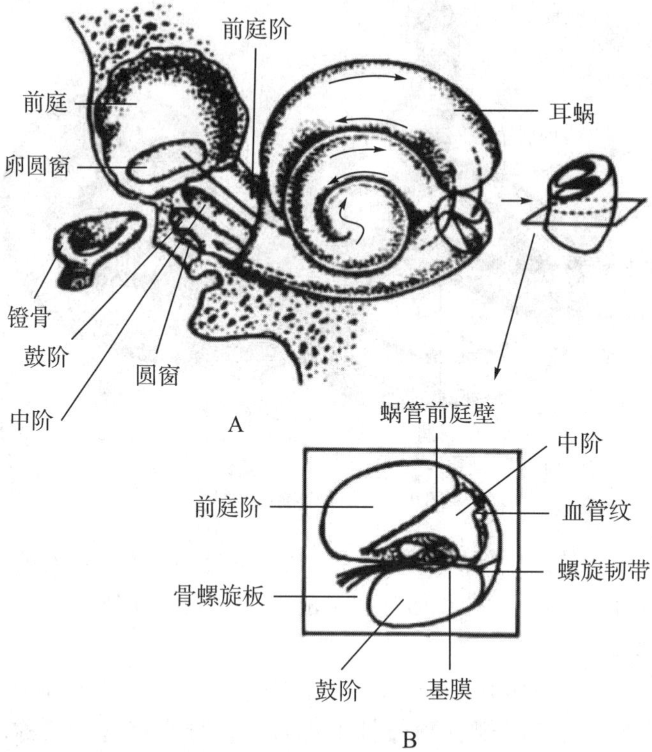

图 13－5　耳蜗的解剖结构

（二）膜迷路

膜迷路是套于骨迷路内的封闭模型管道，管径较小，借纤维束固定于骨迷路内。膜迷路分为三部分。

1. 椭圆囊和球囊：占据前庭部。椭圆囊在后上方，与骨前庭类似，膜前庭的后壁也有五个开口，连通三个膜规管。自前壁发出椭圆球囊管与球囊相连，并由此管延伸发出内淋巴管，穿过前庭内侧壁，至颞骨岩部后面，在硬脑膜下扩大为内淋巴囊，内淋巴液可经此囊渗透到周围血管丛。球囊较小，靠前下方，下端借联合管连于蜗管。在椭圆囊内的底和前壁上有椭圆囊斑，在球囊内的前壁上有球囊斑，能感受二维方向上的直线加速或减速运动刺激。

2. 膜半规管：位于骨半规管内，在骨壶腹内的部分膨大为膜壶腹，壁上有隆起的壶腹嵴，能感受三维空间各方向的旋转运动刺激。

3. 蜗管：套封在骨蜗螺旋管内，尖端为盲端，起端也通过联合管连于球囊。蜗管的横切面呈三角形，有上、外和下三个壁。其上壁为蜗管前庭壁（前庭膜），将前庭阶和蜗管隔开。外壁与骨蜗管的骨膜结合。下壁由骨螺旋板和蜗管鼓壁组成，并与鼓阶相隔。螺旋膜上有螺旋器（或称 Corti 器），是听觉感受器。

（三）其他成分

1. 半规管壶腹：壶腹包括感觉神经上皮（嵴）、嵴顶、支持细胞、结缔组织、神经、血管。感觉神经上皮由感觉毛细胞组成，毛细胞纤毛向上突入嵴顶。嵴顶为胶质物质，与内淋巴液比重一致，当内淋巴液在半规管中流动使嵴顶产生位移时，纤毛发生剪切运动。

2. 前庭囊斑：椭圆囊斑和球囊斑也由感觉神经上皮、支持细胞、血管、神经纤维组成，从感觉毛细胞发出的纤毛伸入耳石膜中。耳石膜为富含碳酸钙的物质，比重较内淋巴液大，当耳石膜接收到加速度时，产生位移，纤毛产生剪切运动。

前庭毛细胞具有动纤毛和静纤毛，作用力使静纤毛向动纤毛方向弯曲时产生兴奋效应，使动纤毛向静纤毛方向弯曲时则抑制自发兴奋性（图 13-6）。

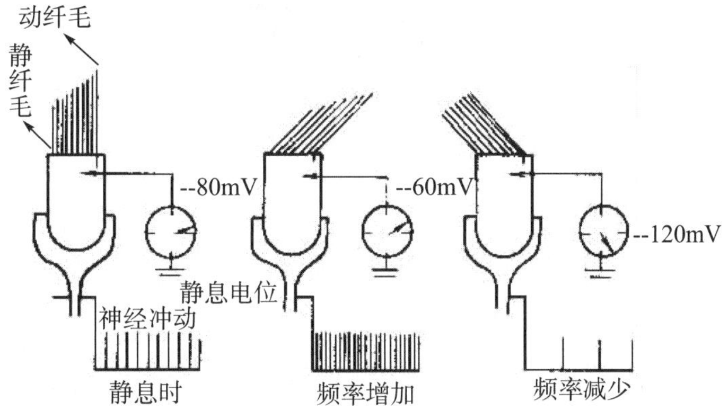

图 13-6　前庭毛细胞纤毛倒向与冲动发放频率关系

3. 毛细胞：每个壶腹和耳石器内有高度分化的毛细胞，可将头部运动产生的震动转化为神经放电。壶腹内的毛细胞位于壶腹嵴上，壶腹嵴由一簇血管、神经纤维和支持组织构成。椭圆囊斑和球囊斑的毛细胞分别位于椭圆囊底壁和球囊内侧壁。每个毛细胞由一个与壶腹临近的前庭神经节的传入神经元支配。当纤毛的弯曲方向偏向或背离毛细胞上的最长纤毛时，前庭神经的放电频率升高或降低。一层柔韧的覆盖于壶腹嵴表面的膜称为终帽，可将壶腹嵴完全密封，使之与邻近的前庭区域隔离。头部发生转动引起通过终帽的内淋巴液压力发生变化，使得终帽发生前后弯曲，最终活化毛细胞。

耳石膜的结构和终帽相似，但由于其含有碳酸钙结晶（称为耳石器，otoconia），其质量大于终帽。耳石膜的质量导致囊斑对重力和直线加速度较为敏感。相比之下，终帽与周围内淋巴液具有相同的密度，故对重力不敏感。

耳石器内毛细胞关系示意图见图 13-7。

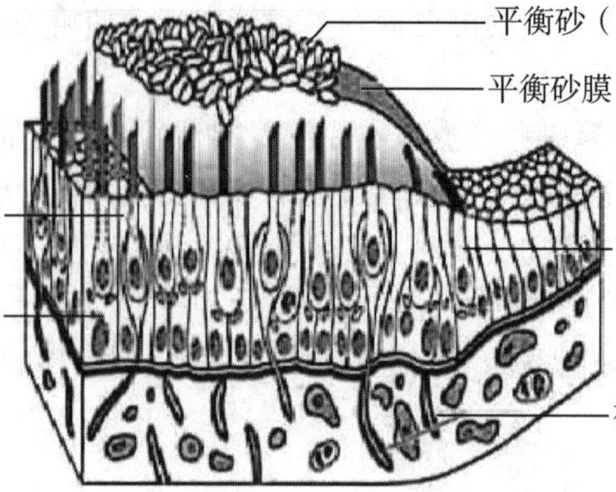

图 13－7　耳石器内毛细胞关系示意图

二、前庭神经系统与传导通路

（一）前庭传入的中枢处理

前庭传入的初级中枢有两个：前庭神经复合体和小脑。前庭神经复合体是前庭传入的主要处理器，它为传入信息和运动输出神经元提供直接、快速的连接。小脑是主要的适应性处理器，它在必要时监测前庭反应功能和调整中枢性前庭处理。在这两个位置，前庭觉传入的处理与本体感觉的传入密切相关。

1．前庭神经核。

前庭神经核是一个成对的组合，由四对主要的神经核以及至少七个较小的核组成。①外侧核：前庭神经核中最重要的一个，其纤维通过网状脊髓束加入前庭脊髓束，为中枢神经系统中主要抗重力支。其纤维内还加入内侧纵束，并间接地接收其他神经核的纤维。②内侧核：纤维到内侧纵束、颅神经核、小脑、网状结构，并加入植物神经系统。③上核：与小脑发生联系。④下核：与网状结构联系广泛，也加入内侧纵束，部分纤维参与形成交叉的前庭脊髓束。整个结构主要位于脑桥，一直延伸到延髓尾端。上核和内侧核主要参与前庭眼动反射。内侧核参与前庭脊髓反射，并在头眼运动的同时进行协调。前庭外侧核是负责前庭脊髓反射的主要神经核。下核连接其他所有神经核和小脑，但自身没有负责的反射。两侧脑干之间的前庭神经核通过一个连接系统连在一起，并相互抑制。这种联合使得两侧脑干之间的信息得以共享。

在前庭神经核中，前庭觉传入的处理与非前庭觉（包括本体感觉、视觉和传出信息）的处理同时进行。前庭神经核、小脑、眼球运动核和脑干网状激活系统之间存在广泛的连接，这是前庭眼动反射和前庭脊髓反射的效应器官，眼外肌和骨骼肌提供了定向定时的信号。

前庭神经及中枢联系见图 13－8。

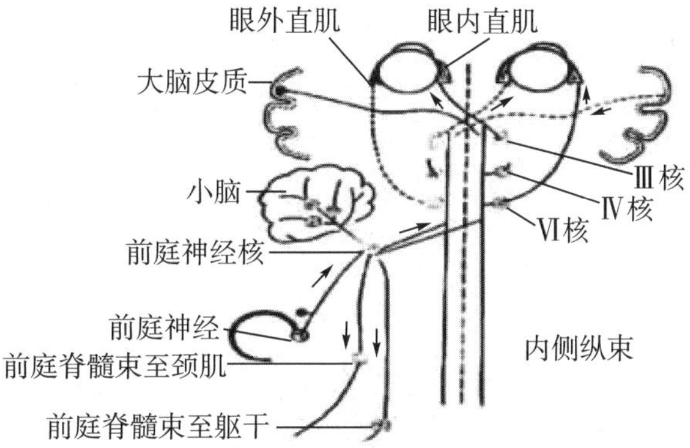

图 13－8　前庭神经及中枢联系

2. 小脑。

小脑是前庭核复合体传出的主要接收器，也是其传入的主要信息来源。虽然不是前庭反射所必需的，但小脑切除后，前庭反射是未校准和无效的。

前庭与小脑间的关系非常密切，大量的前庭神经纤维分布到小脑，有的神经纤维直接从前庭神经节发出到小脑，自前庭上核投射到小脑的绒球小结叶和顶核形成前庭小脑束。传入小脑的前庭神经纤维，可经小脑（顶核）再回到前庭神经核，它的侧支与网状结构各核团以及上橄榄体相联系，同时又与动眼神经的内侧纵束相连，对眼震有抑制作用。此神经环路构成前庭神经—小脑—前庭神经核—前庭神经的环路反馈系统，随时对前庭发挥正或负的反馈调节作用。例如，小脑前上蚓区的损伤影响前庭脊髓反射，导致步态共济失调，影响躯干的稳定性，患者不能通过下肢的感觉传入来稳定姿势。这些病变通常与过量的酒精摄入和维生素 B_1 缺乏有关。

小脑和前庭的中枢联系见图 13－9。小脑结构见图 13－10。

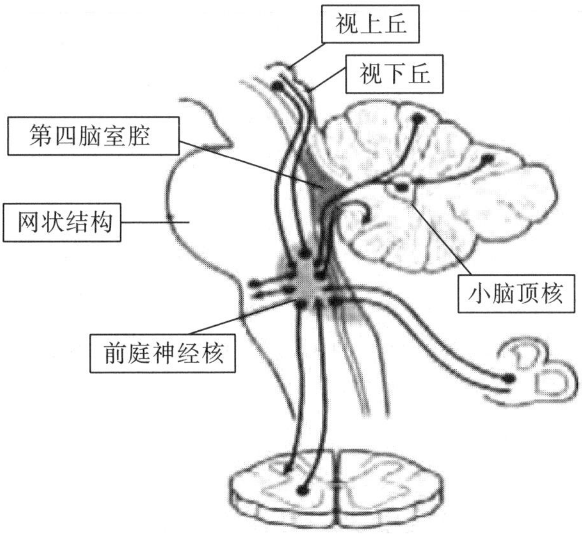

图 13－9　小脑和前庭的中枢联系

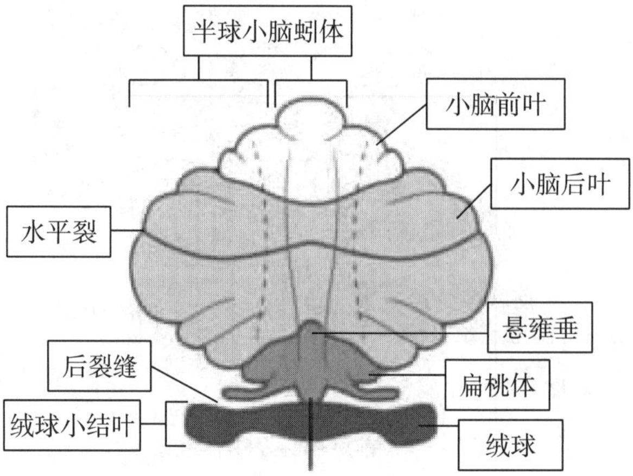

图 13－10　**小脑结构**

（二）前庭中枢调节

前庭感受器接受刺激后，前庭神经的向心纤维将冲动传入脑干前庭核、小脑、脊髓等神经中枢。这些中枢有传出纤维将本身的信息传给前庭感受器，形成前庭反馈系统，以更好地调节前庭反射。前庭系统与其他感觉系统一样，传入冲动受到传出神经的特异性活动的调节。这种传入、传出组成了机体“自身调节系统”。该系统建立在反馈机制的基础上，这种反馈属于交叉的负反馈，即输出的是抑制，可控制前庭感受器毛细胞的灵敏性及放电性，使前馈反射活动更正确、更稳定。也就是说，中枢调节作用主要是对前庭终末的抑制作用，这种作用使机体在前庭感受器受到强烈刺激时不发生剧烈反应，这是一种保护性抑制。

前庭核是前庭反射弧的启动部位，在综合调节其他感觉活动后，再对终末前庭感受器进行调节。同时，前庭核接收高级中枢的张力及位相控制。这一系列的控制及调节、传入—传出关系的急剧变化，使得人体的空间姿势得到不断调整，人体得以保持平衡。

作为中间调控结构，网状结构在大脑皮质与前庭核之间起高级控制作用，能调整前庭核感觉信息，使一些信息感受向别处投射。小脑蚓部浦肯野纤维细胞对前庭核有抑制作用。另外，前庭感受器或初级神经元可能还有短的反馈线路到达前庭感受器本身，即前庭感受器可以接收它自身反馈调控信息。

（三）前庭神经传导通路及其功能反应

1. 前庭眼动神经通路。

两侧前庭神经核发出的次级纤维经内侧纵束（直接通路）和网状结构（间接通路）上行至三对动眼神经核（滑车神经核、外展神经核和动眼神经核），最后终止于 Cajal 间质核和 Darkschewithsch 核。

从前庭外侧核腹侧发出次级传入纤维经内侧纵束外侧上行至同侧的动眼神经核背侧细胞群及同侧的滑车神经核（支配上斜肌），一侧的内侧前庭核发出的纤维至两侧的外展神经核，由对侧外展神经核再上行终止于滑车神经核和动眼神经核。前庭神经核发出的纤维向动眼神经核对称性分布起着保证两眼球做圆滑运动的作用。

前庭眼动反射是前庭分析器在适宜刺激作用下（角加速度、角减速度，直线加速度、直线减速度）通过上述神经通路产生的一种重要躯体反应。其基本生理作用是保证视网膜随时能进行视觉定向。由半规管壶腹嵴引起的典型眼动反射是一种跳跃性眼动反射，即眼震。由耳石器引起的典型眼动反射是眼球平行上下或左右移动性眼动。

2. 前庭网状结构通路。

投射到网状结构的前庭纤维，主要是来自前庭神经核的次级纤维，前庭感受器的初级神经元纤维也直接终止于网状结构。前庭神经核正是通过脑干网状结构与中枢神经系统的大部分神经核发生着广泛而密切的联系。前庭神经核经网状结构与动眼神经核、橄榄核、红核、边缘系统都发生联系。前庭神经核也经网状结构与脊髓发生联系。

前庭神经核与网状结构主要对各种前庭反应起整合作用，即兴奋、抑制调节。网状结构功能异常会明显影响前庭的各种功能反应，对前庭眼动反射、前庭植物神经反射和前庭脊髓反射的影响更为明显。

3. 前庭脊髓通路。

前庭脊髓通路有两条：前庭脊髓外侧通路（lateral vestibulospinal tract，LVST）和前庭脊髓内侧通路（medial vestibulospinal tract，MVST）。

前庭脊髓外侧通路起自前庭外侧核，不交叉至同侧整个脊髓，终止于前角细胞，有一部分纤维至延髓网状结构。前庭脊髓内侧通路起自内侧核和下核的纤维，经内侧纵束下行，这些纤维大部分交叉。

前庭脊髓通路在姿势反射和随意运动中起重要作用。它对脊髓反射的作用依赖小脑脊髓束、网状脊髓束相互密切配合。前庭脊髓通路直接作用于 α 运动神经元和 γ 运动神经元，先使 γ 运动神经元兴奋，而后使 α 运动神经元兴奋，主要使抗重力肌产生紧张性收缩，对抗地心引力；同时也使伸肌兴奋，发生反射性收缩。在没有活动时，这一通路有来自前庭感受器的自发性兴奋活动（频率为 15～25 次/秒）。除了这种直接作用，外侧通路还间接地经延髓网状结构作用于脊髓。

4. 前庭小脑通路。

分布和终止于小脑各部的前庭纤维主要是来自前庭下核尾腹侧区、内侧核尾侧区和X小细胞核的次级纤维，由前庭核发出的纤维终止于同侧的古小脑（顶核、球状核和栓状核）及小脑皮质（绒球小结叶），也有一部分不经过前庭核的初级前庭神经纤维终止于小脑。同时，接收前庭神经纤维的小脑各核团及皮质发出神经纤维再次进入前庭神经核及延脑、桥脑的网状结构。特别是前庭外侧核，其大部分都接收来自小脑顶核的神经纤维。

前庭核与小脑之间有如此多而复杂的突触结合。值得注意的是，这种突触结合对前庭眼动反射弧发生着广泛的制约作用，如小脑绒球对前庭反射施以制约作用。它们之间的这种相互制约作用对前庭眼动反射起着良好的整合作用。

同时，前庭、小脑、网状结构以及脊髓之间也存在着相互制约的关系。小脑顶核进一步向上下丘脑、外侧绒带、内膝体、黑质附近发送纤维。而顶核接收前庭神经核次级纤维及前庭感受器的初级纤维。这样使前庭性冲动经小脑顶核送至更高级的大脑中枢部位，传入的前庭兴奋先被小脑整合，然后再从小脑传送到身体各个部位，起着平衡调节的作用。

5. 前庭大脑皮质通路。

前庭感受器受到适宜刺激以及非适宜刺激后可产生各种空间知觉反应，甚至眩晕感觉，说明从迷路传来的神经冲动可以到达大脑皮质。前庭传入冲动在皮质上的投射定位部位有多个，主要集中在大脑颞叶外侧裂附近，其前方与本体感觉Ⅰ区相连接，其后方与听觉区（Brodman 41 区）相邻。

前庭传入冲动经两条途径与大脑皮质发生联系：一条是经前庭神经核、丘脑特异神经核至大脑颞叶区域；另一条是经前庭神经核至网状结构、小脑、丘脑非特异神经核，以及近下丘脑至边缘系统至颞叶区域。

6. 平衡觉传导通路。

平衡觉传导通路传导内耳前庭感受器对身体特别是头部位置变化所感受的刺激，与深感觉和视觉共同参与身体平衡反射的调节。

第1级神经元的胞体位于内耳道底的前庭神经节，为双极神经元，其周围突分布于内耳膜半规管的壶腹嵴、前庭的椭圆囊斑和球囊斑。中枢突组成前庭神经，与蜗神经一起入脑桥，止于前庭神经核群。前庭神经节分为上、下前庭神经节。上部神经节的节细胞支配水平和上半规管壶腹嵴、椭圆囊斑和球囊斑小部分。下部神经节的节细胞支配后半规管壶腹嵴及球囊斑的大部分。

第2级神经元的胞体位于前庭神经核群。由前庭神经核发出的二级纤维至中线两侧组成内侧纵束，其中，上升纤维止于动眼神经核、滑车神经核和外展神经核，完成眼前庭反射（如眼震）。下降纤维至副神经脊髓核和上段脊髓前角细胞，调节眼球运动和头颈部转动的反射活动。此外，前庭神经外侧核发出纤维构成前庭脊髓束，完成躯干、四肢的姿势反射（伸肌兴奋、屈肌抑制）。前庭神经核群还发出纤维到达脑干网状结构、迷走神经背核和疑核等处，构成前庭与内脏联系的反射通路，故当平衡觉传导通路或前庭感受器受刺激时可引起眩晕、呕吐、恶心等症状。前庭神经核群还发出纤维与前庭神经的部分纤维共同经小脑下脚进入小脑，参与平衡调节。

前庭上行和下行通路见图 13－11。前庭系统的基本联系与前庭功能障碍症状见图 13－12。

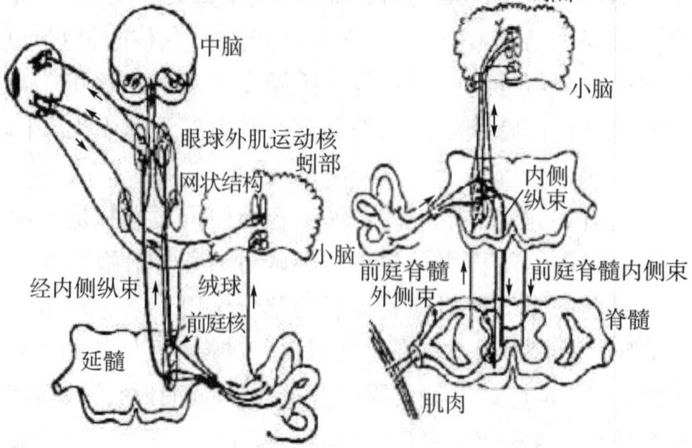

图 13－11　前庭上行和下行通路

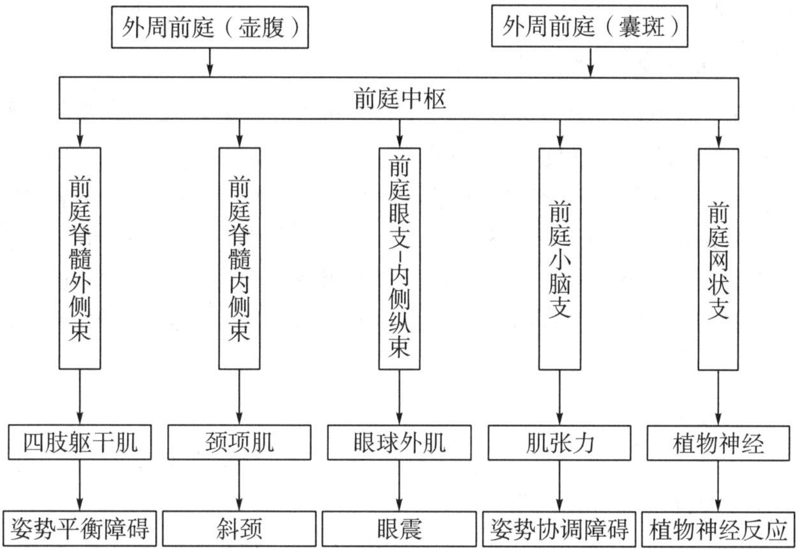

图 13－12　前庭系统的基本联系与前庭功能障碍症状

三、前庭功能检查方法

（一）眼震电图

眼球是一个双极性球体，角膜相对于视网膜呈正电位，由此形成正负电极。这个角膜－视网膜电势（CRP）（图 13－13）存在一个 1mV 左右的基准电位差，记录这个电位差的技术即为眼动电图描记法（electrooculography，EOG）。通过水平和垂直方向表面电极探测到的 CRP 就可记录眼球转向或偏离电极的极性。由于扭转性眼运动（单纯的顺时针或逆时针）不能导致眼球在眼眶内垂直或水平方向的偏离，电极不能探测到 CRP 的相对改变，因此扭转性眼动不能通过 EOG 探测得到。

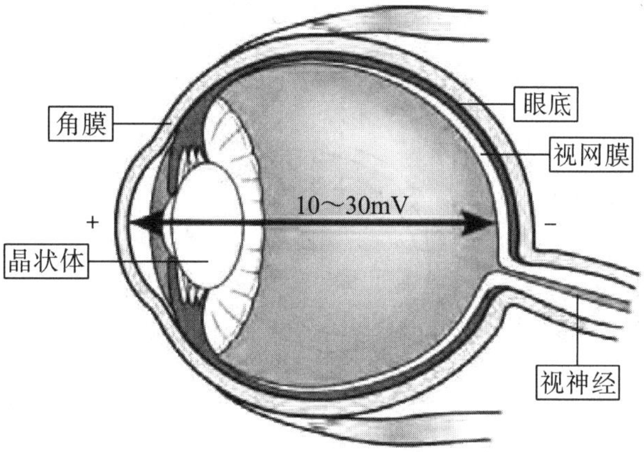

图 13－13　角膜－视网膜电势（CRP）

眼震电图（ENG）除了记录眼球转动，还能够提供眼动功能的一系列测试（包括凝视稳定性、平滑追踪及扫视)、位置性和变位性检查，以及双温检查。

（二）位置性和变位性检查

位置性检查指的是将患者的头和身体置于不同的位置上，观察是否有眼震诱发。头通常限定在四个不同的位置（仰卧、侧卧、头向左和头向右），观察置于重力相关的特定头部位置是否会诱发眼震。位置性检查异常的标准通常为任一位置观察到的慢相角速度（slow component eye velocity，SCEV）大于5%，或者在两个检查位置中间1/2处可观察到小于6°/s的持续眼震，或者是所有位置均诱发出小于6°/s的短暂眼震。变位性检查（Dix－Hallpike）需要进行更快速的变位并判断这种头部位置的改变是否能激发出眼震。

（三）双温检查

双温检查（图13－14）是评价外周单侧前庭功能减退（unilateral vestibular hypofunction，UVH）的“金标准”。给予外耳道冷或热刺激，会在颞骨内产生一个温度梯度。颞骨内，温度在水平方向上的改变是最大的，而在中间方向上是最小的。由于重力作用，温度梯度导致内淋巴液产生对流，水平半规管壶腹嵴产生位移，进而诱发眼震。基于此，双温检查中的头部位置是非常重要的。温度会直接刺激毛细胞，中耳压力因此改变，壶腹嵴偏移，诱发眼震。通过分别刺激每个迷路，双温检查能够判断半规管受损侧。

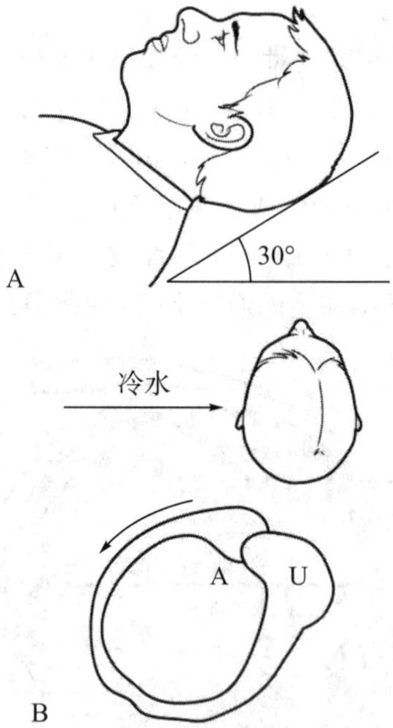

图13－14　双温检查

（四）轮椅检查

轮椅检查是判断双侧前庭功能减退（bilateral vestibular hypofunction，BVH）和中枢神经系统对前庭神经功能补偿程度的“金标准”。轮椅检查提供生理刺激，患者的旋转能够导致水平半规管的内淋巴液流动（相对刺激和抑制）。这种检查与双温检查相比更接近自然头动速度。轮椅检查能够提示双侧水平半规管功能减退的情况，也可用于检查儿童的前庭功能，以及由于鼓膜情况受限和耳朵结构不对称不能进行前庭双温检查的患者。

（五）摇头眼震（head shaking nystagmus，HSN）与振动眼震（vibration induced nystagmus，VIN）

摇头眼震通过快速摇头或施加振动等方式激发，观察有无眼震出现，从而评价有无潜在的双侧前庭功能不对称等病变，可作为自发眼震检查的重要补充。

摇头眼震：受试者端坐头直位，前倾 30°，闭眼，以 2Hz、左右各约 45°幅度在水平方向主动或被动摇头 20 次以上，停止摇头后立即睁眼，观察记录有无眼震。

振动眼震：受试者端坐头直位，前倾 30°，以 100Hz、幅度 0.5～0.8mm 机械振动刺激受试者乳突 10 秒以上，观察记录有无眼震。

（六）前庭诱发肌源性电位（vestibular evoked myogenic potential，VEMP）

传统的前庭功能检查方法，只是通过前庭眼动反射来检测水平半规管的功能。前庭诱发肌源性电位是采用高强度声音刺激一侧内耳的球囊、椭圆囊，并在紧张的胸锁乳突肌、眼球外肌或咬肌上记录肌源性电位来反映前庭丘脑通路完整性的一种客观无创性电生理技术。前庭耳石器对强短声或振动刺激引起的肌电反应，包括球囊诱发的胸锁乳突肌肌源性电位（cervical VEMP，cVEMP）和椭圆囊诱发的眼外肌肌源性电位（ocular VEMP，oVEMP），分别用于评价球囊与前庭下神经和椭圆囊与前庭上神经通路的功能。因此，VEMP 对前庭系统及其相关疾病具有重要的临床诊断价值。

1. cVEMP 检测：最为常用的方法。让患者平卧，采用仰卧位抬头体位进行检测。表面记录电极置于双侧胸锁乳突肌上 1/3 到 1/2 处对称的位置上，参考电极置于胸锁关节，接地电极置于前额两眉，电极阻抗不大于 5kΩ。采用 500Hz 短纯音（或 0.1 毫秒短声刺激），上升/下降时间 1 毫秒，峰时持续时间 2 毫秒，刺激频率 5Hz，叠加 50～100 次，记录窗宽 50 毫秒，滤波 10Hz～1kHz，左、右侧耳分别给予 105dB nHL 高强度短声刺激，对侧耳给予同侧耳 30～40dB 掩蔽声。测试时，患者将头部轻微抬离床面 20°～30°，使胸锁乳突肌轻度收缩（使副神经易化），并使检测肌电的波幅达到 200μV。单侧给声，同侧记录，一侧完成换对侧，仰卧抬头位时也可双侧同时刺激并记录。

2. oVEMP 检测：给声刺激时，在眼球外肌上记录到的 VEMP 称为眼前庭诱发肌源性电位。各项参数要求同上，叠加次数 100 次。在双侧眶下缘下方 10mm 处放置记录电极，距此电极下方 20mm 皮肤表面放置参考电极，接地电极置于下颌。测试时头部保持水平，患者双眼始终保持向后上方注视，以维持下斜肌张力，双眼保持固视约 20 秒即可完成一次记录。单侧给声，对侧记录，一侧完成换对侧，也可双侧同时刺激并记录。oVEMP 起源于椭圆囊，其传导通路为：椭圆囊斑→前庭上神经→前庭神经核（脑干）—交叉前庭眼束（内侧纵束）→对侧动眼神经核→对侧眼斜肌。

3. 计算下列参数并进行结果分析。

1）潜伏期：cVEMP，P1 潜伏期为从刺激起始到产生 P1 波的时间，在 13 毫秒左右。N1潜伏期为从刺激起始到产生N1波的时间，在23毫秒左右（上述为采用短音刺激时的潜伏期，临床常使用短纯音刺激，长于13毫秒和23毫秒）。

oVEMP，N1潜伏期为从刺激起始到产生N1波的时间，在10毫秒左右。P1潜伏期为从刺激起始到产生P1波的时间，在15毫秒左右。

2）波幅及波幅非对称性（AR）：P1波与N1波的幅度差称为波幅，受年龄、肌肉紧张度等个体因素影响较大。AR为两侧波幅的差的绝对值与两侧波幅之和的比值，一般小于30%～35%。

3）阈值：可辨认波形的最小声刺激强度，常以三次以上引不出重复性波形的刺激强度作为阈值。一般随年龄增加阈值会增加。临床上比较有意义和常用的指标是AR，其增大常提示一侧耳石器与前庭上、下神经通路的损伤。阈值明显降低或波幅明显增大常见于上半规管裂。潜伏期延长可见于迷路后或中枢病变。

需要注意的是，VEMP引出率、潜伏期、波幅、阈值与年龄、体力、体位等有一定的关系，分析时需要考虑这些因素。AR受双侧肌肉对称性影响，检测时需要进行校正。传导性听力损伤患者可采用振动刺激代替强短声进行检测。颈部疾病或活动受限患者不能进行cVEMP检查，失明患者不能进行oVEMP检查。

（七）视觉感知检查

主观垂直视觉（subjective visual vertical，SVV）和主观水平视觉（subject visual horizontal，SVH）用于评价个人垂直方向和水平方向感知能力的量化行为。这种行为可评价耳石功能和介导重力传入的中枢通路功能。视觉感知检查不能特异性地检测球囊或椭圆囊的病变。

（八）动态视敏度（dynamic vision acuity，DVA）检查

动态视敏度检查通过对比头部以一定速度运动时视敏度与头部静止时视敏度的差异，评价前庭眼动反射功能状况。

（九）前庭自旋转试验（vestibular autorotation test，VAT）

前庭自旋转试验通过检测患者以一定频率主动摆头时的眼动反射，评价较高频率（0.5～6.0Hz）的前庭眼动反射状况。

（十）计算机动态姿势描计图（computerized dynamic posturography，CDP）

眩晕患者的姿势响应能够反映重要的功能相关信息。在不同的测试条件下，计算机动态姿势描计图通过压力板技术来测量各种情况下的压力中心（center of pressure，COP）。COP代表了所有身体与压力板接触部分反馈的力学位置。

CDP主要包括感觉和运动两个部分。感觉部分包括一连串姿势控制检查，评价患者为保持平衡整合视觉、前庭觉和本体感觉的能力，主要测量患者在6种特定情景下站立的时间。患者需要尽可能保持静止站立，同时记录患者的COP运动的面积和速度。通过6项感觉功能检查可以发现某些异常表现。

CDP的运动部分包括运动控制测试（motor control test，MCT）和姿势诱发反应测试。

6 种情况下的平衡整合测试见图 13－15。

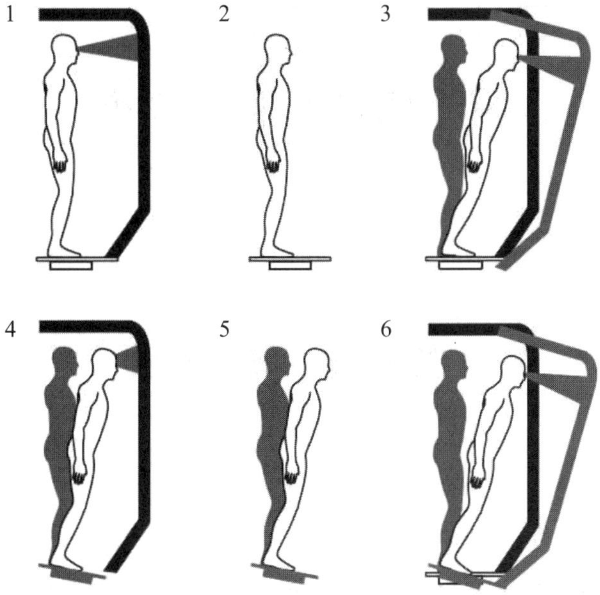

图 13－15　6 **种情况下的平衡整合测试**

（十一）前庭自主神经反应检测

前庭自主神经反应检测主要用于飞行员等特殊职业人群的选拔，也可用于前庭运动敏感性相关疾病的评价。

（何琳　黄能）

第十四章　眼部检查

第一节　概　述

一、视觉的产生

视觉是人体将通过视觉器官眼睛接收到的外周信息（光线）输入进行处理后得到的一种感觉。

二、相关概论

（一）视觉敏锐度

视觉敏锐度是眼睛能够分辨两个相邻的点的能力。这也是临床上常提到的视力。视觉敏锐度取决于物体投影在视网膜上的位置。视网膜中央凹是大部分视锥细胞分布的地方，也是视觉最敏锐的区域。中央凹中视锥细胞分布的区域直径大概为 1.5μm，人体能分辨的两点在视网膜上的距离最远大约为 2μm，略大于视锥细胞分布的区域。当两点在视网膜上投影的距离大于这个距离时，对物体的视觉会逐渐变得模糊。

（二）视野

视野是当视线固定向前时，眼睛能看到的最大的空间范围。视野的大小与眼睛的位置和视网膜上感觉细胞的分布有关。双眼视野大于单眼视野。不同颜色的视野也不一样。

（三）对比敏锐度

对比敏锐度是眼睛分辨静态物体不同亮度的能力。对比敏锐度反映了人体视觉的质量。对比敏锐度由视神经轴突的功能和分布决定。

（四）深度知觉

深度知觉是能够分辨物体到眼睛的距离的能力。眼睛主要通过三个方面来感知物体到眼睛的距离。第一，通过已知大小的物体在视网膜上成像的大小。成像越大，物体离眼睛越近；反之亦然。第二，通过视线移动时，物体成像移动的程度。当视线固定时，物体在视觉中也是固定的。但是当视线移动（如左右移动）时，距离近的物体移动速度相对较快，而距离远的物体移动速度相对较慢。通过这个方式，能分辨出物体离眼睛的相对距离。第三，通过双眼视觉来判断物体的距离。两个眼睛之间的距离使得物体在视网膜上成像的位置是不同的。眼睛可以通过比较已知距离物体和未知位置物体在视网膜上成像位置的区别来判断物体的距离。所以双眼视力深度知觉强于单眼视力深度知觉。

三、视觉与平衡

人体通过不同感觉输入来感知身体的位置，从而调整和保持身体的平衡。平衡控制所需要的感觉信息包括视觉、前庭觉和本体感觉。人体对每种感觉输入的依赖并不是一成不变的，不同的环境和运动任务中，对不同感觉的依赖会发生变化，这种能力称为感觉统合。随着年龄的增长，这三种感觉输入的准确性都会发生变化。这种变化会改变人体对不同感觉输入的依赖程度，而人体对视觉的依赖程度总体而言是会随着年龄增长而增加的。研究发现，视觉敏锐度、视野、对比敏锐度和深度知觉都会影响平衡控制，这些功能损伤会增加跌倒的风险。

四、年龄对视觉的影响

随着年龄的增长，与视觉相关的生理结构会发生变化。晶状体可以通过改变形状和大小来调节物体成像的焦距，帮助与眼睛不同距离的物体成像落在视网膜上。随着年龄的增长，晶状体变重变厚，且弹性变小，晶状体调节眼睛焦距的能力下降，影响视觉。降低的晶状体弹性使得眼睛将近处的物体影像清晰地投射在视网膜上的能力下降，造成老视，即老花眼。睫状肌通过收缩和放松来调节晶状体的大小。随着年龄的增长，睫状肌的直径变小。肌量减少可造成肌力减小，这可能也是造成老视的原因之一。视觉敏锐度、视野、对比敏锐度和深度知觉会随着年龄的增长而退化。

五、视觉与跌倒风险

（一）视觉敏锐度与跌倒风险

视觉敏锐度是最常见的随着年龄增长而下降的视觉指标之一。随着年龄的增长，晶状体的适应性下降。适应性下降后眼睛无法通过调整晶状体的形状来让物体的影像投影到视网膜上，尤其是近处的物体。视觉敏锐度也会影响前庭系统对人体平衡的控制。视觉和前庭输入共同构成前庭眼动反射的基础。视觉的变化会影响人体利用前庭眼动反射来控制平衡的能力，同时也影响人体利用前庭信息来控制平衡的能力。

（二）视野与跌倒风险

视野与跌倒风险有很强的相关性。视野损伤会增加跌倒的次数。研究还发现，视野的不同位置损伤对姿势控制的影响是不同的。视野下部的损伤和增加的跌倒次数相关，而视野上部的损伤并不影响跌倒风险。这说明在日常生活中，人体更加依赖视野下部来控制平衡。人体在移动时需要注意到地面的情况来避免被绊倒和调整活动路线等。中心视野和周围视野都会影响跌倒风险。但是中心视野和周围视野对跌倒的影响程度有所不同。中心视野损伤会增加 2.4 倍的跌倒风险，而周围视野损伤会增加 1.4 倍的跌倒风险。中心视野和周围视野影响平衡的机制有可能是不一样的。研究发现，当视野的大小一样时，中心视野能减少身体的摇晃程度，而周围视野并未改变身体的摇晃程度。但是，当视野的大小根据大脑视觉皮质大小调整，即中心视野和周围视野在视觉皮质占据的区域面积一样时，两者对身体摇晃程度的影响没有差异。

（三）对比敏锐度与跌倒风险

对比敏锐度的改变也会影响跌倒风险。降低的对比敏锐度会影响眼睛识别危害平衡的障碍物，尤其是在晚上。研究证明，即使有正常的视觉敏锐度，对比敏锐度下降也会增加跌倒风险。对比敏锐度不仅和跌倒史（过去跌倒的次数）相关，同时还可以作为对将来跌倒的预测指标。对比敏锐度除了与跌倒有直接的相关性，还被发现与跌倒风险相关的运动任务表现相关，比如从坐到站和下肢反应性踏步测试。随着年龄的增长，对比敏锐度下降，研究发现对比敏锐度下降早于视觉敏锐度。对比敏锐度的降低和糖尿病、视网膜疾病或黄斑疾病有关。

（四）深度知觉与跌倒风险

深度知觉让眼睛分辨出环境中物体的位置，以及身体与各物体的位置关系。双眼视觉对深度知觉的准确性非常重要。有研究者发现，深度知觉与多次跌倒的相关性高于视觉敏锐度、对比敏锐度和视野与多次跌倒的相关性。深度知觉还被发现与跌倒常见的并发症髋关节骨折有相关性。研究发现，当双眼的视觉敏锐度不一致时，深部知觉会变差，走路的速度会降低。另有研究发现双眼视觉敏锐度的不同与跌倒风险有直接的相关性。

第二节　临床及研究中的常用眼部检查

一、视觉敏锐度检查

视觉敏锐度的常见检查有标准对数视力表、Snellen 视力表、LogMAR 视力表和 Bailey-Lovie 视力表。

（一）标准对数视力表

视标（optotype）是视力测试表中使用的各种字母、图形、文字、数字等。由于国外大多数使用的视觉敏锐度测试表使用字母作为视标，所以其并不适用于中国。基于我国国情，我国使用的视标为正方形“E”，且以判断“E”的开口方向来进行测试。目前，将“E”作为视标的标准对数视力表是国内主要使用的视觉敏锐度测试表。

（二）Snellen 视力表

Snellen 视力表是 1862 年由荷兰眼科专家 Herman Snellen 制定的，用于测量视觉敏锐度。Snellen 视力表使用大写的字母作为视标，标准的 Snellen 视力表由 11 行视标组成，第一行为一个视标，视标从上到下，数目依次增多，但尺寸依次变小。

Snellen 视力表的优点是便宜、简单，可以被用来筛查视觉敏锐度的异常；缺点是精确性不够。

（三）LogMAR 视力表

LogMAR 视力表的全称为可分辨的最小视觉角度的对数（logarithm of the minimum angle of resolution），是一个标准化的视力敏锐度测试表。LogMAR 视力表由澳大利亚全国视觉研究组织（National Vision Research Institute of Australia）研发，旨在提高视觉敏锐度测量的准确性。由于其良好的准确性，LogMAR 视力表不仅运用于临床，也常被运用于和视力有关的研究中。

（四）Bailey－Lovie 视力表

Bailey－Lovie 视力表由澳大利亚眼科专家 Ian Bailey 和 Jan Lovie－Kitchin 在 1974 年发明，用于测量视觉敏锐度和对比敏锐度。

二、视野测量

视野测量的原理是让受试者的视线固定在正前方，通过让受试者识别视野中的目标来判断视野的区域、大小和边界。视野测量可以不借助工具进行简单筛查，也可以用仪器（如视野计）对视野进行更精准的测量。

三、对比敏锐度测量

（一）高对比度和低对比度视力表

高对比度和低对比度视力表，有时也被称为高对比度和低对比度 Bailey－Lovie 视力表。两个不同对比度的 Bailey－Lovie 视力表先被用来测试视觉敏锐度，然后通过比较两个视力表测出的视觉敏锐度来表示对比敏锐度。常用的高对比度和低对比度视力表的对比度分别为 90％和 10％Michelson contrast 或者 95％和 18％Weber contrast（Michelson contrast 和 Weber contrast 为两种不同的对比度表示方法）。高对比视力表测试出的视觉敏锐度优于低对比视力表测试出的视觉敏锐度。

（二）墨尔本边缘测试（Melbourne edge test，MET）

MET 被用来测试眼睛对物体边缘的对比敏锐度。MET 实例见图 14－1。

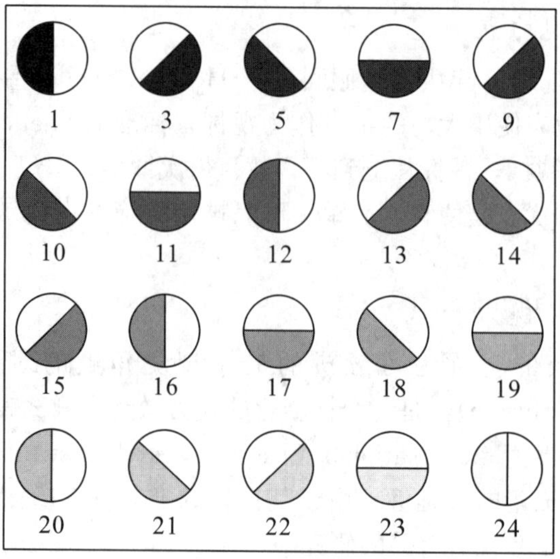

图 14－1　MET 实例

四、深度知觉测量

（一）Howard－Dolman 检查

Howard－Dolman 检查由 Howard Dolman 于 1919 年发明，用来测试双眼深度知觉。Howard－Dolman 检查被认为是深度知觉测试的“金标准”。现在临床和研究中大多使用改良版的 Howard－Dolman 检查。改良版的 Howard－Dolman 检查会使用专门的测试工具套装，同时研究人员还可以根据实验目的对测试工具进行调整。

Howard－Dolman 检查示意图见图 14－2。

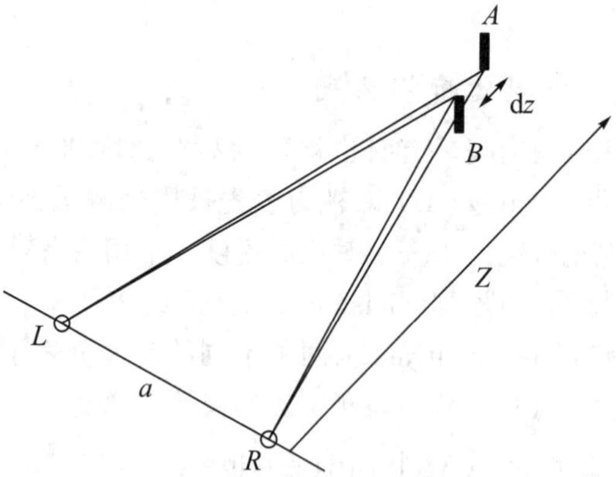

图 14－2　Howard－Dolman 检查示意图

（二）Frisby Stereo 检查

Frisby Stereo 检查是简单、便携的视觉深度检查。Frisby Stereo 检查比 Howard－Dolman 检查更为简单，对认知的能力要求更低，可以广泛应用于小孩和老年人。

Frisby Stereo 检查并不要求受试者在测试过程中进行言语描述，所以不受表达障碍和不同语言背景的影响。

Frisby Stereo 检查实例见图 14－3。

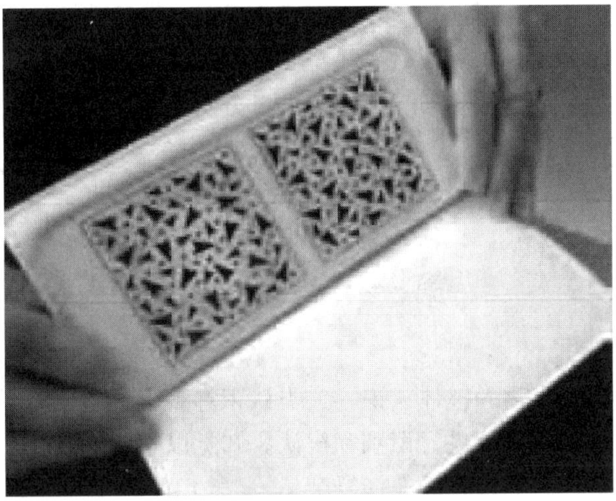

图 14－3　Frisby Stereo **检查实例**

（桂尘璠）

第十五章　认知和知觉障碍检查

第一节　概　述

知觉是人类对客观事物的整体认识，人类认识客观事物始于感觉输入，感觉器官将外界的刺激信息输入神经系统进行识别和辨认。知觉以感觉作为基础，但不等于各种感觉信息的总和，其要比感觉信息的叠加复杂。

各种原因导致局灶性或弥漫性脑损伤时，大脑对感觉刺激的解释和整合发生障碍，称为知觉障碍。

知觉障碍的分类如下。

1. 躯体构图障碍：与人体知觉有关的障碍，包括单侧忽略、疾病失认、手指失认、躯体失认及左右分辨困难。

2. 视空间关系障碍：视空间关系障碍与日常生活活动能力关系密切，因此，视空间关系障碍根据其特征进行分类，包括图形背景分辨障碍、空间定位障碍、空间关系障碍、地形定向障碍、形态恒常性识别障碍、距离知觉障碍。

3. 失认症：视觉失认、触觉失认和听觉失认。

4. 失用症：传统的失用症包括意念性失用、意念运动性失用和肢体运动性失用，根据失用症的表现特征增加了结构性失用、穿衣失用、口－颜面失用等类型。

认知是认识和知晓事物过程的总称，是人类大脑所特有的高级功能，是指人在对客观事物的认识过程中，对感觉输入信息的获取、编码、操作、提取和使用过程，是输入和输出之间发生的内部心理活动，包括注意、知觉、思维和记忆等。

当各种原因引起脑部组织受损时，记忆力、言语、视空间、执行、计算和理解判断等功能中的一项或多项受损，影响个体的日常生活活动能力，称为认知功能障碍，又称为高级脑功能障碍，包括注意障碍、记忆障碍、知觉障碍和执行能力障碍。

第二节 检查内容

一、知觉障碍检查

（一）失认症检查

失认症是指因脑损伤导致患者在没有感觉障碍、注意力不集中、智力衰退、意识不清的情况下，不能通过感觉辨认身体部位和熟悉物体的临床症状。

1. 视觉失认的评定。

1）视物辨认：将生活中常见的物品实物或照片放在患者面前，如电视、牙膏、鸡蛋、碗、筷子等，要求患者说出物品的名称；或检查者说出某种物品的名称，患者指出相应的物品。

2）触物辨识：患者闭上眼睛，触摸常用的生活物品，并说出它的名字。

3）描述实物特征：要求患者根据实物或照片上物体的特征进行描述，如物体的形状、颜色、用途等。

4）模仿画图：出示常用生活物品的简单线条画，要求患者模仿绘制。患者不能说出所看物体的名称，或不能指出检查者说出的物品，或通过触觉不能说出该物品的名称，或不能按图画完整画出，均可判断存在物体失认。

2. 面容失认的评定：出示患者本人、亲人、朋友或著名人物的照片，要求患者说出人物的名字和面部特征；也可将相同的照片混杂在诸多照片中，要求其挑选出相同的照片；还可以根据声音、步态和服装等特征辨认。不能完成者判定为存在面容失认。

3. 色彩失认的评定：将不同的物品或卡片放在患者面前，检查者说出某种颜色，要求患者指出来；或出示常见的水果或植物线条画，让患者用彩笔涂上相应的颜色，如西红柿、香蕉、苹果、橘子等。不能完成者可判定存在色彩失认。

4. 同时性失认的评定：出示一张整版印有印刷符号的作业纸，如星号，要求患者查数星号数，观察其是否只注意作业纸中的一部分；或出示一幅画，令患者描述其主要内容；或要求患者照图画画，看是否能完整画出。不能完成者可判定为存在同时性失认。

（二）失用症检查

失用症又称运用障碍，脑损伤导致患者在无智能障碍、感觉障碍、理解困难、肌肉强直及共济失调的情况下，不能准确执行有目的的相关动作。

1. 结构性失用：将物体构件组合成一定形状的能力障碍，主要类型有物体构成障碍等。

1）火柴棒拼图：检查者先用火柴棒拼出某种图形，然后让患者按照检查者的方法用火柴棒拼图，不能完成者为阳性。

2）画空心十字：给患者纸和笔，让其按照一个空心十字画图形，不能完成者为阳性。

3）临摹几何图形：请患者在白纸上临摹制定的几何图形，轻度和中度障碍患者有漏画和多画的线及空间位置不均匀等错误，但患者知道自己所画的是什么图形，并不知道画中所存在的问题。重度障碍者不知道要画什么，也不知道画出的是什么图形。

2. 意念性失用：无法正常使用日常习惯用的物品，其特点是患者对复杂精细的动作失去应有的正确观念，导致各种基本动作的逻辑顺序紊乱，只能完成一套动作的某些分解动作，没办法将各个组成部分合乎逻辑地连贯结合成一套完整的动作。评定方法包括日常用具使用试验、活动逻辑试验。活动逻辑试验：让患者打开放在桌上的牙膏盖子，拿起牙刷，将牙膏挤在牙刷上，然后刷牙。如果患者动作顺序错乱，即为阳性。

3. 意念运动失用：视觉模仿或言语命令的动作实现困难，其特点是患者无意识下能做到的动作，随意识完成却很困难。评定方法包括模仿动作试验、口头命令动作试验。如患者刷牙时能自动刷牙，但口头指示刷牙却不能完成。

4. 书写失用症：让患者抄写一段文字或画简单的图画，观察纸张放置、执笔姿势、书写动作是否正确，有无图画变形、词句遗漏、语法错误等。

5. 运动性失用：对侧或双侧运动区及其纤维病变，引起对侧肢体尤其是上肢远端的运动功能障碍，表现为失去执行精巧熟练动作的能力，患者被动模仿、执行口令及主动自发动作仅限于上肢远端。患者不能做书写、扣衣等精细活动。

6. 穿衣失用：日常穿衣能力丧失，衣服的各个部分与患者身体各部位的空间关系紊乱。评价方法是在患者给自己穿衣或玩具娃娃穿衣的过程中，检查穿衣动作是否正确，能否在合理的时间内完成穿衣动作。

7. 步行失用：患者步行启动与拐弯困难时，迈步后可跨越障碍物与上楼梯。

二、认知功能检查

认知功能检查的前提条件是患者处于清醒状态。目前普遍采用格拉斯哥昏迷量表（GCS），判断患者意识障碍的程度，如患者意识清楚，再用简易精神状态检查表（MMSE）、认知能力检查表（CCSE）、认知能力筛查量表（CASI）等判断患者是否存在认知功能障碍，最后再根据认知功能筛查的结果进行有针对性的认知功能检查。

1. 意识状态评定：无论患者处于何种程度的意识障碍，均不适合进行认知功能检查。

1）嗜睡：睡眠状态过度延长，当呼唤或推动患者肢体时即可唤醒，醒后能进行正确的交谈或执行指令，停止刺激后患者又入睡。

2）昏睡：一般的外界刺激不能使其觉醒，给予较强烈的刺激可有短时间的意识清醒，醒后可简短回答问题，刺激减弱后又进入睡眠状态。

3）昏迷：分为浅昏迷和深昏迷两种。患者对外界强烈的刺激有痛苦表情及躲避反应，无自发言语和有目的的活动，反射存在，为浅昏迷；对外界任何刺激均无反应，深、浅反射均消失，则为深昏迷。

2. GCS：总分为 15 分，最低分 3 分。8 分及以下为重度损伤，预后差；9～11 分为中度损伤；大于或等于 12 分为轻度损伤。8 分及以下提示有昏迷，大于或等于 9 分无昏迷，数值越低，预示病情越重。患者 GCS 总分达到 15 分才有可能配合检查者进行认知功能检查。MMSE 总分 30 分，评定时间为 5～10 分钟。根据患者的文化程度划分认知功能障碍的标准，一般文盲小于或等于 17 分；小学文化大于 17 分，小于 20 分；中学文化大于 20 分，小于或等于 24 分。在标准分数线下考虑存在认知功能障碍，需进一步检查。

3. 功能检查法：功能检查法是评定认知功能障碍的最直观方法，通过直接观察患者日常生活活动情况，评定其认知功能障碍的程度，如将毛巾、牙刷、牙膏、肥皂等洗漱用品放在洗手盆上，观察患者是否能够合理使用这些洗漱用品，并且正常完成洗漱活动。

三、注意检查

注意是一切认知活动的基础。注意是在指定时间内关注某种特定信息的能力，是心理活动指向一个符合当前活动需要的特定刺激，同时忽略或抑制无关刺激的能力，是对事物的一种选择性反应。注意是所有意识活动的基础，在不同程度上受到运动、知觉、认知行为的影响，因此临床上没有纯粹地检查注意的方法，往往根据需要选用相应的评定方法。

1. 视跟踪：要求患者的目光跟随光源做上、下、左、右移动，每方向记 1 分，正常为 4 分。

2. 形状辨认：要求患者临摹画出垂线、圆形、正方形和 A 字形各一图。每项记 1 分，正常为 4 分。

3. 划销测验：有数字划销、字母划销、符号划销等。测试时要求患者在专用的划销表中将指定的数字（或字母、符号）划去，从而对注意进行评定。如字母划销表中有 6 行随机排列的英文字母，每行有 52 个字母，每行都有要划销字母分布其中。要求患者以最快的速度准确地划去指定字母“C”和“E”。患者操作完毕后，分别记录正确划销数与错误划销数，并记录划销时间，根据下列公式计算患者的注意持久性指数并作为患者治疗前后自身比较的指标。

注意持久性指数＝总查阅数/划销时间×（正确划销数－错误划销数）/应划销数

4. 听认字母：在 60 秒内以每秒一个字的速度念出没有规则的字母排列，其中有 10 个为指定的同一字母，要求患者听到该字母时举手示意，举手 10 次为正常。

5. 听跟踪：在患者闭目的情况下，在其左、右、前、后及头上方摇铃，要求患者指出摇铃的位置，每个位置记 1 分，少于 5 分为不正常。

6. 声识认：给患者播放各种声音的录音，如嗡嗡声、电话铃声、钟表声、号角声等，要求患者在听到号角声时举手示意，号角声出现 5 次，若举手少于 5 次为不正常。

7. 连线测验：有 A 型和 B 型两种类型。A 型：一张纸印有 25 个小圆圈，标注着数字 1～25，要求患者按照数字顺序尽快将 25 个圆圈相连。B 型：一张纸印有 25 个小圆圈，其中13个标注数字1～13，其余12个标注字母A～L，要求患者按照数字、字母间隔的形式顺序来连接圆圈，如1－A－2－B……12－L－13，按完成的时间来评分。

8. 注意广度的检查：数字距尤其是逆向数字距，是检查注意广度的常用方法。数字距检查是患者根据评定人员的要求，正向复述或逆向复述逐渐延长的数字串的测验方法。进行正向数字距检查时，评定人员以1位数/秒的速度说出一组数字，要求患者将听到的数字以相同的顺序复述；进行逆向数字距检查时，要求患者将听到的数字以相反的顺序复述。数字距检查应先进行正向检查然后进行逆向检查，检查通常从两位数开始，每一个水平做两次检查，即同一数字距水平测试两组不同的数字，一个水平的检查通过后再进入下一个水平的检查（两次检查中任意一次通过即可），如果两次均未通过，则检查结束。

9. 行为观察：行为观察也是判断患者注意状况的一种重要方法。与患者交谈时，注意患者的谈吐和行为。注意不集中的患者趋向漫谈，常失去谈话主题，不能维持思维的连贯性；不能集中注意于一项具体的任务上，在很短时间内即出现注意转移，检查中东张西望，周围环境中的任何响动都可能引起患者的“探究反应”。漫不经心的行为可使患者不能掌握时间和完成任务，容易出现粗心的错误。

四、记忆检查

记忆是过去经历过的事情在头脑中的反映，是经历过的事物在大脑中留下的痕迹。由于记忆功能存在，人们能够利用以往各方面的经验学习新的知识。记忆常随着年龄增长而衰退。记忆障碍是脑损伤后常见的认知功能障碍，也是各种类型痴呆的常见症状。

（一）瞬时记忆评定

1. 数字广度测试：采用数字距测试方法，一次重复的数字长度（正常字距）为7±2正常，低于5为瞬时记忆障碍。

2. 词语复述测试：检查者说出4个不相关的词，如早上、鲜花、凳子、卡车等，速度为1个词/秒，要求患者立即复述，正常时能复述3～4个词，复述5遍仍未正确者，即存在瞬时记忆障碍。

3. 视觉图形记忆测试：出示4个图形卡片，让患者注视2秒后，将卡片收起或遮盖，要求患者根据记忆临摹画出图形，绘图不完整或位置错误为异常。

（二）短时记忆评定

评定内容同瞬时记忆评定，但要求注视30秒后患者回忆瞬时记忆评定的内容。

（三）长时记忆评定

1. 情节记忆测试：包括顺行性情节记忆和逆行性情节记忆，要求患者回忆亲身经历的事件或重大公共事件，包括事件的时间、地点、内容。

2. 语义记忆测试：指有关常识、概念及语言信息记忆，包括常识测验、词汇测验、分类测验、物品命名及指物测验等，如向患者提问“一年有几个月”或让患者对物品进行分类、指认物品等。

3. 程序性记忆测试：潜意识水平学习有关行为技能、认知技能及运算法则的能力。程序性记忆有时难以用语言描述，如骑自行车、打羽毛球等。存在程序性记忆障碍的患者可以对这些技能进行基础学习，但患者往往凭借以往的记忆进行操作，因此，很难做到自动、毫不费力地完成任务。此项测试只要求患者完成指定操作，如开启罐头、订书、按照给出的图画填充颜色等。

（四）标准化的成套记忆测验

韦氏记忆量表是历史悠久、世界公认的成套记忆测验方法，龚耀先等修订了本测验，并制定了中国的标准化量表。根据测量结果进行结果分析：将10个分测验的粗分分别根据“粗分等值量表分表”转换为量表分，相加即为全量表分。将全量表分按年龄组查对“全量表分的等值记忆商（MQ）表”可得到患者的记忆商。记忆商可以反映患者记忆功能的好坏，如果低于标准分，则说明其记忆功能存在问题，可做进一步检查。

（五）执行功能检查

执行功能是人类推理、解决、处理问题的能力，是人类智力功能的最高水平。常用的检查方法包括画钟测验和蒙特利尔认知评估量表（MOCA）。

1. 画钟测验：一个简单的测试方法，能够初步反映患者的执行能力和视觉结构能力。要求患者在白纸上画出一个钟表的表盘，正确地将数字放在位置上，并用表针标出8：20分的位置。

2. 蒙特利尔认知评估量表：高效快速筛查老年轻度认知损害的工具。该量表对执行功能障碍的评估比较敏感。量表包括视空间执行能力、命名、记忆、注意、语言流畅、抽象思维、延迟记忆、定向力等8个方面的评估，共计30分。26分或以上为正常，如果患者受教育年限小于或等于12年，在测试结果上加1分，校正受教育程度的偏倚。测试时间约10分钟，得分越高，认知功能越好。

（曾宁　陈忠泽　刘祚燕　陶诗琪）

第十六章　环境评估

ICF 认为，环境因素构成了人们生活和指导人们生活的自然社会和态度环境。根据 ICF 的观点，残疾人所遇到的活动受限和参与限制，是残疾人功能、结构障碍和环境障碍交互作用的结果。患者出院回归家庭后生活是否真正独立、能否参与社会生活，除了身体因素，环境也是重要的影响因素。所以，当患者的某些损伤无法改变时，就需要通过改变环境来适应其损伤，从而在一定程度上解决患者的困难。环境改造的第一步是环境评估。

第一节　环境评估策略

一、相关概念

1. 环境（environment）：围绕着人类的生存空间，人类赖以生存和发展的外部条件的综合体，可以直接或间接影响人类生存和发展的各种自然因素和社会因素的总体。

2. 障碍（barriers）：个人环境中限制功能发挥并导致残疾的各种因素。

3. 无障碍环境（barrier－free environment）：相对环境有障碍而言，指某个事物对某人是可进入、可接近、易获得的，每个人都可以获得使用这个物件或参与这件事情的机会。

4. 环境评估（environment assessment）：按照患者自身的功能水平对其即将回归的环境进行实地考察、分析，找出影响其日常生活活动的因素，并提出调适方案，最大限度地提高其独立性。环境评估作为家庭访视、健康教育的重要组成部分，其侧重于评估影响患者功能活动的环境障碍，尤其是使用轮椅或辅助设备的患者，以及有跌倒风险的老年人或其他损伤患者的安全问题。

二、环境评估的意义

神经系统疾病患者常存在平衡功能障碍，对其周围环境进行评估，有利于照护者根据合理的评估要素、患者功能状况等进行环境改造，从而补偿疾病所带来的功能障碍和伤害，提高患者移动能力、独立性，同时也为照护者提供方便。

三、环境评估方法

1. 问卷调查法：评估者采用问卷或量表，对平衡功能障碍患者或家属进行有针对性的调查，通过调查结果了解、分析患者生活、工作环境中存在的问题，并提出个性化意见和建议。

2. 现场实地评估：评估者到患者生活的环境中实地观察其真实的具体表现，发现存在的环境障碍因素，并为患者制订全面和实用的环境改造方案。

3. 照片、视频等：评估者通过患者/照护者提供的环境照片、视频等找出相对患者而言可能存在的安全隐患和影响独立生活的环境。

四、环境评估分级

环境评估分级（表 16－1）可参照 ICF 和环境评估分级量表，用“障碍”或“辅助”来判断。每项因素都按 5 级来评定，采用 0～4 级来表示。对环境的评定若根据环境的障碍程度来判断，则分值从无障碍的“0”到完全障碍的“4”；若根据在该环境下需要辅助的程度来判断，则在分值前要冠以“＋”号，从无需辅助的“0”到完全辅助的“＋4”。

表 16－1　环境评估分级

级别	障碍		辅助		百分比（%）
	障碍状况	障碍分值	辅助状况	辅助分值	
0 级	无障碍（没有，可忽略）	0	无需辅助	0	0～4
1 级	轻度障碍（一点点，低）	1	轻度辅助	＋1	5～24
2 级	中度障碍（中度，一般）	2	中度辅助	＋2	25～49
3 级	重度障碍（高，很高）	3	重度辅助	＋3	50～95
4 级	完全障碍（全部）	4	完全辅助	＋4	96～100

五、环境评估时机

1. 患者即将出院时。

2. 患者因功能障碍无法使用出院后的环境。

3. 医务人员对照护者在家里照护患者的便利性及安全性有疑虑，且觉得有必要的时候。

4. 医务人员对患者在家里的独立性、便利性及安全性有疑虑，且觉得有必要的时候。

5. 医务人员对患者参与休闲活动、执行工作、进出工作场所等有疑虑，且觉得有必要评估及改善的时候。

6. 环境调适后。

六、环境评估需考虑的因素

1. 环境的安全性：是否存在容易导致患者发生意外的危险因素，如有台阶、光线暗等。

2. 物件的可获得性和环境的可进出性：患者进行日常生活活动所必需的物品是否容易获得，空间是否足够等。

3. 患者在实际环境中的活动表现：患者日常生活自理能力、自身风险行为等。

第二节　住宅评估

受传统文化、社会经济发展和医疗保障体系等多方面的影响，大多数神经系统疾病患者在接受一段时间的住院康复治疗后，需回到家庭进行社区康复或自我锻炼。家庭作为重要的长期活动场所以及康复的最终目的地之一，其环境评估尤为重要。

一、居家环境无障碍标准

居家环境包括门、通道、厨房、洗手间等，其设计应围绕安全性、可获得性、提升患者生活自理能力等原则，主要考量平衡功能障碍患者自身的身体功能和日常需要的空间环境等。

（一）门

平衡功能障碍患者居家环境中不应该有门槛，门口净宽度大于或等于0.80m；最好使用自动门。

（二）通道

有便于进出的通道，尽量减少或不设置台阶，台阶每阶高度小于0.16m，深度大于0.28m，通道安装扶手；通道中无障碍物，光线充足；楼梯宽度大于1.2m。

（三）走廊

单拐步行者其所需走廊宽度为0.7～0.9m，双拐者则为0.9～1.2m，使用轮椅者其居家环境的走廊宽度至少1.2m。

（四）地面

室内地面平整、防滑，不建议使用地毯或打蜡。

1. 卫生间。

1）门：建议使用外开式厕所门。一是保证厕所内有足够空间；二是一旦患者发生意外，外面的人容易打开门进行救治，减少轮椅或辅助器具的阻挡。

2）洗手盆：为方便轮椅使用者接近水池洗手和脸，洗手盆底最低处不应低于0.69m，以保证患者大腿部可进入盆底；水龙头最好采用长柄式，以便操作；排水口应位于患者够得到处；镜子中心应在离地1.05～1.15m处；其余日常洗漱用品应放于患者易于拿取处。

3）便池：建议采用坐式马桶，与轮椅同高；马桶两侧安装固定式或拆卸式扶手，拆卸式扶手便于轮椅靠近；扶手间距离为0.8m左右。

4）卫生间内还应留有轮椅回转空间，至少大于1.2m×0.8m。

5）卫生间内安装求助呼叫按钮。

2. 厨房。

操作台面一般低于0.8m，深度至少0.6m；对于使用轮椅患者，炊具、燃气灶和电器控制开关的位置和高度应方便其靠近和使用；吊柜距离地面高度应小于1.2m，深度小于0.25m；灶台设置燃气报警装置和自动灭火功能等。

3. 卧室：对于使用轮椅患者，轮椅进入的房间至少要有1.5m×1.5m的轮椅转动空间；床固定不动，高度接近轮椅高度；对于非轮椅使用患者，床的高度应以患者坐在床边时，髋关节、膝关节保持约90°，双脚可以平放于地面为宜；床边安置台灯。

4. 其他：电源插座、开关应安装在方便、安全的位置，电源插座不应低于0.5m，开关高度不应高于1.2m；屋内可安置呼叫求助装置；整个居家环境应光线充足。

二、居家环境评估工具

目前尚缺乏统一的量表或工具对平衡功能障碍患者无障碍环境进行评估。国内最早的环境评估量表是由尤黎明于2001年设计的居家环境危险因素评估量表（home fall hazards assessment，HFHA）。该量表测量家中楼梯、客厅、卧室、卫生间等多个方面的危险因素，可用于评价居住环境的整体安全性，及时发现和消除评估中的危险因素。但该量表评估条目较多。国外一些居家环境评估工具如HAP量表等虽然具有很好的框架结构，但尚未本土化。

1. 室内灯光的评估与建议见表16－2。

表16－2　室内灯光的评估与建议

序号	评估内容	评估结果		建议
1	居家灯光是否合适	是	否	灯光不宜过亮或过暗
2	楼道与台阶的灯光是否明亮	是	否	在通道和楼梯处使用8～10瓦的LED灯泡，通道上宜装有光电效应的电灯
3	电灯开关是否容易打开	是	否	应轻松开关电灯
4	在床上是否容易开灯	是	否	在床上应很容易开灯
5	存放物品的地方是否明亮	是	否	在黑暗处应安装灯泡。从亮处到暗处应稍候片刻

2. 地面（板）的评估与建议见表16-3。

表16-3 地面（板）的评估与建议

序号	评估内容	评估结果		建议
1	地面是否平整	是	否	地面不宜高低不平，或者以斜坡代替，室内不应有门槛
2	地毯（垫）是否平放，有没有皱褶和边缘卷曲	是	否	确保地毯（垫）保持良好状态，去除破旧或卷曲的地毯
3	地板的光滑度和软硬度是否合适	是	否	地面（板）不宜光滑，可以刷防滑的油漆，可铺地毯
4	地毯、垫子是否无滑动	是	否	除去所有松动的地垫，或者将它们牢牢固定在地上，并且贴上防滑地衬垫
5	有溢出的液体是否立即擦干净	是	否	有溢出的液体立即擦干净
6	地面上是否放置杂乱的东西	是	否	地面上应整洁，尽可能不放或少放东西，应清除走廊障碍物
7	通道上是否没有任何电线	是	否	通道上不应有任何电线

3. 卫生间的评估与建议见表16-4。

表16-4 卫生间的评估与建议

序号	评估内容	评估结果		建议
1	在浴缸或浴室内是否使用防滑垫	是	否	在湿的地面易滑倒，浴室内应使用防滑垫，在浴缸内也应使用防滑材料
2	洗刷用品是否放在容易拿到的地方	是	否	洗刷用品应放在容易拿到的地方，以免弯腰或伸得太远
3	在马桶周围、浴缸或淋浴间是否有扶手	是	否	应装合适的扶手
4	是否容易在马桶上坐下和站起来	是	否	如马桶过低或不易坐下和站起来，应加用马桶增高垫，并在周围装上合适的扶手
5	浴缸是否过高	是	否	浴缸不宜过高，如过高，应加用洗澡凳或洗澡椅等

4. 厨房的评估与建议见表16-5。

表16-5 厨房的评估与建议

序号	评估内容	评估结果		建议
1	是否不用攀爬、弯腰或影响自己的平衡就可以很容易取到常用的厨房用品	是	否	整理好厨房，以便能更容易取到最常用的厨具
2	厨房内灯光是否明亮	是	否	灯光应明亮
3	是否常将溢出的液体立即擦干净	是	否	应随时将溢出的液体擦干净

续表16－5

序号	评估内容	评估结果		建议
4	是否有良好的通风设备来减少眼睛变模糊的危险性	是	否	留置通风口，安装厨房抽油烟机或排气扇，做饭时更应通风
5	是否有烟雾报警装置	是	否	应安装烟雾报警装置
6	是否有家用灭火器	是	否	应配备家用灭火器

5. 客厅的评估与建议见表16－6。

表16－6　客厅的评估与建议

序号	评估内容	评估结果		建议
1	是否容易从沙发椅上站起来	是	否	宜用高度适宜又有坚固扶手的椅子
2	过道上是否放置任何电线、家具和凌乱的东西	是	否	不可在过道上放置电话线、电线和其他杂物
3	家具是否放置在合适的位置，使开窗或取物时不用把手伸得太远或弯腰	是	否	家具应放置在合适的位置，地面应平整、防滑和安全
4	窗帘等物品的颜色是否与周围环境太相近	是	否	窗帘等物品颜色尽可能鲜艳，与周围环境应有明显区别

6. 楼梯、台阶、梯子的评估与建议见表16－7。

表16－7　楼梯、台阶、梯子的评估与建议

序号	评估内容	评估结果		建议
1	是否能清楚地看见楼梯的边缘	是	否	楼梯与台阶处需要额外的照明，并应明亮；楼梯灯尽量使用自动开关
2	楼梯与台阶的灯光是否明亮	是	否	—
3	楼梯上下是否有电灯开关	是	否	—
4	每一级楼梯的边缘是否安装防滑踏脚	是	否	所有阶梯必须至少一边有扶手，每一级楼梯的边缘应装防滑踏脚
5	楼梯的扶手是否牢固	是	否	扶手必须坚固
6	折梯和梯凳是否短而稳固，且梯脚装上防滑胶套	是	否	尽量避免使用梯子，如需使用，最好有人在旁。折梯应保持良好状态，最好用有扶手的梯子，保证安全

7. 衣服和鞋子的评估与建议见表16－8。

表16－8　衣服和鞋子的评估与建议

序号	评估内容	评估结果		建议
1	是否穿有防滑鞋底的鞋子	是	否	鞋子或拖鞋上应有防滑鞋垫和凸出的纹路
2	鞋子是否有宽大的鞋跟	是	否	鞋子上应有圆形宽大的鞋跟

续表16－8

序号	评估内容	评估结果		建议
3	在房子以外的地方是否穿上街的鞋子而不是拖鞋	是	否	避免只穿袜子、宽松的拖鞋、皮底或其他滑溜鞋底的鞋子和高跟鞋
4	穿的衣服是否合身和没有悬垂的绳子或褶边	是	否	衣服不宜太长，以免绊倒（尤其是睡衣）
5	是否坐着穿衣	是	否	穿衣应坐下，而不要一条腿站

8．住房外面的评估与建议见表16－9。

表16－9　住房外面的评估与建议

序号	评估内容	评估结果		建议
1	阶梯的边缘是否已清楚标明	是	否	应在阶梯的前沿漆上不同的颜色，确保所有外面的阶梯极易看到
2	阶梯的边缘是否有自粘的防滑条	是	否	阶梯边缘应贴上防滑踏脚
3	阶梯是否有牢固且容易抓的扶手	是	否	阶梯应有牢固且容易抓的扶手
4	房子周围的小路情况是否良好	是	否	应保持小路平坦、无凹凸，清除小路上的青苔与树叶，路面潮湿时要特别小心
5	夜晚时小路与入口处灯光是否明亮	是	否	小路与入口处晚上应有明亮的照明
6	车库的地板是否没有油脂和汽油	是	否	车库的地板应没有油脂和汽油
7	房子周围的公共场所是否修缮良好	是	否	公共场所应修缮良好

9．卧室的评估与建议见表16－10。

表16－10　卧室的评估与建议

序号	评估内容	评估结果		建议
1	室内是否有安全隐患，如过高或过低的椅子、杂乱的家居物品等	是	否	卧室的地板上不要放东西，要把卧室内松动的电线系好，通道上不得有杂乱物品，椅子高度应合适
2	室内有无夜间照明设施？是否可以在下床前开灯	是	否	床边安一盏灯，考虑按钮灯或夜明灯；夜晚最好在床边放一把手电筒
3	室内有无紧急呼叫设施	是	否	安装紧急呼叫器
4	是否容易上、下床	是	否	床高度应适中，较硬的床垫可方便上、下床；下床应慢，先坐起再缓慢站立
5	卧室是否有电话	是	否	卧室应装电话或接分机，放在床上就可够得着的地方
6	电热毯线是否安全地系好，不会使人绊倒？按钮是否可以在床上够得着	是	否	应将线系好，按钮应装在床上就可够得着的位置

续表16－10

序号	评估内容	评估结果		建议
7	床罩是否没有绳圈做的穗	是	否	床罩上不应有穗或绳等
8	如果使用拐杖或助行器，它们是否放在下床前很容易够得着的地方	是	否	将拐杖或助行器放在较合适的地方

上述量表各项评估结果，勾选“是”得1分，“否”不得分。将各项分值相加，得分总值越大，说明居家环境越安全；反之要根据“建议”进行居家环境改进。

三、常见居住环境障碍

平衡功能障碍患者常见居住环境障碍见表16－11。

表16－11　平衡功能障碍患者常见居住环境障碍

区域	常见障碍	区域	常见障碍
门口	门口有台阶	厕所	门太窄
	有门槛		有台阶或高度差
	门口太窄		无坐厕
	门外有不平地面或斜坡		无法转移
洗澡间	花洒过高	室内通道	地面有障碍物
	耐力不足，无法完成全过程		太长，通过困难
卧室	门太窄		太窄
	床边空间不足，轮椅转移困难		回转空间不足
	衣柜高度不合适	厨房	门及通道太窄
其他	橱柜太高		洗手盆无法靠近
	安全问题，如跌倒等		工作台无法靠近
			活动空间不足

第三节　社区生活环境评估

完善的无障碍环境建设是平衡功能障碍患者融入正常社会生活的重要条件，体现着社会文明进步的程度。社区作为这类人群生活的主要空间，是他们走出家门融入社会的重要场所。社区的无障碍环境建设直接影响其融入社会生活的程度。社区生活环境包括社区资源和社区服务。对社区生活环境进行评估，以确保患者能有效利用交通用具以及各种服务设施。

一、社区无障碍物理环境要求

社区无障碍环境建设应遵循实用、易行、广泛受益的原则，符合患者的实际需要。本书中的社区无障碍物理环境要求主要参考《无障碍设施施工验收及维护规范(GB 50642—2011)》设定。

（一）缘石坡道

缘石坡道属于无障碍设施的一种，是指位于人行道口或人行横道两端，为了避免人行道路缘石带来的通行障碍，方便行人或轮椅使用者进入人行道的一种坡道。缘石坡道分为全宽式单面坡道和三面坡缘石坡道、扇面式缘石坡道等，其评估标准设定如下：

1. 缘石坡道应平整、防滑。

2. 缘石坡道的坡口与车行道间尽量不要有高度差，如有，坡口高出车行道的地面应小于10mm。

3. 缘石坡道的坡度应符合以下规定：三面坡缘石坡道正面及侧面的坡度小于或等于1∶12，其他形式的缘石坡道的坡度应小于或等于1∶20。

4. 缘石坡道的宽度应符合以下规定：扇面式缘石坡道下口宽度应大于或等于1.5m，转角处缘石坡道上口宽度应大于或等于2.0m，三面坡缘石坡道的正面坡道宽度应大于或等于1.2m，其他形式的缘石坡道宽度应大于或等于1.2m。

（二）无障碍出入口

1. 公共建筑应设无障碍出入口，有电梯的居住建筑至少应设置1处无障碍出入口，通过无障碍通道直达电梯厅。无电梯的居住建筑应当设置无障碍出入口。

2. 无障碍出入口地面应平整、光滑，上方应设雨棚。

3. 建筑物无障碍出入口的门厅、过厅如设两扇门，门扇同时开启时两门间距大于或等于1.5m。

4. 除平坡出入口外，在门完全开启的状态下，建筑物无障碍出入口平台的净深度应大于或等于1.5m。

5. 平坡出入口的地面坡度小于或等于1∶20，当场地条件比较好时，不宜大于1∶30。

（三）无障碍通道

1. 室内通道最小宽度应大于或等于1.2m，室外通道最小宽度应大于或等于1.5m。人流较多或较集中的大中型公共建筑，其走道最小宽度不应小于1.8m。

2. 无障碍通道应连续，地面平整、防滑、反光小或无反光，不宜设置厚地毯。

（四）门

1. 无障碍通道的门应该符合以下要求：门口不宜有门槛，如确需设置，门槛高度及门内外地面高差不应大于15mm，并以斜面过渡；门扇应便于开关；门最好使用自动门，不宜使用弹簧门；在旋转门的一侧应另设包括肢体功能障碍患者在内的社会特殊人群使用的门；门锁的高度和开启的力度要符合患者的能力。

2. 自动门开启后通行净宽度应大于或等于 1.0m，其他门的净宽度应大于或等于 0.8m。

（五）无障碍楼梯、台阶

1. 无障碍楼梯宜采用直线形楼梯，两侧均应设扶手，踏面应平整、防滑或在踏面前缘设防滑条；踏面和踢面的颜色宜有区分和对比。

2. 公共建筑楼梯踏步的最小宽度为 0.28m，最大高度为 0.15m。

3. 室外台阶踏步最小宽度为 0.3m，最大高度为 0.14m。

4. 楼梯和台阶的踏步面不应采用无踢面和凸缘为直角形的踏步面。

5. 三级及以上台阶需在两侧设扶手，上下两端的第一阶台阶应与其他台阶在颜色或材质上有明显区别，以便提醒使用者注意。台阶的踏步应防滑。

（六）无障碍电梯

公共建筑内设有电梯时至少设置 1 部无障碍电梯。设置电梯的居住建筑每居住单元至少应设置 1 部能直达户门层的无障碍电梯。

1. 候梯厅深度不小于 1.5m，电梯门洞宽不应小于 0.9m。

2. 电梯外呼叫按钮和电梯内按钮的高度在 0.9m～1.1m。

3. 电梯最小规格为深度不小于 1.4m，宽度不小于 1.1m。

4. 电梯轿厢门宽不应小于 0.8m，轿厢三面应设 0.85～0.9m 高度的扶手。

5. 电梯内应有层面显示装置和语言提示装置。

（七）轮椅坡道

1. 轮椅坡道应平整、防滑、无反光，临空侧应设安全挡高台，且高度不小于 50mm。

2. 有台阶的建筑入口，其轮椅坡道最大坡度为 1∶12，最小宽度应大于或等于 1.2m；只设置坡道的建筑入口，其轮椅坡道最大坡度为 1∶20，最小宽度应大于或等于 1.5m。

3. 轮椅坡道的起点、终点和中间休息平台的水平长度不应小于 1.5m。

4. 轮椅坡道的高度超过 300mm 且坡度基石大于 1∶20 时，应在两侧设置扶手。

（八）轮椅席位

1. 轮椅席位应设在便于到达疏散口及通道的附近，不得设在公共通道范围内；旁边应设 1∶1 的陪护席位。

2. 每个轮椅席位面积不应小于 1.1m×0.8m。

3. 通往轮椅席位的通道宽度不应小于 1.2m。

4. 轮椅席位地面应平整、防滑，边缘处安装栏杆或栏板。

（九）无障碍机动车停车位

1. 无障碍机动车停车位应设在通行方便、行走距离路线最短的位置，一般是建筑入口及车库最近的停车位置。

2. 无障碍机动车停车位的一侧应设宽度大于或等于 1.20m 的轮椅通道，供轮椅使用者直接进入人行道和到达无障碍出入口。

3. 无障碍机动车停车位的地面应涂有停车线、轮椅通道线和无障碍标志，在车位的尽端应设无障碍标志。

4. 无障碍机动车停车位地面坡度不应大于 1∶50。

（十）无障碍厕所和厕位

1. 大型公共建筑应设无障碍厕所，且男、女公厕内应各设一个无障碍厕位。

2. 无障碍厕所面积应大于或等于 2m×2m，坐便器高度为 0.45m，且两侧有安全扶手。

3. 其余物品放置台面、洗手池、呼叫器等设置参考居家无障碍厕所评估标准。

二、社区无障碍服务

目前国内社区无障碍环境建设依然更多关注无障碍设施建设，较少关注社区无障碍服务，尚无关于平衡功能障碍患者或肢体功能障碍患者的社区无障碍服务标准，更无统一的评估工具。表 16－12 列出了我国社区服务常见障碍，以期为后续社区建设提供理论依据。

表 16－12　我国社区服务常见障碍

服务	障碍	服务	障碍
医疗康复	康复基础设施较薄弱	社会康复	社会保障较弱
	康复机构服务覆盖率不高		无障碍设施较为滞后
	康复费用负担较重		政治和公共生活参与的氛围较淡薄
	社区卫生服务机构发展不平衡		文化生活、娱乐、休闲和体育活动参与度较低
职业康复	就业服务未突出重点	社区教育	特殊教育场所较匮乏
	就业难、就业率低		接受教育需求不强
	就业政策落实乏力		职业培训缺乏针对性
	技能或工资、升迁受到阻碍		全纳教育制度执行不力
	就业质量不高、结构不合理		

三、无障碍标志

1. 无障碍轮椅标志是国际康复协会制定的全世界一致公认的国际通用标志，指引残疾人行进的方向和告知可进入的建筑物及可使用的服务设施。

2. 应在本节提到的服务设施的显著位置粘贴无障碍轮椅标志。

3. 无障碍轮椅标志牌上应添加文字说明或方向指示。

第四节　工作环境评估

马斯洛基本需求层次理论指出，人的需求由低到高分为五个级别，其中最高需求为自我实现。部分神经系统疾病患者恢复到一定程度后能重返工作岗位，社会工作者也应该为该部分群体提供就业指导、制定个性化职业发展规划或为其创造适合的工作，从而促进其自我实现。患者能否顺利适应工作场所的环境，是影响其就业稳定性的重要因素。除福利待遇、发展空间、岗位能力等，还要考虑工作场所是否有配套的无障碍设施、患者有没有受到歧视等。因此，对工作环境进行评估也不可忽视。

工作环境无障碍标准：

1. 工作场所道路、地面应平整、防滑。

2. 建筑物设置无障碍出入口、斜坡、门、通道、电梯、停车场等，且符合前文所述的无障碍环境要求。

3. 休息场所，如厕所、食堂等，应设无障碍设施，且有醒目无障碍标识以提示和指引患者。

4. 工作区：采光、通风良好。办公桌（工作台）高度合理，一般为0.75m，保证办公桌（工作台）下有足够空间可伸展双腿或轮椅部分进入；站立工作台高度一般为80～85cm，工作台面应有足够的空间。办公椅符合人体工效学要求，高度可调节，固定牢固。物品、设备摆放合理。

5. 单位员工主动关心患者。

（倪碧玉　黄能　刘祚燕　陶诗琪）

第十七章　跌倒风险筛查

第一节　概　述

一、定义

跌倒是一种突发事件，它不仅是并发症或疾病，也是机体功能下降和老化的反应，以及一些急性、慢性疾病的非特异性表现。跌倒在人群特别是老年人群中频繁发生，伴随着潜在的严重后果，但其经常得不到很好的重视。按照国际疾病分类（ICD－10），跌倒包括两类：一是从一个平面向另一个更低的平面跌落，二是在同一平面上跌倒。

二、危害

（一）器质性损伤

器质性损伤指病理形态学损伤，多伴有相应的功能性变化，即肌体受到外力作用或刺激，造成细胞、组织、器官的结构形态、功能、代谢等方面发生改变。世界卫生组织（WHO）报告指出，全球每年有高达30余万人死于跌倒，其中一半是60岁以上老年人。器质性损伤以软组织损伤和骨折为主，常见的是四肢骨折、腰椎骨折、头颅损伤及软组织损伤。骨折最常见部位依次是桡骨下端、股骨颈、肋骨、腕骨。软组织损伤包括关节积血、扭伤、头部血肿及关节脱位等。损伤最为严重的是髋部骨折，50%的老年人会因此丧失日常生活自理能力。另外，跌倒所致的颅脑损伤可能直接导致老年人死亡。

（二）功能减退

跌倒受伤后患者常常会卧床或者因伤残肢体制动一段时间，这样就会因失用导致肌萎缩、关节痉挛、骨质疏松等并发症，从而影响肢体功能，降低恢复期的日常生活活动能力，影响生活质量。

（三）继发性损害

继发性损害是指在原发性损害的基础上或其他原因导致的与原发性损害症状相似的损害。跌倒后引起的继发性损害除了肌萎缩、关节痉挛、骨质疏松等肢体功能减退，常见的还有直立性低血压、血栓、便秘、肺炎、压力性损伤、泌尿系统感染等，给患者的身体状况带来严重的损害，甚至对生命构成极大的威胁。

（四）心理障碍

跌倒不仅给身体带来严重的伤害，而且会带来极大的心理创伤。跌倒后患者在心理上存在一定的心理阴影，对自身的平衡能力信心下降，害怕再次发生跌倒，特别是老年人群及肢体功能障碍者，迫使自己在行动方面更加小心，减少活动量和活动范围，发生失用综合征，活动能力急剧下降，导致跌倒危险增加。患者因为害怕跌倒减少社交活动而与社会隔离，加大心理障碍的发生风险。其严重性应引起重视。

（五）经济负担

跌倒后产生的并发症不仅给自身和家属造成痛苦，同时也增加医疗机构和社会的负担，成为严重的公共卫生问题。今后，随着我国老龄化进程的加快，老年人所占人口比例将持续增加，老年人的跌倒将对医疗服务体系造成更严重的冲击。

三、影响因素

（一）内在因素

1. 生理因素：随着年龄的增加，人体的生理功能逐渐衰退，其中运动系统、中枢和周围神经系统、感觉系统的衰退与人的跌倒有密切的关系。

1）运动系统：骨骼、关节、肌肉和韧带构成了人体的运动系统，在人体的运动、支持与保护方面起着关键的作用。绝大多数人在中年以后，尤其是进入老年后，随着年龄的增加，运动系统会逐渐退化、受损甚至病变。这些都是引发跌倒的常见原因。

2）中枢和周围神经系统：神经系统控制着人的认知、感觉、平衡、步态及协同运动等能力。中枢和周围神经系统控制能力下降，就会出现反应迟钝、速度慢、灵活性差、动态平衡能力降低。

3）感觉系统：感觉系统包括视觉、听觉、触觉、前庭觉和本体感觉。感觉系统的退化会影响人中枢神经系统的信息，进而影响机体的平衡能力。感觉信息的传入不正常，会导致视力、视觉分辨能力下降，触觉下降。

老年人更多地依赖视觉来调整自身的平衡。然而，人在衰老的过程中往往会伴随着视觉能力的下降，这会进一步导致平衡失调，继而增加跌倒的发生率。

2. 病理因素。

1）关节疾病：常见的是退行性骨关节炎引起的骨质增生、关节疼痛、肌萎缩甚至关节畸形，导致肢体活动受限，容易发生跌倒。

2）神经系统疾病：神经系统疾病会影响患者的认知、反应、平衡、协调等能力，增加跌倒的危险性。

3）心血管疾病：心血管疾病引起心脏缺血，诱发头晕、心悸、心绞痛、胸闷等症状，导致跌倒发生。其中，直立性低血压是造成跌倒的主要疾病之一。

4）冠心病：往往会诱发心律失常，导致晕厥，继而引起跌倒，是常见的病因之一。

5）其他疾病：除上述因素以外，眼部疾病、甲状腺功能亢进、呼吸系统感染、糖尿病、泌尿系统疾病等也会增加跌倒的危险。

3. 药物因素：药物都有一定的不良反应，用药后可能产生步态障碍、眩晕、低血压等不良反应。除特定类型药物外，药物数量的增加以及最近药物剂量的变化，都与跌倒的增加有关。

4. 心理因素：焦虑、抑郁、沮丧、激越、偏执等负性心理状态会使人对周边危险事物和危险状况的判断和识别能力降低，从而导致跌倒的危险增加。

（二）外在因素

1. 环境因素：不良的环境因素也是引起跌倒的重要危险因素。不合适的家具布局、昏暗的灯光、不平坦或湿滑的地板等都会造成跌倒发生。楼梯、台阶、浴室等处也是跌倒的高发地，卫生间没有扶手、不适宜的鞋子也可能增加跌倒的危险。另外，室外危险因素对于跌倒的影响也不容忽视，如人行道和台阶缺乏修缮、街道嘈杂拥挤以及雨雪天气造成路面湿滑等。

对于住院患者，我国护理方面总结跌倒的环境因素为病房灯光不足或无夜光灯，地面不平、太滑或有积水，通道有障碍物，楼梯过陡、过滑，无安全扶手，病床高度不合适，无床栏、无呼叫器，床椅不稳，浴室、厕所未安装防滑垫和扶手等。

2. 社会因素：居住模式、社会地位、家庭情况以及社会经济文化水平等与跌倒的发生也有关联。特别是老年人群，由于现代社会传统大家庭模式的改变及人口比例的增加，越来越多丧偶的老年人过上了独居的生活，这类老年人在生活上往往缺乏照料，这成为增加老年人跌倒发生的不可忽视的因素之一。家庭成员间的争吵、埋怨等会让人情绪低落，导致跌倒。除此之外，跌倒的发生率与社会经济文化水平也息息相关。在一些经济落后地区，社区的公共设施设备条件相对较差，且卫生服务水平普遍较低，也会在一定程度上增加跌倒的发生率。

四、跌倒风险筛查原则

跌倒风险筛查应遵循动态评估的原则，根据实际情况及时评估，判断是否存在跌倒风险，减少或消除潜在的风险因素，避免带来身体、心理上的损害。对于有下列情况之一者，护士需及时使用“跌倒危险因素评估表”进行评估，对筛查出的高危人群进行重点预防。

1. 年龄≥65 岁或≤6 岁。

2. 有认知功能障碍，如意识模糊、定向障碍等。

3. 各种原因导致患者步态不稳，如病理步态、下肢活动受限或共济失调等。

4. 入院前有反复跌倒史。

5. 病情发生变化，患者出现神志改变或步态不稳。

6. 服用特殊药物，如患者服用中枢神经系统药物，特别是镇静催眠药物、抗精神病药物和麻醉镇痛药物，或者服用易引起头昏/低血压等不良反应的药物。

7. 有发生跌倒的其他危险因素。

第二节　临床常用筛查方法

临床上常常借助一些跌倒量表进行跌倒风险筛查。跌倒风险评估是临床护理工作中的重要内容。研究表明，运用正确的跌倒风险评估工具筛选跌倒高危人群，及早识别跌倒的高危因素并给予护理干预，可以使住院患者跌倒发生率由0.03‰降低至0.01‰。目前，国内外已有大量的跌倒风险评估工具，各评估工具的适用场所及适用人群有所不同，准确选择跌倒风险评估工具成为跌倒风险评估领域的重点研究内容。

一、国外跌倒风险筛查常用评估工具

国外跌倒风险筛查常用评估工具的相关内容见第十一章。

二、国内跌倒风险筛查常用评估工具

（一）跌倒风险评估量表（FRQ）

该量表由郝燕萍于2006年研制，分为两部分：第一部分包含15个条目，是对受试者一般情况进行调查；第二部分包含生理、病理、心理、生物力学、环境5个维度，共20个条目。该量表在有跌倒和无跌倒老年人中应用有显著性差异，可反映出老年人不同领域功能的实际情况，具有较好的可靠性和稳定性。

（二）卫生部《老年人跌倒干预技术指南》中的老年人跌倒风险评估量表

该量表于2011年发行，包括运动、跌倒史、精神不稳定状态、自控能力、感觉障碍、睡眠状况、用药史、相关病史8个维度，35个条目。各条目赋值1～3分，总分为0～53分。结果分3个等级：低风险，1～2分；中度风险，3～9分；高度风险，≥10分。

（三）住院患者跌倒风险评估量表

该量表由黎瑞红等在2011年研制，包括病理、生理、心理、生物力学4个维度，下肢肌力、平衡协调、年龄性别、营养、慢性疾病、下肢骨折、睡眠、视力、药物因素、助行器械、跌倒史、陪护12个条目。各条目按Likert 2级或3级评分。该量表总分为12～28分，分值越小，风险越高。

（四）老年住院患者参与跌倒预防知信行量表

该量表由李景于2016年编制，包含参与跌倒预防知识、参与跌倒预防态度、参与跌倒预防行为3个维度，共33个条目。该量表具有较好的信效度，适合在我国老年住院患者中应用。

综上所述，应用于临床的跌倒风险评估量表在国内已较常见，且已广泛应用于临床护理中。但是缺乏具有专科特色的跌倒评估量表。由于临床中各专科的特点不同，完全使用同一量表筛查跌倒高危人群存在一定缺陷。因此，研制符合我国国情的专科跌倒评估量表对临床工作具有重要意义。

（黄能　曾晓梅　刘祚燕　张维林）

第四篇

治疗技术和管理策略

第十八章　前庭康复

第一节　前庭功能障碍的临床决策

一、物理治疗诊断

不同患者的前庭功能损伤程度及代偿程度不同，因此，需要针对每一位患者的需求制订个体化的前庭康复方案。根据国际功能、残疾和健康分类（ICF）模型，前庭功能障碍患者的物理治疗诊断、康复观察指标、康复疗效评估需要涵盖健康状态（病史和系统回顾）、身体功能和结构、个体活动、社会参与，以及患者的主观感觉和情绪状态。

（一）健康状态

对主诉头晕和失衡的患者，完善的病史和系统回顾是物理治疗师检查的重要部分。询问病史的关键点包括头晕/眩晕持续时间、症状和在什么情况下会出现这些症状，此外还应询问既往史、药物史、家族史等，了解是单一疾病还是多种疾病共发，尽可能避免误诊和漏诊。

（二）身体功能和结构

1. 客观检查：眼震是判断大多数外周和中枢前庭损伤的基本标志。作为一种不自主的眼球运动，眼震包括快相运动和慢相运动，眼震的方向依快相运动的方向而定。自发性眼震最常见于急性单侧前庭系统损伤。自发性眼震检查可以通过 Frenzel 透镜或红外相机系统完成。Romberg 试验可以评估前庭－脊髓反射（vestibule－spinal reflex，VSR）通路的功能。头脉冲试验（head impulse test，HIT）指在头部高加速度下检查前庭眼动反射，是临床广泛使用的用于检测半规管功能的方法。在头脉冲试验中出现矫正性眼动提示存在前庭功能低下；单侧前庭外周受损或前庭中枢神经元病变患者，在头部转向患侧时无法保持凝视稳定；双侧前庭功能缺失的患者在双侧头脉冲试验中均会出现矫正性眼动；当前庭代偿建立后，矫正性眼动会消失。温度试验可用于评估超低频段水平半规管前庭眼动反射（vestibule ocular reflex，VOR）通路的功能，可明确病变部位和侧别。转椅试验可用于评估低中频段水平半规管 VOR 通路的功能，在急性期具有作用，不对称性是重要的代偿检测指标。摇头眼震试验（head－shaking induced

nystagmus，HSN）可以用于诊断单侧外周前庭功能障碍。

2. 主观检查：视觉模拟量表（visual analogue scale，VAS）是一种对眩晕、平衡失调和振动幻觉等症状客观程度进行评价的方法。对患者进行提问，并让其在一个10cm的游动标尺上做出相应标记以示症状的严重程度。0代表无症状，10代表症状最严重。一般1～3为轻度，4～6为中度，7～10为重度。

（三）个体活动

步态和平衡功能检查对判断前庭功能障碍患者的功能丧失状况很重要，但是不能单独用来判断前庭系统病变。急性期的单侧前庭功能低下和双侧前庭功能低下患者在步态检查过程中，步态基底增宽，缓慢，摆臂增多，转体时出现代偿。在行走转头试验中，急性期的单侧前庭功能低下患者可能无法保持平衡，有代偿者可保持平衡，双侧前庭功能低下的患者无论处于急性期还是出现代偿后均可能无法保持平衡或减慢步速。

（四）社会参与

眩晕障碍量表（dizziness handicap inventory，DHI）是用来评估前庭功能障碍引起的患者自觉功能障碍的主观性评定量表，将患者对平衡失调的感知及症状对日常生活的影响量化。患者要回答25个问题，包括功能、情绪和身体三个部分。0分代表对患者无影响，1～30分为轻度障碍，31～60分为中度障碍，61～100分为严重障碍。活动特异性平衡自信量表（activities－specific balance confidence scale，ABC）要求患者对其家庭活动以及社会活动的自信情况进行分级，100％表示完全自信，0表示没有自信，得分＜67％提示具有较高的跌倒风险。

二、个性化前庭康复方案的制订策略

根据ICF模型对前庭功能障碍患者完成基线评估，根据评估结果制订有针对性、个体化的训练方案。训练原则包括以下几点：

1. 如果出现影响VOR通路的体征和眩晕、视物不稳等症状，进行凝视稳定性训练。

2. 如果出现影响VSR通路的体征和晃动、失衡等症状，使用平衡和步态训练。

3. 如果对头部运动敏感或出现视性眩晕的症状，可进行习服训练。

4. 对于双侧前庭功能完全丧失的患者，可以给予视觉、平衡功能和步态训练，促使本体感觉和视觉对已丧失的前庭觉进行代偿。

5. 处于急性期只能卧床的患者，可以尽早开展视觉训练以增加视觉信息输入，待能下床后增加本体感觉训练。

6. 如果心理评估存在异常，在症状得到基本控制后，根据情况推荐至心理卫生部门进行同步治疗。

7. 如果患者同时伴随体能低下、运动减少，应逐步增加心肺耐力训练，增加运动耐力。

8. 对于中枢功能障碍患者，除上述康复方案外，还应提高中枢整合能力和预测能力。

第二节　常见前庭功能障碍康复技术

在许多慢性前庭功能障碍病例中，药物和手术治疗效果有限。药物通常针对前庭抑制和症状控制（如恶心），或针对特定的疾病过程（如控制感染）。手术治疗对前庭功能障碍患者的作用有限。对于症状可归因于外周功能间歇性波动的患者，手术治疗可作为“最后的手段”。对于这类患者，可以通过手术切除外周前庭结构（例如迷路切除术）或中断前庭信号的中央输入（通过前庭神经切片）。因此，波动的前庭功能被固定的前庭缺损取代。手术治疗也可能在某些特定情况下发挥作用，如修复淋巴管周围瘘管或清除听神经瘤。

近年来，应用前庭康复治疗或管理前庭神经功能障碍的研究越来越受到关注。前庭康复是以训练为基础的一组方法，其目的是最大限度地提高中枢神经系统对前庭病理的补偿。Cawthorne 和 Cooksey 的最初方案（Cawthorne－Cooksey 训练）是使用不同难度等级的团体活动来挑战中枢神经系统，达到治疗前庭疾病的目的。在随后的发展过程中，前庭康复训练的机制逐渐明确，每一项都有不同的生理或行为理论。

代偿反应（针对位置或运动引起的症状）：基于中枢神经系统固有的可塑性，利用运动习惯或减少对重复刺激的反应，在前庭核内重新平衡紧张性活动，使机体对刺激的反应能力降低，从而逐渐减轻症状。虽然这个过程被称为习惯化或者前庭习服，但它更可能是一个代偿或神经可塑性过程，而不是一个生理突触习惯化反应。

前庭适应：同样建立在中枢神经系统的可塑性上，通过长期反复刺激前庭系统使其适应外周前庭不对称信息的传入，提高中枢神经系统对前庭损伤的适应能力，达到前庭功能的再适应。适应视觉－前庭互动（注视稳定）和可能的眼/手协调，使用头部和（或）眼睛重复和刺激的动作来减少错误和恢复前庭眼动反射增益。

感觉替代：通过其他感觉系统（如本体感觉和视觉）来弥补前庭系统的不足，或通过其他反射（如颈眼反射）来弥补前庭眼动反射的不足。单侧和双侧前庭功能丧失的患者都可以通过本体感觉和视觉的信息传入维持视觉的稳定，而视觉依赖的患者不能通过本体感觉及残余前庭功能在视觉目标移动或者黑暗的视觉环境下保持平衡。

一、单侧前庭功能减退的物理治疗

（一）治疗目的

1. 减少患者的不平衡感和头动过程中的视物模糊（振动幻视）。
2. 提高患者移动过程中的平衡能力。
3. 提高患者头动过程中的清晰视物能力。
4. 提高患者的整体状态，使其能够回归正常的社会活动和提高参与度。

（二）治疗方法

1．凝视稳定性训练：目的在于使眼睛在头部运动过程中始终停留在目标上。

方法一：患者在来回移动头部时始终保持眼睛固定于目标之上，通过少量的视网膜移动来诱导残余前庭功能的适应。另外，目标物的移动刺激（视动刺激）也可以增强前庭功能，该方法应用于前庭功能减退和慢性前庭症候群的患者。也可将头部和目标向相反方向移动，进行头动与视觉输入刺激。

方法二：在两个目标之间重复眼球的凝视，随后进行头部运动。在墙上放置两个字母A和B，距离50～60cm，确保患者在直视目标A时，字母B也在视野中。患者先直视目标A，头也朝向目标A，随后在保持头部静止的情况下转向直视目标B，然后再将头部转向目标B。该方法应用于前庭眼动反射缺陷或丧失的患者。

方法三：记忆目标练习。患者先睁眼直视位于中心位置的固定目标，随后闭眼转动头部，期间保持眼睛对目标的定位，再次睁眼时，观察是否在直视目标，头部位置是否正确。

2．前庭习服训练：基于反复刺激以达到病理反应减少的目的。学者Cawthorne和Cooksey早在20世纪40年代便开展习服训练并逐渐形成了经典的Cawthorne－Cooksey训练。该训练包括视追踪和扫视、头部运动、头眼协调的运动、全身运动和平衡任务。该训练对于前庭功能障碍患者亦有良好的反馈。近年来，Shepard和Telian联合开发了一种不同的评估初始问题和习服训练结果的运动敏感商（motion sensitivity quotient，MSQ）测试，为单侧前庭功能减退患者提供了一套个性化的运动项目。MSQ共包含16个运动和姿势项目，通过首次评价，从中选取至多4种运动进行每日训练，每日2～3次，持续1～8周。

3．姿势稳定性训练：在保证患者不跌倒的情况下进行姿势稳定性训练，包括综合调节本体感觉和视觉的信息输入，促进前庭觉的参与。如创造不稳定的支撑面改变本体感觉的信息输入，通过闭眼来减少视觉的参与，行走过程中转动头部等，都可以有效地刺激前庭功能，以达到增强姿势稳定性的目的。

二、双侧前庭功能障碍和丧失的物理治疗

（一）治疗目的

双侧前庭功能障碍或丧失的患者不仅表现为平衡功能障碍，头动过程中也会出现烦躁不安，正常生活活动受限明显，即使经过前庭康复恢复了大部分平衡能力，视敏度也有所增加，能完成正常生活活动，但大多数患者仍残留功能不全的问题和主观不适感。这类患者的治疗目的为促进前庭代偿来弥补前庭功能丧失和改善残存前庭功能两部分。

（二）治疗方法

双侧前庭功能障碍或丧失患者的治疗方法与单侧前庭功能障碍患者大致相同，包括凝视稳定性训练、姿势稳定性训练以及促进本体感觉和视觉发挥代偿作用的训练。头部运动训练仅限于训练初始阶段，随着患者功能的改善，可以逐步增加提高姿势稳定性的

训练。需要注意的是，训练导致的患者对眩晕的不适感可能是最终恢复正常生活活动的主要限制因素。因此，训练前应告知患者在训练初始阶段，眩晕出现的频率及程度的增加都是预料之中的，在随后的 10～20 分钟任何眩晕的增加都应下降到运动前水平。眩晕严重时应调整训练安排，包括减少每天完成训练的次数、放慢头部运动速度、缩短训练时间、增加休息时间。

三、脑外伤所致前庭功能紊乱的物理治疗

（一）治疗内容

1. 对于脑外伤导致的注视稳定性缺陷患者，可以在患者耐受的范围内进行改善注视稳定性训练和头部眼动协调训练。

2. 对于脑外伤后出现视觉活动不耐受的患者，可以通过视动训练增加患者对复杂视觉环境和视觉运动的容忍度。

3. 脑外伤患者可能会经历自动姿势反应和预期姿势调整功能障碍，可以在双重任务模式下进行静态平衡和动态平衡的训练来提高预期的姿势调整能力和抗意外扰动能力。

4. 部分脑外伤患者还可能表现为运动不耐受，运动后引起的头晕机制尚不明确，在确保患者反馈的症状真实有效的基础上，进行个性化、可控的有氧运动训练可以使其症状减轻。此外，脑外伤导致的头痛（偏头痛）、颈部疼痛、焦虑及抑郁、睡眠障碍等在治疗师制订治疗计划时同样应该纳入考虑范围。

（二）治疗方法

脑外伤的急性期以适当的医疗管理开始，通过书面和口头语言提示患者休息，避免进行社交活动，不用电话和不看电视。因为患者大脑感官处理功能损伤，对于繁忙的社交活动和需要认知参与及视觉运动刺激的活动不耐受，并且可能导致更多症状的产生。随着症状的缓解，可以让患者阶段性回归到复杂的感觉环境中。此阶段可以进行适量的运动，加入骨骼肌肉物理治疗。随着时间的进展和症状的变化，可以根据患者耐受情况加入中小型有氧训练和力量训练，使其可以重返社交和进行体育活动，最终重返工作和学校。若患者反馈有症状出现，则应限制其活动水平，当症状减轻或消除时，其相应活动可以继续。

第三节　前庭康复领域的新兴技术

一、基于虚拟现实技术的前庭康复训练

虚拟现实技术指由计算机界面提供一种实时、沉浸式、交互式的体验。前庭康复领域应用虚拟现实技术可以初步达到以下目标：①缓解症状，如眩晕、头晕、空间运动不

适、视觉眩晕；②VOR 的适应和视动反应；③姿势稳定性的重塑。同时虚拟现实技术便于临床和家庭环境的融合，患者可能进行更多的训练。前庭习服训练非常适合使用虚拟现实技术，物理治疗师指导患者进入可诱发症状的被精确调控的特定环境，根据患者康复阶段设计康复方案进行训练。一旦患者熟悉了当前环境，就可以逐渐增加虚拟环境的复杂性。

目前应用于前庭疾病患者的虚拟现实技术主要分为两类：高端系统和现成系统。这些系统在技术规格、沉浸感、灵活性、价格和应用范围等方面各有不同。

高端系统主要有头戴显示和广角视野两种类型，具备高度沉浸感和前端灵活性，同时可以完成对运动和姿势稳定性参数的精确测量。但其缺点也很明显：成本昂贵，技术要求过高，不可家用，需要专业人员参与等。现成系统因其价格低廉、方便临床和家庭环境融合的优势迅速崛起。随着计算机游戏行业的兴起，原先只能在价格高昂的虚拟现实设备中实现的先进技术变得普遍和价格低廉。任天堂公司于 2006 年发布的 Wii，由计算机界面和控制器组成，控制器内置加速计、陀螺仪、红外摄像机和可探测三个平面内运动的感受器。2007 年发布 Wii Fit Plus 系统和平衡板。平衡板包含四个力学传感器，可以计算压力中心点的位移，目的就是通过多种训练和平衡游戏试探用户的平衡能力和提供压力中心的视听反馈。微软公司于 2010 年发布 Kinect 体感周边外设，用于检测运动变化，探测身体运动的准确性，可应用的游戏包括运动、舞蹈、竞速、探险和健身等。以上讨论的游戏系统均能够追踪三维运动轨迹和（或）压力中心点，虽然需要与电视或电脑显示屏相连，但是依然可以实现视听反馈并生成复杂的视觉环境。现成系统的缺点也是明显的，表现为视野较窄，不能形成视动刺激或视觉流，不能精确测量，沉浸感不强以及前端灵活性不高。

未来还需要在临床实践中量化评估虚拟现实技术在前庭疾病中的治疗效果，寻求更有效的解决方法。

二、基于感觉反馈技术的前庭康复训练

研究证实，实验室环境下感觉替代装置的实时运行能有效减少躯体的摆动，随着训练次数增加和时间延长，平衡表现持续提高。增强生物反馈技术研发的最初目的是帮助物理治疗干预后效果不理想的患者，如双侧前庭功能障碍或丧失、中枢前庭功能障碍患者。

前庭电刺激指将电刺激施加到脊柱旁颈背肌肉，通过交叉的前庭脊髓通路刺激前庭神经核。研究证实，前庭电刺激是针对急性外周前庭疾病患者的一项有用的眼动康复手段，但目前尚未在临床开展。舌部电触觉刺激设备由加速计和电极阵列组成，加速计用于追踪角加速度信息，电极阵列用于刺激舌部感受器，头动信息通过电极传递到舌部。研究表明，健康年轻人群利用舌部电触觉反馈感受到足底压力变化，可以有效地减少闭眼站立时的摇晃，从而对前庭损伤患者有帮助。但目前有关该类设备的研究数量及样本量均较小，缺乏高级别研究证据。听觉生物反馈利用加速传感器来增强姿势控制，可以提高双侧前庭功能障碍和健康人群的平衡能力。试验要求患者头戴耳机站立于覆盖有泡

沫垫的测力平台上，当患者离开垂直轴向任意方向摇摆时，听觉信号的音量和音调都会增加。经过训练，双侧前庭功能障碍患者在处理听觉提示时比无听觉提示站立在泡沫垫上的摇晃要少。震动触觉生物反馈常常施加在腰部，通过给大脑提供更多关于身体空间位置的信息输入，增强患者稳定性范围的反馈。但目前为止，多数研究局限于静态站立时的反馈，在步行时的作用有待研究。

三、基于平台扰动技术的前庭康复训练

对于大部分前庭疾病患者，在多环境系统下通过改变视觉、本体感觉信息，增加前庭输入，从而提高姿势稳定，达到训练平衡能力的目的。平台扰动技术使支撑平台时刻处于晃动中，导致患者不能依赖本体感觉，为了维持姿势稳定而被迫依赖前庭输入。此时感觉输入的权重会重新调整，激活剩余的前庭功能感知空间位置，及时应对失衡状况。目前针对扰动训练临床可用的设备有 NeuroCom 公司生产的 Equitest、Proprio 公司生产的 Reactive Balance Systems。

随着科技的进步，越来越多的智能手机、智能手表、平板电脑等电子产品装备了多种感受器，如加速度感受器、GPS、陀螺仪、压力感受器等，可以储存、共享患者数据，同时兼具便携、低价的优势。尽管在这个领域很多技术仍处于试验阶段，但是已有的实验数据都是令人期待的。希望在不久的将来，便捷、便携、低价的前庭康复系统能够得到更广泛的应用。

（戈岩蕾）

第十九章　改善运动功能的策略

我们会因为疼痛、肢体残缺或者神经系统本身的病变出现运动能力丧失或者受限，形成运动功能障碍。运动功能障碍的评估与治疗是物理治疗和作业治疗的重要内容。运动科学的出现能够为运动功能障碍患者提供最佳的医疗服务。

本章我们将主要探讨运动控制和运动学习两个方面的内容，并提出改善运动功能的干预措施。

第一节　运动控制

一、运动的本质

运动主要由个体、作业任务以及外界环境三个因素相互作用产生。运动是围绕任务和环境的要求来组织的。每一个个体所产生的运动，其目的都是在一个特定的环境中完成相应的任务。因此，在运动的研究过程中，如果只关注个体的单一因素，而不进一步考虑个体运动时所处的环境特点以及个体所需要执行的任务，那么研究是无法完整进行的。

在个体中，运动需要大脑复杂的结构和程序化的调整。当然，运动不能仅仅被认为是单一的外在表现，还包括与其相关的知觉、认知和行为。运动在特定的外界条件下被认为是一个特定的行为。当我们能够理解运动控制后，我们也就能明白运动输出是从神经系统到人体的效应系统。知觉对于运动来说是必需的。知觉是将感觉的印象处理整合后形成有心理学意义的信息。知觉包括外周感觉机制以及对新的传入信息赋予解释和意义的更高级处理过程。此外，我们的每一个运动通常都是有目的的，所以对于运动控制来说，认知是不可缺少的。

除了个体本身，任务也对运动的神经系统加上了限制。在康复过程中，患者需要对感知觉、运动和认知损伤形成功能任务所需的运动模式。在临床环境中，我们通常将任务依据功能类别分组，比如床上运动任务（从卧到坐、翻身）、转移任务（床椅转移）以及日常生活活动；另一种分类依据神经调控机制的主要特征，如分为间断性运动任务和持续性运动任务。

执行任务是在很广泛的环境中进行的，所以运动除了任务特性还会受到环境特征的约束。在设计和执行任务性运动时，必须考虑环境的特性。环境有可能是多变的，让患者适应多变的环境也是临床工作中的重要内容。

二、运动控制的定义

通过运动控制可以了解运动产生的过程以及影响其过程的相关因素，其本质是描述运动是怎样被控制的。在现有的研究中，通常将运动控制定义为中枢指令和脊髓反射如何控制姿势以及运动，还包括心理和躯体功能如何掌控姿势与运动。还有学者认为运动控制的定义应该包括：

1. 研究活动或运动的学问，包括走、跑、说、笑、伸手取物等。

2. 研究知觉的学问，因为运动是在环境中进行的，因此知觉是执行一个有效活动的必备能力。

3. 研究认知的学问，例如研究运动控制过程中的运动意图的产生、动机与情绪等。

4. 研究个体、工作或任务、环境之间的关系。

综上所述，运动控制的研究领域包括知觉与运动系统的研究，而知觉与运动系统必须具有良好的整合方式才能形成特定的目标或者行动意图。基于此，个体的活动、知觉、认知等系统如何在不同的环境中完成特定的任务目标是运动控制涉及的内容。

第二节 运动学习

一、运动学习的定义

运动学习侧重于对运动的获得和改善的理解。众所周知，学习是获得知识的过程，如果没有学习能力，我们将无法读书、写字、交友。因此，学习能力可以被认为是人类存在的基本要素。运动学习是借由练习或经验获得运动能力的永久性改变过程。在此，运动也被认为是一种技能，即能够用最省力或最省时的方法，对所执行的动作的结果有最大的确定性。简而言之，运动学习主要探讨如何通过练习或者经验进一步提升运动能力。

二、运动学习的特点

运动学习依据其定义和研究内容，具有四个特点：

1. 运动学习是一套过程。要了解运动学习，就需要了解引发学习的各个过程。当然，包含哪些过程，这就是运动学习所要解决的问题。

2. 获取运动能力或技巧。运动学习会导致某种特殊状态或结果。运动学习所希望获取的是能力增加，而不是某种特定时间的单一突出的表现。这种能力的增加是一种内在状态，也可以称为习惯养成。

3．运动学习无法直接观察。运动的内在能力是很复杂而且无法直接观察到的。例如，能力的改变可能是由于中枢神经系统的某些感觉信息的连接，或是动作指令的重新规划等，很少是可以直接观察的。

4．运动学习是一种永久的内在状态的改变。在运动学习中，永久改变的概念很重要。影响运动技能表现的除了学习所获的能力，还有许多可能暂时性影响运动表现的因素，比如情绪、药物等。

三、运动学习的形式

运动学习的形式包括非陈述性或者内隐性学习以及陈述性或者外显性学习。非陈述性学习可以分为不相关学习、相关学习和程序性学习。在不相关学习中，习惯化和敏化是两种非常简单的形式。习惯化是重复暴露在无痛刺激中反应减少的结果。敏化是对危险或者伤害性刺激的反应增加。在相关学习中，学习预测关系，既可以是一个刺激和另一个刺激间的相互关系（经典性条件反射），也可以是行为和结果的相互关系（操作性条件反射）。在操作性条件反射中，我们学习将多种反应中间特定的反应同结果联系起来。程序性学习指的是其他能自动执行、不需要注意或者思考的非陈述性学习，如习惯。陈述性学习来源于可以被有意识回想起的认识，因此需要有注意、反应的过程。

第三节　改善运动功能的干预措施

一、肌肉再教育训练

肌肉再教育训练发展于20世纪40年代，由于当时小儿麻痹大流行，加上物理治疗师的临床治疗知识主要依赖基础解剖学，因此发展出强调单一肌肉以及运动单元控制的肌肉再教育训练。肌肉再教育训练着重评估每一块单一肌肉的收缩能力，从而对较弱的肌肉进行训练；同时也强调患者需要积极主动地参与，注意预防并发症，以及在必要时通过辅具来提供支持，使患者能够完成活动。但是在日常生活中很多的动作都要有主动肌、拮抗肌、协同肌等肌肉共同作用才能达成，而不仅仅由单一肌肉完成。再加上脑卒中患者经常无法在标准姿势下以肌肉收缩做出单关节动作，只能通过多关节共同运动，因此，这种只强调单一肌肉控制的肌肉再教育训练面临极大的挑战。不过在这个训练中，要求患者主动参与、注意预防并发症以及辅具的合理使用仍对现今的物理治疗有重要影响。

二、神经诱发训练

随着对人体运动模式的不断研究，对于神经元病变患者的治疗已经从之前的肌肉再教育训练转为神经诱发训练。此训练的主要理论依据在于由上而下控制观念，神经系统受伤后，低级神经的控制会减少，出现原始反射，而受伤的神经组织直接造成所观察到的异常运动。神经诱发训练认为只需要抑制异常运动，诱发正常运动，个体就会产生相适应的运动技巧。

神经诱发训练特别强调：评估反射动作，通过感觉反馈修改反射动作，鼓励高级神经系统控制。

神经诱发训练中常见的训练技术有感觉统合疗法、本体感觉神经肌肉促进疗法（proprioceptive neuromuscular facilitation，PNF）、Rood 技术。理论有 Brunnstrom 理念、Bobath 理念。

神经诱发训练是当今运用最广泛的临床运动功能治疗技术，强调神经系统对运动控制的重要性，强调物理治疗师应提供正确动作，抑制异常运动。同时，近代物理治疗还在神经诱发训练中引入注重环境、运动功能与运动学习理论的内容。

（一）感觉统合疗法

感觉统合疗法认为脑损伤的功能障碍主要是因为感觉或知觉受限，而非运动问题。知觉或认知能力被认为是高级神经控制层面，如脑干、中脑等处理的结果。在感觉统合疗法中有许多测试感觉功能异常的方法。在此疗法中，深、浅感觉以及前庭觉在发育过程中是较为古老的系统，也是正常发育的基础结构。此外，在训练时强调感觉反馈以及重复训练的原则。在治疗过程中需要提供足够的感觉刺激，从而满足需要，并且随着患者反应的变化，感觉环境以及相关任务也发生变化。

（二）本体感觉神经肌肉促进疗法

本体感觉神经肌肉促进疗法遵循正常发展模式，强调由头至尾、从近端到远端的训练。在训练过程中多采用对角线模式的动作，利用感觉刺激，包括手的接触、音量控制、视觉、牵张反射等来诱发运动产生。在此过程中，强调重复训练，尤其是对角线运动、旋转运动，同时也强调主动肌与拮抗肌之间的平衡与协调。

（三）Rood 技术

Rood 技术强调躯体、自主神经、心理以及运动之间的相互联系，认为运动功能与感觉机制是不可分割的。在治疗中可以使用多种感觉刺激方法，如按摩法、轻刷刺激、冷刺激、压力刺激、牵张手法、轻敲手法等。Rood 技术将肌肉收缩所产生的运动分为两类：一类为轻工作（会相互抑制的运动），如拍打苍蝇；另一类为重工作，例如维持固定姿势等。简而言之，重工作就是指主动肌与拮抗肌有共同收缩的现象。

（四）Brunnstrom 理念

Brunnstrom 理念，依据神经生理基础和临床观察，在偏瘫的运动治疗中描述了患者从发病到康复的阶段，同时根据这些阶段以及感觉功能评估、疼痛、被动关节活动度、躯体平衡、手功能、脸部功能、姿势反射、步态评估等结果提供治疗方法。Brunnstrom 理念的主要目标是通过各种感觉刺激以及表现的反应刺激患者，以正向加强、提升患者主动运动的能力。Brunnstrom 理念认为患者应依据恢复的效果练习各期不同动作，并强调站立以及步态训练。例如通过反射诱发主动活动，让患者练习可以做到的动作。

（五）Bobath 理念

Bobath 理念强调评估局部痉挛以及运动形态。功能失调被认为是高级神经系统控制丧失，造成正常姿势反射机制缺乏，以及异常肌张力和反射影响了正常运动的结果。此理念的核心在于遵循正常发展程序以及关键点控制。Bobath 理念还强调神经控制的层级模式，运用重复学习的主动性以及姿势动作，不过于强调认知层面（大脑皮质）。Bobath 理念治疗利用直接操控患者的关键点，以及对家属和患者进行教育，达到异常肌张力正常化、抑制或整合原始姿势反应、诱发正常姿势反应等目的，并不使用反射或联合动作来诱发动作。美国神经发展治疗学会强调七大治疗要素：①大脑控制运动而不是肌肉控制，但是肌肉性质的变化会对运动能力产生影响；②当中枢神经系统损伤时，由痉挛以及异常运动模式所引起的异常感觉输入会影响患者正确运动的能力；③中枢神经系统是以阶层整合的，需要复杂的中枢神经系统整合信息才能产生运动；④中枢神经系统失能的主要问题是痉挛；⑤康复过程需要遵循正常动作的发展顺序；⑥所有脑损伤有关的现象都有其相对应的神经生理机制；⑦使肌张力正常化以及诱发自动的姿势反应会诱发正常的姿势与运动控制能力。

三、任务导向训练

任务导向训练中的任务指的是中枢神经系统为了达成动作的目标，必须解决的基本问题。在此训练中，治疗师必须了解中枢神经系统是怎样解决运动控制问题的。任务导向训练认为动作由个体、任务以及环境三方面因素相互影响而成。个体因素包括感觉、认知、运动三个系统。其中，运动系统包括神经肌肉系统以及骨骼肌肉系统。此训练认为运动不是一成不变的反射，也不是针对肌肉收缩所形成的运动程序，而是一个相互影响的结果，可以应用于姿势控制、步态控制、上肢控制等方面。任务导向训练常根据任务的特点进行分类，如依据环境特点可以分为静态任务导向训练和动态任务导向训练，依据运动功能分为固定和移动等。

运动控制与运动学习是临床上对运动障碍患者进行治疗的基础知识，通过对运动控制的了解，正确评估与分析患者的运动问题，进而采用相关治疗技术。随着医学的发展和对人体的探索，临床上对运动功能障碍的治疗已经由单一肌肉训练、神经诱发与抑制转而注重个体、环境、任务三者间的互动关系，使得治疗与评估内容日益完善。

（谢苏杭）

第二十章　步行训练

第一节　步行训练一般方案

一、概述

步行是一种复杂的运动行为，需要上肢、躯干、骨盆、下肢各关节及各肌群协调并共同参与完成。而步态是步行的行为特征，也称行走模式。自然的步行是省能的，不需要我们对自身有过多关注。在步行过程中，需要感觉输入来帮助我们更好地捕捉外界与自身信息，以帮助我们在不同的环境中完成行走而避免跌倒。在感觉输入中，触觉、本体感觉、前庭觉、视觉可以提供远近、动态与静态的信息，使我们能够在各种不同的、杂乱的环境与不平的地面上行走。

独立步行是大多数日常生活活动所需的基本能力。步行能力的损害不仅直接造成个人转移功能下降，而且影响着个人的社会活动与参与能力，也可能对个人的心理和躯体造成诸多不良影响。步行障碍是神经系统受损患者的常见问题，这不仅与疾病所引发的病损相关，还可继发于疾病发生后因制动、运动不足以及运动不当等造成的心肺系统和神经肌肉骨骼系统功能受损。

肌肉无力、肌张力异常、感觉障碍、协调功能障碍、平衡功能障碍、前庭功能障碍、视觉功能受损、运动模式异常等皆是神经系统受损后影响患者步行能力及步态的常见问题。除此之外，患者的体能也将影响步行及其他运动能力。而在神经系统受损并出现功能障碍时，恢复步行能力往往是患者首要的康复目标。因此，我们应更多地关注患者步行功能受损的原因，并制订帮助患者恢复步行能力的康复方案。

二、生物力学与运动学

在一侧下肢向前迈步时，自该侧足跟落地至该侧足跟再次落地时所用的时间，称为一个步态周期，即完成一个完整步行过程所需要的时间。在每一个步态周期中，直立移动的身体是需要双侧下肢交替进行单侧支撑的，根据下肢在步行时的位置，步态周期可分为支撑相（约占整个步态周期的 60%）和摆动相（约占整个步态周期的 40%）。其中单侧肢体的步态周期又可细分为首次触地、承重反应期、支撑相中期、支撑相末期、摆动相初期、摆动相中期、摆动相末期。摆动相初期是一条腿支撑另一条腿摆动的过渡时期。在一个步态周期中有两个双腿支撑期，即双足同时接触地面的时期。当步速增加时，双腿支撑时间减少，反之，则双腿支撑时间增加。

一般来说，在多数的支撑相中，髋关节处于伸展位，这需要伸髋肌群具有充分离心收缩控制的能力，以及屈髋肌群有足够的长度，且其他因素不限制髋关节的后伸活动范围。髋关节后伸的同时踝关节背伸可以使躯干从支撑足的后方移到前方。在支撑相末期，踝关节快速跖屈进一步推动身体向前移动。在支撑相早期（包括首次触地和承重反应期），躯干和骨盆需要进行侧方移动，髋关节发生内收的同时足外翻，进而重心转移至支撑侧，进入单侧支撑相。在整个单侧支撑相中膝关节始终处于相对伸直的状态，在支撑相早期有轻微屈曲，而在支撑相末期，膝关节屈曲为摆动相做准备。摆动相起始于足尖离开地面，当足跟在髋关节前方触地时终止。在摆动相时，需要控制髋关节与地面的距离以确保摆动时期的廓清效果。首先需要髋关节与膝关节屈曲，之后膝关节伸展，踝关节背伸。而后膝关节伸直，在足跟触地时，膝关节为下一个支撑相做准备而产生轻度的屈曲。踝关节在足趾离地的一瞬间开始背伸，在摆动相中期背伸角度达到最大，并一直保持到足跟触地。

实现独立步行所需的主要因素包括双侧下肢对身体的支撑、推动身体向前的动力、基本的运动节律、身体转移及姿势变化时的动态平衡控制、能够适应不同环境调整运动的能力。而在这些因素中，需要下肢的大量参与。在支撑期，需通过下肢伸肌收缩以完成对身体的支撑，在重心转移过程中通过下肢和躯体产生姿势调节维持身体平衡。

三、肌肉活动

肌肉收缩是人体发生运动的基本因素，在步行过程中需要肌肉适时适度、协同协调地收缩和放松来实现肢体平衡、姿势控制，以及在步行任务中所需的启动、加速、减速和运动控制。肌肉收缩包括等长收缩、向心收缩和离心收缩。等长收缩和离心收缩这两种形式是用来维持直立姿势、抵抗重力以及身体节段能量转换的主要收缩方式。

步行时下肢各肌群在不同的步态周期起着不同的作用。躯干肌肉中竖脊肌和腹直肌在身体左右两侧往往同时被激活，双侧腹直肌的活化可以稳定骨盆和腰椎，给髋屈曲肌提供一个固定的支点，主要的髋屈曲肌为髂腰肌和股直肌。在摆动相末期臀大肌开始被激活，进而开始伸展髋关节并为支撑期承重做准备。虽然髋关节屈曲的动作会从摆动相初期至摆动相末期，但屈髋肌群主要在摆动相的前 50％阶段起作用，在摆动相后 50％阶段屈髋动作是下肢在摆动相初期所获得向前势能的结果。髋外展肌群如臀中肌、臀小肌和阔筋膜张肌则在冠状面上起到稳定骨盆的作用，主要控制对侧骨盆在摆动时的下降。在单侧支撑相的时候，臀中肌与臀小肌尤为活跃。膝关节屈曲与伸直肌群在行走中对膝关节的控制至关重要，其中股四头肌在足跟着地后控制膝关节在前 10％步态周期的屈曲角度，对于膝关节落地缓冲与支撑相中期支撑身体重量非常关键。胫骨前肌在足跟落地至足部平放过程中通过离心收缩对被动的踝跖屈动作减速，并协助足减速旋前。

此外，在摆动相期间维持收缩产生足背伸动作使足趾离地。比目鱼肌和腓肠肌在大部分支撑相期都参与收缩，主要以离心收缩的方式对胫骨和腓骨相对距骨的向前运动进行控制。腓骨长肌和腓骨短肌除了产生踝跖屈动作，可对抗胫骨后肌和其他后侧深层肌肉所引起的内翻，且腓骨长肌通过使第一趾节牢固地维持于地面，使足部在支撑相末期和摆动相初期以此作为牢固的支撑和支点产生运动。足底固有肌通过稳定前足和提升内侧纵向足弓高度，为支撑相末期和摆动相初期踝跖屈提供牢固的支点。

对存在步行障碍的患者，我们需要对其肌肉力量进行评估。对肌肉力量的评估可能提醒临床人员注意损伤、肌病或步态障碍的神经因素。一般可以通过徒手肌力测试来评估。肌力测试应该包括髋关节外展、后伸、内收和屈曲，膝关节伸展和屈曲，踝关节背伸、跖屈、内翻和外翻。

四、运动动作分析

在支撑相期：踝关节背伸以使足跟落地，接着跖屈足平放于地面，身体重心向前超过脚面后踝再次背伸，在摆动前再次跖屈为足推离地面做准备。膝关节在足跟落地时发生小范围屈曲以减震并吸收来自地面的反作用力，在支撑相中期伸直，并在此期过后屈曲。髋关节在支撑相早期后伸带动重心前移，同时伴随踝关节背伸。骨盆在支撑相期产生向身体两侧的移动，协助重心左右转移。在支撑相末期会产生一些运动为摆动相做准备。如在支撑相末期通过伸髋使身体重心前移越过支撑脚，在摆动相初期髋屈曲产生向前摆动的动作。

在摆动相期：髋关节屈曲使下肢向前摆。膝关节屈曲以使下肢与地面保持距离，可屈曲至约 60°。足趾离地时骨盆向摆动侧下降倾斜约 5°，骨盆绕纵轴发生旋转，每侧约 4°。最后，膝关节伸展伴踝关节背伸以便足跟着地。

五、基础训练

第一，步行训练包括对结构方面的功能矫正，如针对关节僵硬与挛缩、肌肉长度不足、关节松弛，同时对受损的结构进行保护。第二，步行训练需对神经肌肉功能进行训练，如针对肌张力异常、肌力下降、肌肉耐力下降、运动控制异常、运动感觉异常、运动协调性下降、平衡功能障碍等进行功能矫正。第三，步行训练涉及体位适应性训练、心肺功能和体能的训练。

（一）体位适应性训练

步行障碍患者多数存在长时间卧床和运动量明显下降的情况，尤其是体能差以及高龄患者，长期卧床后容易出现直立性低血压。为防止体位变化造成的不良反应，在保证患者安全的前提下应及早进行体位适应性训练，如从平卧位将床头升高至 30°，之后逐渐增加角度，至长坐位或坐位。亦可通过电动起立床进行体位适应性训练，在可以升高至 90°且无负重危险因素时，患者可通过站立架或其他辅助方式进行直立位体位训练。

（二）软组织牵伸

维持软组织的延展性与长度十分重要，尤其是小腿三头肌和股直肌，对患者的站立、行走以及上下台阶十分重要。保持肌肉长度的训练一般包括主动牵伸和被动牵伸。对于小腿三头肌的牵伸，可分别选择屈膝位和伸膝位，每次牵伸维持 30 秒左右，重复 4~5 次，牵伸不应引起过度的疼痛和组织损伤。对于股直肌，可选择在俯卧位和侧卧位屈膝，牵伸时间与重复次数同前。对于伸髋角度不足的患者，需增加对髂腰肌的牵伸，牵伸时需注意稳定骨盆，减少腰部代偿。牵伸时可结合使用肌肉能量技术。

（三）渐进性神经肌肉训练

对于肌肉收缩功能低下而不能维持站立与步行的患者，需要对收缩能力下降的肌肉进行神经肌肉激活与强化训练。除神经功能受损可导致肌肉无力外，长期卧床导致的失用也会使肌肉收缩功能下降与力量减弱。对于截瘫患者，需要重点训练上肢主要肌群力量，如肩部稳定肌、肘伸肌与腕伸肌等，可借助弹力带、沙袋、哑铃、手支撑训练器等进行训练。下肢主要肌群如髋后伸、外展和伸膝与屈膝肌群，踝关节屈伸肌群都是训练的重点，这些肌群在站立时为人体提供基本的姿势控制以及运动产生、平衡和推动功能。此外，躯干的核心稳定对于步行至关重要，躯干稳定性被认为是功能性运动的重要先决条件。有研究显示，躯干稳定性训练如卷腹和平板支撑对于脑卒中患者的腹肌厚度、躯干功能以及平衡和活动能力都会产生有益影响。在训练时，应注意避免引发姿势代偿与张力异常增高。除常规训练外，可借助悬吊系统、训练球和神经肌肉电刺激等针对靶向肌群进行神经肌肉促进训练。

（四）平衡功能训练

步行中需要身体有较好的平衡能力，不同任务以及周围环境的变化都将影响步行中的平衡机制。比如在夜晚行走，或者在人流较多的环境中行走时，平衡将受到更多的挑战。躯干控制与平衡较差的患者需从坐位平衡开始训练，可选择在稳定与不稳定平面进行训练，且有证据显示躯干训练对动态坐姿平衡有帮助。核心稳定性训练对于患者坐姿平衡和躯干控制都有帮助。其中在不稳定平面的坐位平衡功能训练中，可通过训练球作为坐位支撑面，同时活动躯干、上肢、头颈部来对患者的坐位平衡进行强化训练。在患者的站立位平衡功能训练中，可在保证患者安全的前提下，通过稳定平面如地面，以及不稳定平面如平衡垫、平衡球以及其他不同的平面来进行站立位的动态与静态平衡功能训练。可通过增加平面的不稳定性、改变维持平衡所持续的时间、在维持平衡的同时增加其他任务训练、采用单侧足落地等方式来调整训练的难度，最终过渡到步行时的平衡功能训练，如在不同的路面、不同的环境沿着不同的路线行走。

六、平地步行

在患者进行平地步行时，治疗师或其他协助人员在保证患者安全的同时不应遮挡患者的视野。如果患者需要语言提示与指令，应尽量简洁，如“迈开点”“向前看”等。在患者需要他人辅助时，不应过度限制患者的运动，以免阻挡患者重心前移。鼓励患者走得更快一些，步子更大一些，有时过慢的步速可能会影响患者步行的节奏。另外，增强患者平地步行能力也可采用侧向步行以及倒退的方式进行训练。

七、体能训练

一些患者，尤其是高龄体弱患者，因体能较差，步行距离和步行速度往往受到明显限制。这样即使他们步态有改善，也往往会限制在社区的步行能力。研究显示，有氧训练和渐进式阻力训练能对患者的平衡和步行有帮助。低负荷阻力训练和血流限制训练已被证明可以促进不同人群的肌肉适应，帮助促进肌肉体积增加和肌肉力量增加。将血流限制训练加入患者的体能训练中，对一些老年人群来说可能是一种有效的锻炼替代方案，因为传统的高强度训练可能由于神经肌肉骨骼的合并症与高机械应力而无法实施。

第二节　步行训练辅助技术

一、步行常用辅助器具的选择与使用

人的步行是在神经系统对运动系统的支配与控制下完成的高度自动化的协调、对称、均匀、稳定的运动。步行是由全身参与步行的肌肉、骨骼和关节共同作用的结果，并且需要神经系统的支配、调节和精确参与，要保证步态正常，还需要能够承重的肌力、相对稳定的平衡能力、能够配合运动的协调能力和正常的感觉能力。当人体存在步行障碍或者异常步态时，可能需要步行辅助器具的帮助。目前常见的步行辅助器具包括平行杠、助行器、腋拐和手杖等。

（一）平行杠

步行训练常常会用到平行杠。平行杠具有相当稳固的结构，两侧扶手高度和宽度可根据患者的需要进行调整，患者有一定的安全感，治疗师在一旁可以进行指导保护和监督，因此非常适合患者进行站立训练、平衡功能训练和步行训练等。

（二）助行器

助行器方便携带，在医院和家中都可以使用。助行器可用于初期的步行训练，为之后的拐杖和其他辅助器具使用做好准备，也可用于下肢无力、不具备行走所需肌力但双腿无瘫痪的患者，以及一侧偏瘫或截肢患者。需要注意的是，使用助行器的前提是手具有较好的抓握能力以及良好的上肢支撑能力。

（三）腋拐

当患者有足够的肌力和一定的平衡协调能力时，可以停用助行器而开始使用腋拐。使用腋拐时，其步行方式包括拖地步、摆至步、摆过步、四点步、两点步行和三点步行。所有步行方式进行前，均要注意调节腋拐高度。注意不要将腋拐顶部直接置于腋窝

处，以免伤及相关神经。

（四）手杖

手杖适用于一些下肢运动障碍患者和大部分脑卒中后期患者，这些患者的平衡、肌力和协调相对较好。此种步行方式因迈健侧足时有手杖和患足两点起支撑作用，因此稳定性较好。

二、减重步行训练

减重步行训练又称为重量支撑步行训练，是指采用器械悬吊的方法将患者身体的重量部分向上悬吊，使患者在下肢负担减轻的情况下进行步行活动，以帮助肌力不足的患者进行步行训练和平衡功能训练，使患者逐渐提高日常生活活动能力，尽早回归家庭和社会。

（一）减重步行训练的作用

1. 稳定重心：在身体重量被部分悬吊的状态下，下肢肌力不到3级的患者能提早进行步行训练，有利于患者早期离开床面活动，可以使患者在步行活动中身体重心保持平稳，提高患者步行稳定性，减少步行中下肢相关肌群的收缩负荷，使行走步态保持良好。

2. 纠正病理性步态：减重状态能够调节下肢的肌张力，缓解和避免在早期行走训练中，下肢过度负重带来的不必要的下肢伸肌协调运动和由这种异常模式导致的足下垂、足内翻等病理性步态，从而早期输入正常的生理步行模式，促进正常步态的恢复和巩固，提高步行能力。

3. 增强信心：减重支撑装置的保护可增加平衡稳定性，提高安全性，从而消除患者在步行训练中的紧张和恐惧心理，使其能够更好地配合治疗师完成治疗任务。治疗师在患者安全的情况下，可以集中精力治疗患者下肢的异常步态。

（二）减重步行训练系统组成

减重步行训练系统由减重悬吊系统和步行系统两部分组成。

1. 减重悬吊系统：减重控制台，用于控制电动升降杆的升降，减重范围在体重的0（完全负重）~100%（完全不负重）；身体固定带紧缚于患者腰臀部，固定带的两端对称固定在悬吊支撑架上。

2. 步行系统：包括电动活动平板及步行器系统，可调节行走速度和坡度等，用于步行训练及耐力训练。训练时可以根据患者的需要，采用地面行走或活动平板行走。悬吊带通常固定在患者的腰部和大腿部，着力点一般在腰部和大腿，不宜在腋下或会阴部。

三、康复机器人

康复机器人是康复医学和机器人技术的完美结合，融合了人工智能、生物力学、信息科学和康复医学等学科知识，利用智能仿生技术辅助患者完成肢体训练，达到康复治疗的目的。按照功能，康复机器人主要分为全身式康复机器人、上肢康复机器人、下肢康复机器人三种类型。目前用于改善患者下肢运动功能的康复机器人主要有下肢外骨骼机器人，其临床应用广泛。

（一）下肢外骨骼机器人的分类

根据使用目的，下肢外骨骼机器人可分为训练型下肢外骨骼机器人和辅助型下肢外骨骼机器人。训练型主要用来帮助患者进行运动功能训练，为患者提供步态训练所需的治疗。辅助型下肢外骨骼机器人主要用来帮助运动功能障碍患者完成各种动作，通过为受累肢体提供支撑达到辅助患者活动的目的。

（二）康复机器人的作用

1. 促进大脑和脊髓的可塑性：康复机器人通过重复的步行训练（特别需要指出的是，这种重复的步行训练按照正常步态模式进行），不断重复刺激，不仅使患者的本体感觉有所改善，而且使患者的大脑功能得到相应训练。通过为患者提供高重复性的任务导向训练，诱导持久性的运动学习及神经重塑，从而改善患者的步行功能。

2. 提高效率和康复疗效：康复机器人通常带有一定的趣味性，对于患者来说，借助外界辅助可以增强自信心，提高依从性。同时，康复机器人可以让治疗师从繁重的体力活动中解脱出来，提高工作效率。

四、功能性电刺激

功能性电刺激（functional electrical stimulation，FES）属于神经肌肉电刺激疗法，是利用一定强度的低频脉冲电流，作用于已丧失功能或功能不正常的器官和肢体，以其产生的即时效应来替代或矫正器官及肢体已丧失的功能。功能性电刺激已成为治疗脊髓、颅脑外伤和脑卒中所致的瘫痪以及其他上运动神经元疾病的有效方法，同时也是研究热点。其利用神经细胞的电兴奋性，通过刺激支配肌肉的神经使肌肉收缩，因此，要求所刺激的肌肉必须要有完整的神经支配。

五、新技术和可穿戴设备

目前，虚拟现实技术和可穿戴设备正逐渐成为康复热点。越来越多的研究表明，虚拟现实技术可以用于改善患者的步行功能，而可穿戴设备通过监督和记录等方式对患者步行功能进行干预和改善。

（一）虚拟现实技术

虚拟现实技术是一项具有一套信息学资料并且为患者提供交互式环境的技术。它通过使用各种设备，基于创建与日常生活活动环境相似的虚拟环境来提供现实的体验，并且提供实时反馈。虚拟现实技术目前已经广泛应用于医学领域，例如神经康复和牙科医学。研究表明，虚拟现实技术可以有效提升患者的步行功能和日常生活活动能力。

（二）可穿戴设备

可穿戴设备又称为可穿戴式计算机，它是一种可以佩戴在身体上并能传递数据的计算机设备。可穿戴设备在康复医学领域应用广泛，如生命体征监测、身体姿势监测和运动监测等，其运用的核心技术包括传感技术、云计算技术等。其中传感技术的实现载体为传感器，传感器是一种能检测并传递信息的装置，能够把待测信息按一定规律转换成电信号输出。可穿戴设备多种功能的实现均依赖传感器对身体状态的记录，可见传感器是可穿戴设备的技术核心。目前可穿戴设备使用的传感器主要有惯性传感器和 Kinect 传感器。可穿戴设备对不同部位的运动监测包括：①小关节精细运动，如腕、指间关节运动等；②大关节大幅度运动，如膝关节、踝关节运动等。可穿戴设备不仅可以是手环、手表，也可以是鞋垫、衣服。

第三节　步行训练环境

步行训练环境包括三大部分：康复机构环境、居家生活环境和社区环境。

一、康复机构环境

康复机构环境指患者进行康复治疗的地方，包括医院、社区和其余康复机构。在该环境中，各种康复设施应按规定安装和摆放，同时应提供患者进行大部分康复治疗的器械和工具。

二、居家生活环境

患者在康复机构里经过各种治疗和康复训练后，能够回家进行自我康复训练。居家生活环境包括整个房间布局和设施，其中需要特别注意布局和安装便利设施的房间，包括卫生间、卧室和客厅，这三个地方是患者回家后常会去的地方。患者在家中进行步行训练时，需要依靠居家生活环境。一个合理设计和安全的居家生活环境才能促进患者更好地康复。

卫生间尽量使用马桶，必要时需要在旁边安装扶手，同时应将卫生间的地板设计为防滑地面或者安放防滑垫。浴室根据患者情况进行调整，包括坐位淋浴和站立位淋浴设计等。患者卧室最好和卫生间距离较近，卧室床头应安放床头灯，最好不要在床头柜等地方放置易碎物品，床的高低根据患者自身情况进行选择。客厅灯光应保持明亮，且各个开关按钮位置应根据患者是否需要坐轮椅进行调整，同时客厅不应摆放太多物品，尽量保持客厅宽敞。居家生活环境的地面应防滑，如果需要上下楼，应根据患者情况提供帮助，尽量选择电梯房或者低楼层。

三、社区环境

大多数患者在回归家庭之后希望能够融入社区生活，参与社区活动，因此社区环境对于患者步行等活动来说极其重要。社区环境包括无障碍设施。无障碍设施是指保障残疾人、老年人、孕妇、儿童等社会成员通行安全和使用便利，在建设工程中配套建设的服务设施，包括无障碍通道、电梯、平台、房间、洗手间、席位、盲文标识和音响提示以及通信。

（戚世宗）

第二十一章 平衡功能训练

平衡功能训练是完整康复训练的一部分，目的是使系统紊乱的个体能够再次学会在支撑面上控制身体运动，通过训练在坐位、站立位随意动作和身体转移时平衡身体，对预料到和未预料到的不稳定进行快速反应。在制订平衡功能训练计划时要注意原发病特点及发展阶段。制订计划应遵循基本原则。本章介绍目前常采用的基本训练方法及一些最新进展。

第一节 平衡功能训练的基本原则

1. 支撑面积由大变小：需要从稳定的体位逐步过渡到尚不稳定的体位，开始时在支撑面较大或使用辅具器具较多的体位进行训练，当稳定性提高后，减小支撑面和减少辅助器具的使用。

2. 稳定极限由大变小：重心由低到高，身体有良好的对线关系，扩大身体的稳定性，摆动范围由小到大。

3. 从静态平衡到动态平衡：先训练独坐或独站，当患者有良好的静态平衡后，再训练动态平衡。逐渐增加训练的复杂性，从睁眼到闭眼，因人而异，循序渐进。

第二节 平衡功能训练的方法

目前国内外采用的平衡功能训练方法多种多样，主要是通过时长及频次的要求进行训练以达到目的，仍有一些传统运动方式比如太极拳、瑜伽等被认为能改善平衡能力。平衡功能训练需结合上下肢运动功能训练、前庭康复训练、步态训练及原发病的药物治疗等才能达到更好的效果。目前计算机技术及虚拟现实技术均在平衡功能训练中有所应用，比如三维动态平衡功能训练系统。训练方法根据不同目的有很多分类方式。

1. 根据训练时的体位分为仰卧位、前臂支撑下的俯卧位、肘膝跪位、双膝跪位、半跪位、坐位和站立位的训练。

2. 根据是否借助器械分为徒手训练和借助器械训练。

3. 根据患者保持平衡的能力分为静态平衡功能训练、动态平衡功能训练、反应性平衡功能训练。

4. 根据疾病类型分为脊髓损伤、帕金森病、脑损伤等的平衡功能训练。

一、脑卒中患者平衡功能训练方法

脑卒中合并偏瘫患者在早期康复中平衡功能训练涉及躯干核心力量训练，可提高躯干稳定性，为站立和步行打下良好的基础。根据不同患者的偏瘫程度、疾病不同时期、不同难易程度采用不同的训练方法，若训练中出现头晕、头痛或恶心，建议先暂停训练。

（一）早期躯干训练

桥式运动方法：完成伸髋、屈膝，足平踏于床面的动作。桥式运动训练：治疗师将一只手放在患者的患膝上，然后向前下方拉压膝关节；另一只手拍打患侧臀部，刺激臀肌收缩，帮助患髋伸展。

（二）中期躯干训练

1. 床上平躺位训练：患者伸直下肢，双脚放于瑜伽球上，利用躯干力量将臀部抬离床面，并保持下肢与躯干成一条直线，保持肘关节伸直和球稳定。

2. 床上俯卧位训练：患者双脚放于球上，并伸直膝关节，双手支撑床面并伸直双肘，使下肢与躯干成一条直线。

3. 球上坐位训练：患者坐在球上，在治疗师或家属的帮助下保持胸椎稳定，通过前后或者左右移动球，做腰部的屈曲、伸展或侧屈运动。

（三）坐位平衡功能训练

1. 静态坐位平衡功能训练：包括长坐位平衡功能训练和端坐位平衡功能训练。

长坐位平衡功能训练：截瘫患者多采用长坐位进行平衡功能训练。

端坐位平衡功能训练：患者健侧支撑，在床上保持平衡。患者将手放在大腿上，保持中立位，不时将手松开，要倒时，再扶住大腿保持身体坐位，保持髋关节、膝关节、踝关节屈曲 90°的体位。开始时患者多易向患侧倾倒，可以先在 Bobath 反射抑制肢位下保持坐位平衡，这样既可以牵伸痉挛的侧屈肌，也可以辅助坐位平衡功能训练。

2. 动态坐位平衡功能训练：包括坐位前后左右平衡功能训练。患者坐在靠椅上，双前臂抱于胸前，让身体慢慢前倾或倾向一侧，由治疗师拉住其双肘引导前倾，反复训练，直到患者推前推后都不会倾倒为止。在被动坐位训练后患者可以进行躯干左右侧屈运动和躯干左右旋转运动。

（四）站立位平衡功能训练

进行站立位平衡功能训练，是为步行做好准备，并最终达到步行的目的。

1. 静态站立位平衡功能训练：患者头部、肩膀和髋关节保持平衡垂直，躯干保持挺直，膝微屈且朝向正前，两脚与肩同宽，稳定脚踝并承重于全脚掌，双手放于体侧处于放松状态，能维持平衡状态。开始时两足间距较大，以扩大支撑面，提高稳定性；在能够独立站立后逐步缩小两足间距，以减小支撑面，增加难度。

2. 动态站立位平衡功能训练：患者可以在站立姿势下，独立完成身体重心转移，躯干屈曲、伸展、左右倾斜及旋转运动，并保持平衡。开始时由治疗师双手固定患者髋关节，协助完成重心转移和躯体活动，逐步过渡到由患者独立完成在平行杠内保持站立姿势和双下肢的重心转移训练。在静态站立位平衡功能训练完成后，可以在平衡板上进行动态站立位平衡功能训练：患者站立于平衡板上，治疗师双手协助控制患者骨盆，缓慢摇动平衡板，诱发患者头部及躯干向中线调整及一侧上肢外展的调整反应。注意将平衡板置于平行杠内。平衡板摇摆的速度要缓慢，减少患者精神紧张。大球或滚筒上的训练：患者双手分开，与肩同宽，抓握体操棒，治疗师与患者手重叠协助握棒动作，并使腕关节保持背伸位。患者用患侧下肢单腿站立，健侧足轻踏于大球球体，治疗师用脚将大球前后滚动，患者下肢随之运动，但不得出现阻碍大球滚动的动作。健侧下肢支撑体重，患足置于大球上，随大球的滚动完成屈伸运动。注意患者膝关节不应出现过伸。健侧下肢支撑时，要防止患侧髋关节出现内收和骨盆向健侧偏歪的代偿动作。治疗师应始终给予协助，固定患者双手及体操棒。

3. 反应性站立位平衡功能训练：可以采用抛接球（包括转体抛接球）、踢球、突然向不同方向推患者的训练等。训练中要特别注意安全保护。

（五）够物和拾物训练

脑卒中患者患侧上肢在前屈够物时会出现脊柱侧屈和旋后、身体前倾、肩带上抬、肩外展伴屈肘、前臂旋前、腕屈曲伴尺偏、掌指关节及指间关节屈曲等适应性异常运动模式。所以要进行上肢运动障碍训练，主要包括够物训练和拾物训练。够物训练：患者用患手向前（屈髋）、向侧方（双侧）、向后碰触物体，再回到中立位。在训练中注意以下两点：第一，够物距离应该比手臂长，包括整个身体的运动，并尽可能接近稳定极限。第二，由于下肢肌肉活动对于坐位平衡很重要，在向患侧够物时，要强调患足负重。拾物训练：患者在站立位保持平衡，向前、向侧方（两侧）、向后取物。单手或双手进行。目标物和任务的变化，应该超过手臂长度，鼓励患者伸展到稳定极限再回来。

（六）步态训练

步态训练是物理治疗中的一组训练措施，包括改善下肢关节的运动，提高力量和平衡，并模仿步行时腿部的重复性。

二、截瘫患者平衡功能训练方法

1. 前臂支撑下的俯卧位：上肢和肩部的强化训练及持拐步行前的准备训练。患者取俯卧位，前臂支撑上肢体重，保持静态平衡；治疗师向各个方向推动患者的肩部，进行他动态平衡功能训练；最后进行自动态平衡功能训练，患者自己向各个方向活动。

2. 肘膝跪位：此种训练体位主要用于截瘫患者，也用于运动失调症和帕金森病患者。患者取肘膝跪位保持平衡，治疗师向各个方向推动患者，患者自己向各个方向活动或者躯干侧屈或旋转，然后治疗师指示患者将一侧上肢或下肢抬起并保持平衡，随着稳定性的增强，再将一侧上肢和另一侧下肢同时抬起并保持平衡。

3. 双膝跪位和半跪位：主要用于截瘫患者。

1）静态平衡功能训练：患者取双膝跪位或半跪位，然后保持平衡。

2）他动态平衡功能训练：患者取双膝跪位或半跪位。患者可先跪于治疗床上，治疗师向各个方向推动患者，平衡功能改善后，再在平衡板上训练。

3）自动态平衡功能训练：患者取双膝跪位或半跪位。患者自己向各个方向活动或与治疗师进行抛接球训练。

三、多感官训练

（一）前庭功能训练

1. 凝视稳定性训练：注视稳定性训练、视觉跟踪训练。

注视稳定性训练：双眼同时睁开，遮挡住其中一只，单眼水平注视正前方，坚持大约 30 秒，训练期间可眨眼，但尽量不要转动眼球，双眼交替训练，持续训练 10 分钟。

视觉跟踪训练：使用舒尔特方格辅助训练，训练时要求患者用手指按 1～25 的顺序依次指出数字的位置，同时诵读出声，每次训练 10 分钟，每周 5 次。

2. 转椅旋转训练：患者坐于转椅上，对部分无法坐稳患者可采用布带将其固定于转椅上，顺时针或逆时针交替旋转转椅，每 5 分钟交换 1 次方向，以 20 转/分的速度旋转，每次训练 30 分钟，每天训练 1 次，每周 5 次。两组康复周期均为 4 周，可明显提高脑卒中患者的平衡控制力。

（二）感觉反馈训练

通过皮肤及本体感觉的训练，帮助患者建立最基础的姿势位置，以适应各种活动的完成；以最少的肌肉活动保持良好姿势，最大限度地保持稳定。治疗师用言语和徒手提示患者发现和保持恰当的直立位置。患者可以睁眼或闭眼。具体训练方法：①患者站立于镜子前，利用镜子的视觉反馈，尽量保持垂直站立的状态；也可在此基础上完成各种拿起物件等动作，使身体重心移动，然后再回到直立位置。②患者背墙站立（或坐位），由墙提供本体感觉反馈，墙上与墙面垂直的木钉和木棒可进一步增加反馈程度，以使患者保持直立位置。③利用运动和力量反馈装置进行姿势力线和承重分布状态的训练，一般采用静态平衡仪训练，也可简单地利用两个体重秤进行。

（三）姿势反射训练

帕金森病患者常合并姿势反射消失，导致患者出现平衡功能障碍。对于这类患者需进行姿势反射训练，目的是帮助患者建立多关节协调运动，有效地应答坐位和站立位时的姿势要求。常用方法：建立踝平衡反应、髋平衡反应等。

1. 建立踝平衡反应：在患者具有充分的踝关节活动度和力量的基础上进行。患者在自我进行小范围向前、向后、向侧方的摆动中保持身体直立，且不屈髋、屈膝。这一训练也可在静态平衡仪上进行。若患者稳定性差或恐惧跌倒，可在使用平行杠或靠墙、墙角（前置桌椅）等增加安全性的条件下进行。若患者平衡功能有所增强，可通过双髋或双肩小范围的干扰活动进一步促进踝关节的调节。

2. 建立髋平衡反应：应用较踝策略幅度更大的但又不发生跨步的移动方式进行。此时可应用可脱卸的蚌壳式石膏或踝矫形器限制踝关节的运动；加大难度的训练如窄条上站立、足跟/足趾站立或改良的单腿站立等应用髋策略稳定的各种平衡功能训练。

3. 建立跨步反应：告诉患者该训练的目的是通过跨步预防跌倒。通过跨步避免跌倒时需要瞬间单腿保持上体重量而不倾倒的能力。训练时，治疗师一只手扶握患者足趾部，另一只手扶持对侧髋部，抬起患者足趾，将患者身体重量转移到对侧，然后快速地将重心移至非承重侧；进一步可徒手将其足抬起，然后放下并令其快速转移重心。

4. 借助器械训练，目前常用的器具有赛乐饼（Thera－Band）、双向/多向平衡板、BOSU 平衡球或 BAPS 平衡板。Thera－Band 由五种不同难度的稳定性训练垫组成，目前多项研究发现其是脑卒中患者站立平衡功能训练的一种有效方法。BOSU 平衡球或 BAPS 平衡板等常用于上述介绍的平衡功能训练。

5. 传统运动。

1）太极拳：太极拳是中国传统的体育项目之一，能有效改善老年人的平衡功能、柔韧性及关节灵活性，从而帮助老年人增强抗跌倒能力。

2）瑜伽：瑜伽是东方古老的健身术，是一种集冥想、放松、有控制的呼吸、肢体伸展和体力运动于一体的健身项目。有证据表明，瑜伽可以改善平衡能力和步态，但对老年人跌倒能力的影响尚不确切。

6. 其他新技术：动态、静态平衡功能训练仪，虚拟现实技术，康复机器人等。

总之，平衡功能下降是患者跌倒、运动能力下降的重要危险因素，与患者生活质量密切相关。应探索开发适合中国人群及各个特殊疾病患者的平衡评估工具，重视平衡的动态监测，并早期识别平衡受损因素，探索科学可行的干预方法，重视远期结局。

（曾鹏　李方勤　叶静）

第二十二章　防跌倒管理策略

第一节　住院防跌倒管理策略

目前国内对住院患者跌倒预防及管理缺乏统一性、规范性和标准性，临床中预防住院患者跌倒的具体措施多来自临床经验和强调某一方面的干预措施，缺乏科学的住院患者跌倒预防及管理方案。

一、国内住院患者跌倒预防的研究现状

国内跌倒预防管理主要包括跌倒风险分级管理、跌倒预防流程管理、健康教育，使用追踪方法学、根因分析、目标管理、循证护理等方法预防跌倒。

（一）跌倒风险分级管理

利用量化的跌倒风险评估表，根据赋分评估患者跌倒风险等级，根据评估结果采取相应的跌倒预防措施。目前，临床上通常采用 Morse 跌倒评估量表对患者进行风险分级评估，根据结果进行干预，提高患者防跌倒意识及相关跌倒知识的知晓率，使临床医护人员更加有效地指导患者预防跌倒。除此之外，也有部分医院根据自身实际情况，结合某些跌倒量表或自制量表，制定出具有实用性与操作性的住院患者跌倒风险评估表，进行跌倒风险识别和评估，根据评分结果进行风险分级，并采取有针对性的措施，从而降低跌倒发生率。

（二）跌倒预防流程管理

流程管理是将各项工作按合理顺序组成规范化工作的过程，以提高服务质量。使用流程管理预防住院患者跌倒，梳理住院患者跌倒风险评估、跌倒高危患者申报、预防跌倒沟通书、干预措施、跌倒应急预案、跌倒上报、跌倒后处理等流程，不仅能降低患者跌倒的发生率，还能提高满意度。

（三）健康教育

健康教育普遍被运用于跌倒预防中，以口头宣教、书面宣教、视频、宣传、标识、表演、程序式教育、强化教育等为主，患者跌倒防范意识从多角度被强化。实施全程、优质的健康教育可降低患者住院期间跌倒发生率，保障护理安全，避免医疗纠纷。对住

院患者实施系统、规范的预防跌倒健康教育，可帮助患者形成积极的预防跌倒的态度，规范或强化患者的预防跌倒意识，有效预防患者跌倒。

（四）跌倒质量管理工具

PDCA、品管圈（QCC）、医疗失效模式与效应分析（healthcare failure mode and effect analysis，HFMEA）、追踪方法学、根因分析（root cause analysis，RCA）等质量管理工具被国内一些研究者运用到住院患者跌倒预防中。

1. PDCA：对品质工作按规划、执行、查核与行动来进行循环，以确保可靠度目标的达成，进而促使品质持续改善。运用PDCA，找出导致患者跌倒的常见原因，制定针对性的防范措施，降低住院患者跌倒发生率。

2. 品管圈：由相同、相近或互补的工作场所的人员自动自发组成数人一圈的小团体，全体合作、集思广益，按照一定的活动程序来解决工作现场、管理、文化等方面所发生的问题。成立品管圈小组，以“降低住院患者跌倒发生率”为主题，分析根因，制定对策及措施，比较品管圈活动前后住院患者跌倒发生率，判断是否降低了跌倒发生率。

3. 医疗失效模式与效应分析：通过对失效问题的严重程度、发生率等进行系统评估，辨别存在的患者安全风险，预先建立相关预防措施，改善工作流程，以预防不良事件的发生，提高安全指数的一种结构化的系统安全管理工具。成立跌倒管理小组，列出预防住院患者跌倒的流程，根据医疗失效模式与效应分析，计算危急值，对危急值较高的项目制定改进措施，减少跌倒事件的发生。

4. 追踪方法学：通过跟踪患者就医过程或跟踪医院某一系统运行轨迹，感受医院服务品质，评价医院管理系统是否健全、配套是否完善、有无疏漏以及执行情况，考核医院整体服务能力的医院评价方法。以追踪方法学的理论为基础，结合失效模式与效应分析，首先确定追踪路线，再进行流程的风险评估，制定具体的改进措施。该方法不仅能减少跌倒事件的发生，而且能提高患者对医务人员的满意度。

5. 根因分析：针对严重伤害事件，经过回溯性调查，广泛收集各种主客观科学证据，区分出近端原因与远端原因，以了解造成失误的过程和原因，并进行系统检讨，改善策略以减少失误的发生。对住院跌倒患者，通过个案分析，确定根本原因，制定并落实改进措施，以降低跌倒发生率。

（五）循证护理实践

近年来，我国某些研究者将循证护理方法应用于跌倒预防，通过制定相应的流程，降低住院患者跌倒发生率，取得良好的效果。

二、国外住院患者跌倒预防的研究现状

国外对跌倒预防的研究开展得比较早且较成熟，常采用的跌倒预防方法有循证护理、多学科合作、跌倒管理模型、跌倒指南等。

（一）循证护理

依据循证理论或成立循证小组，改善病区环境及对设施、心理护理、用药指导、健康宣教等措施进行循证，制定跌倒预防干预指南，然后通过对指南的落实，有效增加患者防跌倒意识，减少住院患者跌倒的发生。根据患者需求及现存跌倒安全隐患，制订干预方案并实施，预防住院患者跌倒。

（二）多学科合作

多学科合作指运用多学科的理论、方法和成果从整体上对某一课题进行综合研究，让不同学科的人员共同参与预防住院患者跌倒的多元化方案的制订和执行。相应的方案有对患者进行全面的跌倒风险评估、消除或减少跌倒危险因素、加强健康教育以及对患者跌倒应急预案的完善和演练等。多元化方案可有效降低跌倒风险。

（三）跌倒管理模型

跌倒管理模型是通过系统的描述方法，评价和完善跌倒预防和管理的过程。Wright 等于 2007 年提出的 CPPT 模型，指出跌倒管理的三个要素是沟通、工作准则和工作规程、团队合作。沟通包括使用颜色编码系统，工作人员、患者及照顾者的教育等。工作准则和工作规程包括明确员工的职责、对跌倒风险及预防措施的实施进行定期评估等。团队合作指医护人员、质量管理人员等合作，明确成员之间的角色和职责，确定跌倒管理目标并公示，获得领导的支持与授权。2011 年 Bonuel 等提出了 CATCH 模型：多学科合作实践（collaborative interdisciplinary practice）、领导积极参与（active leadership engagement）、技术支持（technology support for process）、沟通策略（communication strategy）、广泛的文化变革（house wide culture change）。该模型建议多学科团队成员每月定期讨论跌倒案例，并提出有效的、有针对性的跌倒方案。

（四）跌倒指南

国外学者在总结相关研究的基础上，制定并发布了相关指南。2012 年英国临床系统改进机构（ICIS）制定《预防跌倒（急性护理）》，2013 年英国国家卫生与保健研究所（NICE）制定《老年人摔倒的评估与预防》，2016 年美国东部创伤实践管理指南协会（EAST）制定《预防老年人跌倒相关的伤害》，2017 年加拿大安大略注册护士协会（RNAO）修订《预防老年人跌倒和跌倒损伤》，等等，从跌倒评估及各项措施上进行证据检索、评价与转化，在跌倒预防上取得一定的成果。

三、国内跌倒预防管理存在的主要问题

住院患者跌倒预防的方法很多，但我国跌倒预防的方法主要集中在跌倒风险分级管理、流程管理及多种健康宣教模式，缺乏统一性、规范性和标准性。因此，目前国内缺乏有效的住院患者跌倒防范及管理方案，干预措施主要来自临床经验，存在着临床实践缺乏循证基础、管理方案不完善等问题。

四、住院患者预防跌倒管理策略

（一）医院领导对跌倒预防管理的支持

医院领导的参与和支持，有助于医院跌倒预防规章制度与流程的制定。医院环境设施的改造，如楼道、卫生间等高危环境中张贴“小心台阶”“小心地滑”等高危标识，需要医院领导的统一规范及后勤部门的协助；跌倒风险评估量表选择、跌倒评估频率、跌倒预防措施、跌倒标识、跌倒后应急流程等管理方案的统一性、规范性、标准性，都需要医院领导考虑并制定相应的管理制度。

（二）住院患者跌倒风险管理组织架构

1．护理部组织管理：实行“护理部—科护士长—护理单元护士长”三级管理架构。

一级管理：护理部，负责对全院的跌倒高风险患者进行监控、指导及管理。

二级管理：科护士长，负责对所分管科室的跌倒高风险患者进行监控、指导及管理。

三级管理：护理单元护士长，负责对本科室跌倒高风险患者进行监控、指导和管理。

2．科室组织管理。

护士长：负责对本科室跌倒高风险患者进行监控、指导及管理。

指导老师（责任组长）：负责对本组跌倒高风险患者进行管理和指导。

责任护士：负责对所管跌倒高危险患者进行监控和管理，必要时报告上级。

3．住院患者跌倒风险评估管理：对于新入院或者转科（转入）患者，采用跌倒风险评估量表对患者进行跌倒风险评估。

1）首次跌倒风险评估为低风险，病情稳定者评估一次即可。

2）首次跌倒风险评估为高风险，病情稳定者每周评估一次，病情不稳定者每周至少评估两次。

3）患者病情发生变化或服用特殊药物时需及时评估，每周至少两次，若连续评估三次均为低风险且病情相对稳定，可暂不再评估。

4）在跌倒高风险患者腕带和床头张贴醒目标识，警示患者有跌倒高风险。

5）跌倒高风险患者跌倒风险评估量表应打印并存档。

（三）住院患者跌倒干预措施

1．标准预防性跌倒干预措施。

1）环境：①根据专科特点，合理进行病室诊疗分区，规范陈放各类设施。②告知卫生间防跌倒措施，如使用扶手；并保持病区地面清洁干燥。③光线要充足，提供足够的照明。④保持通道畅通，确保病房、床旁及卫生间通道无障碍。⑤如地面有水渍，请保洁人员及时清洁。

2）设施：①病房床头灯及呼叫器应安装在合适位置，同时教会患者或照顾者正确使用，并及时对患者呼叫给予回应。②病床高度适宜，日常物品方便患者取放。③所有带轮子的设施（床、轮椅、平车等）都要有锁定装置，使用前应检查锁定装置是否正常。患者坐轮椅时要系安全带，患者转运时应使用带有护栏及安全带的转运车，并确保护栏及安全带规范使用。

3）患者及照顾者教育：①院区坡道、楼梯、门诊、病区走廊、卫生间张贴预防跌倒标识及温馨提示。②专人（家长或监护人）陪护，活动时有人陪伴，教会患者下床时坐起30秒、站立30秒、行走，上下轮椅的方法。③教导患者穿防滑鞋及长短适宜的衣裤，必要时对患者进行防跌倒步态宣教。④教育患者及照顾者主动寻求护士的帮助。卫生间安装紧急呼叫系统，患者如厕时，如遇紧急情况，按呼叫按钮，寻求工作人员帮助。⑤教育患者在行走时如出现下列情况，头晕、目眩、双眼发黑、步态不稳、下肢无力等，立即停止活动，保持安全位，并及时呼叫帮助。⑥教育老年人、孕妇的监护人，注意周围环境及走动的人群，避免碰撞跌倒。

4）鼓励个性化的活动，根据患者目前的能力，医护人员及康复治疗师为患者定制个性化运动锻炼方案。

5）确定与跌倒风险相关的药物，告知患者或照顾者服药注意事项，并监测药物的不良反应。

2. 住院患者跌倒高风险干预措施。

1）执行标准预防性跌倒干预措施。

2）加强对患者的病房巡视。

3）与医生加强协作，通知医生跌倒高风险患者的情况，必要时采取相应措施。

4）将两侧床栏全部拉起，在患者下床活动时家属或监护人参与照护，在患者需要协助时提供帮助。

5）对于神志不清、躁动的患者，家属或监护人参与约束，并限制其活动。

6）加强营养，包括优化钙的摄入量和实现维生素D的充分吸收。

7）如家属或监护人要离开，要求家属或监护人必须通知护士，护士加强巡视与照护。

8）签署《患者预防跌倒告知书》。

9）教授预防跌倒“十知道”知识。

10）做好健康教育后要及时评估健康教育效果。

11）对高风险患者严格做好交接班，并在交班本上记录。

（四）住院患者跌倒后的处理

1. 患者跌倒后，进行体格检查，评估受伤情况，并确定跌倒受伤的严重程度，提供适当的治疗和护理，监测可能会立即出现的伤害。

2. 进行跌倒后评估，以确定导致跌倒的因素，与多学科团队合作，进一步评估并确定适当的干预措施。

3. 根据患者的情况，进行身体康复和（或）支持心理康复。

4. 对跌倒造成后果的事件进行根因分析，制定有针对性的措施。

5. 上报不良事件，追踪患者的后续情况，持续改进质量。

第二节　居家防跌倒管理策略

跌倒会造成身心伤害，甚至死亡，严重影响生活质量，也会给家庭和社会带来一定的负担。居家跌倒最容易发生的情况：白天做家务、上下楼梯、外出行走、进门换鞋无鞋凳、常用椅子无扶手、淋浴房无扶手、无防滑垫、马桶边无扶手、地面不防滑、杂物乱放等。

一、居家跌倒的危险因素

有跌倒史、意识障碍、视力障碍、躯体移动功能障碍、头昏、眩晕，以及家中无人陪伴、服用特殊药物等。

二、居家跌倒的预防管理

1. 日常起居管理的相关内容详见第十六章。

2. 运动与活动：日常应合理进行身体锻炼，进行有规律的锻炼或功能训练，如慢跑、散步、太极拳等，必要时选择适宜的辅助用具。

3. 衣着选择：衣服大小松紧适当，裤子不宜过长，穿防滑平底鞋等，活动时不穿拖鞋。

4. 用药管理：服药后注意药物的不良反应及注意事项，如服用降压药者应注意静卧 30 分钟，服用利尿剂者夜间置便器于床旁等。

5. 饮食宣教：多食用含钙丰富的食物，适量进食优质蛋白质，如鸡肉、鱼肉、牛肉、鸡蛋等。多吃新鲜蔬菜，增加维生素 C 及膳食纤维的摄入。

三、居家跌倒后的处理措施

判断受伤情况，再按照不同情况进行处理：

1. 对于意识不清者，应立即拨打急救电话。

2. 对于有外伤、出血者，止血包扎。

3. 对于呕吐者，使其头偏向一侧，清理口鼻分泌物，保证呼吸道通畅；如抽搐，移至平整地面，防止舌咬伤，不要硬掰抽搐肢体，防止肌肉、骨骼损伤；如呼吸、心跳停止，应立即进行胸外心脏按压、人工呼吸，拨打急救电话。

第三节　跌倒应急预案

一、住院发生跌倒的应急预案

（一）跌倒发生后的现场应急处理

实施首见负责制，医护人员谁在场谁负责通知及应急处理

1. 立即观察患者意识、瞳孔及测量体温、脉搏、呼吸、血压。

2. 检查有无受伤、受伤部位及严重程度，尤其注意有无颅脑损伤、骨折、内出血等，并做好记录。

3. 立即通知相关医护人员和患者家属。

4. 视情况将患者扶回病床或安置在安全处。

5. 协助和配合医师做进一步检查及处理。

6. 做好家属沟通及医疗文书记录。

（二）跌倒发生后事件管理

1. 及时上报科室分管领导，由各分管领导根据跌倒性质及跌倒地点及时汇报医院管理部门并填写《医疗护理安全事件报告单》。

2. 在病房内发生的跌倒事件由护理组填写《医疗护理安全事件报告单》，病房外发生的跌倒事件由医疗组填写《医疗护理安全事件报告单》。

3. 发生跌倒事件 24 小时内科室需组织相关医护人员进行跌倒原因分析讨论，完善相关记录并签名。科室若连续发生 3 例跌倒事件，需由科室医疗主任组织全科讨论、总结，并完成持续质量改进。

4. 对于所有跌倒事件，护士需在 24 小时内打印《医疗护理安全事件报告单》交护理部质控办存档。对于在病房内发生的跌倒事件，护士需完善根因分析并交护理部质控办。

5. 对分析出的引起跌倒的原因应及时整改，对跌倒事件进行效果追踪，并做好记录，完成持续质量改进。

二、院外发生跌倒的应急预案

（一）跌倒的现场处理

1. 对于意识不清者，立即拨打急救电话。

1）如有外伤、出血，立即止血包扎。

2）如有呕吐，将患者头偏向一侧，并清理口鼻呕吐物，保证呼吸道通畅。

3）如有抽搐，将患者移至平整软地面或身体下垫软物，防止碰伤、擦伤，必要时

在牙间垫较硬物，防止舌咬伤，不要硬掰抽搐肢体，防止肌肉、骨骼损伤。

4）如呼吸、心跳停止，应立即采取胸外心脏按压、人工呼吸等急救措施。

5）如需搬动，保证平稳，尽量平卧。

2. 对于意识清楚者：

1）询问跌倒情况及对跌倒过程是否有记忆，如不能记起跌倒过程，可能为晕厥或脑血管意外，应立即护送到医院诊治或拨打急救电话。

2）询问是否有剧烈头痛或口角歪斜、言语不利、手脚无力等提示脑卒中的情况，如有，立即扶起可能加重脑出血或脑缺血，使病情加重，应立即拨打急救电话。

3）如有外伤、出血，立即止血包扎，并护送到医院进一步处理。

4）查看有无肢体疼痛、畸形、关节异常、肢体位置异常等提示骨折的情况，如无相关专业知识，不要随便搬动，以免加重病情，应立即拨打急救电话。

5）查询有无腰背部疼痛，双腿活动或感觉异常及大小便失禁等提示腰椎损害的情况，如无相关专业知识，不要随便搬动，以免加重病情，应立即拨打急救电话；如跌倒者试图自行站起，可协助其缓慢起立，坐、卧休息并观察，确认无碍后方可离开。

6）如需搬动，保证平稳，尽量平卧休息。

7）发生跌倒均应在家庭成员/家庭保健员陪同下到医院诊治，查找跌倒危险因素，评估跌倒风险，制订防治措施及方案。

（二）自己如何起身

1. 如果是背部先着地，应弯曲双腿，挪动臀部到平整软地面或身体下垫软物，然后使自己较舒适地平躺，如可能，要向他人寻求帮助。

2. 休息片刻，等体力准备充分后，尽力使自己向有支撑物的方向翻转身体，使自己变成俯卧位。

3. 双手支撑地面，抬起臀部，弯曲膝关节，然后尽力使自己面向支撑物跪立，双手扶住支撑物。

4. 以支撑物为支撑，尽力站起来。

5. 休息片刻，恢复部分体力后，打电话寻求帮助。最重要的是报告自己跌倒了。

（三）外伤的处理

1. 清创及消毒：表皮外伤，用双氧水清创，红药水消毒止血。

2. 止血及消炎：根据破裂血管的部位，采取不同的止血方法。

1）毛细血管：擦破皮肤，血一般是从皮肤内渗出来的，需贴上创可贴，消炎止血。

2）静脉：在体内较深层部位，静脉破裂后，血一般是从皮肤内流出来的，必须用消毒纱布包扎后，服用消炎药。

3）动脉：大多位于重要器官周围。动脉一旦破裂，血是喷射出来的，必须加压包扎后，紧急送医院治疗。

3. 扭伤及肌肉拉伤：要使受伤处制动，可以冷敷减轻疼痛，在承托受伤部位的同时可用绷带结扎紧。

4. 骨折：骨折部位一般都有疼痛、肿胀、畸形、功能障碍等表现，骨折端刺破大血管时还可能出现大出血。骨折或疑为骨折时，要避免移动伤者或伤肢，对伤肢加以固定与承托（有出血者要先止血后固定），使伤者在运送过程中不因搬运、颠簸而使断骨刺伤血管、神经，避免额外损伤，加重病情。

5. 颈椎损伤：跌倒时若头部着地可造成颈椎脱位和骨折，多伴有脊髓损伤、四肢瘫痪，必须在第一时间通知急救中心速来抢救。现场急救时，应让伤者就地平躺或将伤者放置于硬质木板上，颈部两侧放置沙袋，使颈椎处于稳定状态，保持颈椎与胸椎轴线一致，切勿过伸、过屈或旋转。

6. 颅脑创伤：轻者为脑震荡，一般无颅骨骨折，有轻度头痛、头晕，若昏迷也不超过 30 分钟。重者颅骨骨折可导致脑出血、昏迷不醒。对颅脑创伤者，要分秒必争，通知急救中心及时救治。要保持安静卧床，保持呼吸道通畅。

（黄能　曾鹏　叶静）

第二十三章　环境管理策略

第一节　通用设计原则

通用设计（universal design，UB）是指“产品或环境的设计能在不需要改良或特殊设计的前提下，为所有人最大限度地使用”。因神经系统平衡功能障碍患者的反应能力及平衡能力减退，所以发生跌倒成为常见的安全问题。对于这类患者，应本着一切为了患者、一切方便患者的原则，实行人性化的环境设计，主要是减少或消除隐患，改善患者的居住环境。

通用设计原则由北卡罗来纳州大学的通用设计中心（Center for Universal Design，CUD）制定，参与这一原则制定的专家包括产品设计、工程、建筑和环境设计研究人员。通用设计原则不仅可以指导一些产品和环境的设计，而且还可以增加可用性的特点。这些原则主要包括以下几点：

1. 使用的公平性原则：设计应对不同能力的人都有使用市场和价值。

2. 弹性的使用方法原则：设计应能依照个人不同喜好和能力调整。

3. 简单直觉的使用原则：浅显易懂，设计不受使用者的语言能力、经验、知识和教育程度的影响，设计的使用方法让人容易理解，减少复杂性。

4. 可察觉的信息原则：不论使用者的感官能力或者周围情况如何，设计都能把重要信息传递给使用者。

5. 容错设计原则：设计应尽量减少意外和不小心引起的危险和负面影响。

6. 省力设计原则：设计使用起来应该是让人舒服及不费力且有效的，以减少使用者的疲劳。

7. 适当尺寸和使用空间原则：不管使用者的姿势、身材或者行动能力如何，都能提供恰当的使用空间和尺寸，以方便使用者操作。

第二节　环境管理辅助技术

一、辅助技术

根据1988年残疾人科技相关的辅助法案，辅助技术（assistive technology，AT）是指“不论是否可以从货架上购买到，还是需要改良或者个性化制造，能够增加、维持或改善残疾人的功能性能力的任何物品、设备或产品系统”。简单来说，辅助技术是用来帮助残疾人、老年人进行功能代偿以促进其独立生活并发挥他们潜力的多种技术、服务和系统的总称。确定患者是否需要辅助技术的三个重要因素：患者可用功能有哪些、要完成的任务或者活动的性质是什么、要在什么样的环境中使用。

平衡功能障碍患者由于步态不稳，走路左右摇晃，发生跌倒的概率大。环境管理辅助技术的应用，可在一定程度上消除平衡功能障碍患者的缺陷，提高他们的生活自理能力，改善心理状态，有利于克服其自身的功能障碍，独立完成自己的事情，最大限度地实现自理。

在环境改造之前，应对环境和平衡功能障碍患者的功能状况进行仔细评估。环境评估必须强调患者与环境之间的安全性、可使用性和功能方面的关系。首先考虑能否通过调整物品的位置来解决患者的活动障碍问题，其次考虑能否使用辅助器具来解决患者的活动问题，最后才考虑对患者的环境物理结构进行改造。

二、医院环境要求

医院是为特殊人群服务的地方，特别是康复医学科，来就诊的患者更加特殊，大多数患者行动不便。为了提高患者的就诊体验，同时也为了正确地指导康复患者出院后对家庭环境设施进行改造，国家质量监督检验检疫总局于2012年颁布了《无障碍设计规范》(GB 50763—2012)，对医疗康复建筑制定了相应规定，接下来笔者主要对平衡功能障碍患者的环境做一个分析，使其更加适合这类患者的需求。

1. 康复医学科应设置独立的门诊和病区，门诊和病区应设立在一楼或者电梯能直接到达的地方，减少平衡功能障碍患者来回走动和不便。

2. 出入口地面应做防滑处理，应是水平可行走路线，入口处应该有让患者休息的地方。

3. 楼梯宽度不应小于1.2m，台阶的高度不应大于0.16m，深度不应小于0.28m，台阶两侧均应有0.65～0.85m高的扶手，台阶的踏面前缘设计成圆弧性，且平整防滑。

4. 平衡功能障碍患者一个人行走时走廊的宽度不少于1.4m，单拐步行时通道的宽度应为0.70～0.90m，双拐步行时宽度应为0.90～19.20m。

5. 康复医学科门诊和治疗室的总面积不少于1000m^2，病房内每张床使用面积不少

于 $6m^2$，床间距不少于 1.2m。病房内不要放置过多的物品，避免地面障碍物影响患者步行；在病房及卫生间适当位置安装呼叫器。

6. 康复环境中室温应保持在 18～22℃，湿度以 50%～60%为宜，白天保持室内通风，白天的音量强度以 35～45dB 为宜，光线要充足，避免灯光直射刺激眼睛，走廊和厕所等处应该有适当可调的照明设施，夜间要保持适当的照明或者夜间尿壶放在患者床旁。

7. 卫生间的门应该是向外开的，从而保证室内空间足够，而且一旦患者发生意外，方便外面的人打开门施救，不至于挡在门前，在外面无法开启。通行的宽度不小于 0.8m，地面防滑不积水。坐便器高 0.40～0.45m，两边安装相距 0.6m 的扶手，扶手距地面高 0.7m。小便器离地面的高度不大于 0.4m，两侧离地面 0.9m 处有垂直扶手，正面 1.2m 处有横向扶手。

三、居家环境无障碍

《住宅设计规范》(GB 50096—2011)，对居家无障碍环境的规定如下：

1. 通道：住宅楼首层的出入口应修建无障碍的坡道，楼道和走廊应安装扶手；平房家庭的庭院内到户外通道地面应该平整；通道中光线良好，照明明亮，无障碍物。

2. 房间内陈设应简洁，有床、柜、椅子即可，物品摆放整齐、整洁且平稳，不可过高，便于患者拿取。家具转角处可用弧形设计，家具摆放合理，清除不必要家具，以免碰伤患者。电源插座不应低于 0.5m，开关高度不高于 1.2m。

3. 房间内地面应平整，无湿滑及障碍物，所有地面覆盖物应牢牢地固定在地面上，防止患者走路时跌倒。如果使用地毯，应使用低绒（0.635～1.270cm）、厚重、低水平开圈的地毯，这样患者使用步行辅助器具更容易移动，高绒地毯会增加阻力，颜色灰暗的地毯会给患者带来视觉困扰，影响对空间距离的判断。地面不设计台阶，地板可以使用防滑蜡。

4. 浴室：坐便器可以加高，方便患者转移，并且两侧有扶手。洗手盆旁应有扶手，卫生间门口应放防滑垫，以防跌倒。洗澡时可选择坐式淋浴或者淋浴凳。在床头、卫生间等地方安装报警系统，使患者在跌倒时能第一时间发出求救信号。

5. 床和椅子的高度应该方便患者上下床及起立活动，以患者坐在床旁或椅子上，髋关节、膝关节保持约 90°，双脚可以平放到地面为宜；椅子不能太软，若太软患者在坐位转移时无法提供足够的支持，坐垫、靠垫要牢固，能提供直立的支持，椅子两侧应有扶手。不要使用不稳定的家具，如摇椅，也不要使用皮革类，以免增加摩擦力，阻碍患者运动。

6. 尽量不要有门槛，如果不能去除，门槛不应高于 1.3cm，并且应该有斜面；或者安装简易门槛斜板（过渡斜板）。如果患者要使用辅助器具才能步行进出门口，可以在门下面加一个保护的金属板，距离门底部大约 30.5cm。

平衡功能障碍患者穿的衣物应宽松、柔软，鞋子大小要合脚，且防滑功能好。对不需要辅助器具尚能自行行走的患者，家属搀扶时应一只手插在患者腋下拖住，拇指与其他四指握住患者上臂，与患者一起迈步同行，行走速度与步幅要与患者一致，搀扶时家属应靠近患者，搀扶其健侧。

（邓捷　谢国省　黄能）

第五篇

病症的平衡功能康复

第二十四章　脑卒中

第一节　脑卒中概述

一、脑卒中的分类和主要病因

脑卒中又称中风，是指由各种原因引起的急性脑血液循环障碍导致的持续性（超过24 小时）、局限性或弥漫性脑功能缺损。

（一）分类

1. 按病程发展，脑卒中分为短暂脑缺血发作、进展性脑卒中（发病 6 小时以后症状仍在加重）和完全性脑卒中（症状在 6 小时内达到高峰）。

2. 按病理改变，脑卒中分为出血性脑卒中（脑实质内出血、蛛网膜下腔出血）及缺血性脑卒中（血栓形成性脑梗死、脑栓塞）。闭塞血管和梗死面积的大小、部位不同，神经功能障碍不同。

（二）主要病因

1. 血管性危险因素：脑卒中发生的常见原因是脑部供血血管内壁上有小栓子，脱落后导致动脉栓塞，即缺血性脑卒中。也可能由脑血管或血栓出血造成，为出血性脑卒中。冠心病伴有房颤患者的心脏瓣膜容易发生附壁血栓，栓子脱落后可以堵塞脑血管，也可导致缺血性脑卒中。其他危险因素有高血压、糖尿病、高血脂等。其中，高血压是我国人群脑卒中发病的最重要危险因素，尤其是清晨血压异常升高。

2. 性别、年龄、种族等因素：研究发现我国人群脑卒中发病率高于心脏病，与欧美人群相反。

3. 不良生活方式：通常同时存在多个危险因素，比如吸烟、不健康的饮食、肥胖、缺乏适量运动、过量饮酒和高同型半胱氨酸；患者自身存在一些基础疾病，如高血压、糖尿病和高脂血症。

二、脑卒中平衡功能障碍的表现

脑卒中患者由于高位神经中枢丧失了对低位神经系统的支配，常出现肌紧张反射亢进、平衡反射减弱和肌群间相互协调能力丧失，表现为躯干重心向健侧偏移、身体失衡，影响平衡功能。

第二节　脑卒中平衡功能障碍康复评估

一、观察法

观察患者坐、站、行走的平衡状况，优点是简单、快速，缺点是不够精确化。

二、量表评定

采用具体的测量数据对患者的平衡能力进行评估，在临床上主要使用 Berg 平衡量表、Fugl－Meyer 平衡量表、计时“起立－行走”测试、Brunel 量表和脑卒中患者姿势控制量表（PASS）。

三、仪器测量

可以使用带有压力感应板的平衡仪对患者的静态平衡、动态平衡进行评估。

第三节　脑卒中平衡功能障碍康复治疗及护理

一、康复治疗

（一）本体感觉的完善

人体主要通过皮肤、舌等器官来感知，对于本体感觉而言，除了这些器官，还包括各个关节和肌腱，通过这些部位来感知身体处于何种位置，协调身体的各种运动。比如，在人处于站立状态时，人的脚底皮肤会感受到来自身体和地面的压力以及触感，并且脚底把这种感觉传输到控制运动系统的海马区，大脑发出指令人才产生相应的运动以维持身体平衡。但是，对于脑卒中患者而言，大脑存在一定问题，感觉传输过程受到阻碍，各个器官、系统之间传递信息的速度会变得很慢，这样患者主动调节运动的能力受损，药物治疗的效果不是非常理想。随着学领域的不断发展，对本体感觉的研究越来越精进，在临床上，药物治疗结合本体感觉锻炼进行康复治疗为改善脑卒中患者平衡功能做出了重要贡献。

（二）视觉反馈的增强

视觉是人观察事物的直接途径，人通过眼睛看到这个世界，眼睛是我们接触外来事物的媒介。我们通过感受器接收外来事物的信号，然后经过各种神经元的传递将信号传到视神经，最终大脑对这种信号进行处理，发出运动指令，这是正常人的反馈流程。但是对于脑卒中患者而言，这种通路是不通的，患者脑部受到伤害，那么与其有关的所有系统和所有通路都受到不同程度的损伤，即便患者看到事物，看到其所面临的危险，但是其不能做出或者不能及时做出反应，比如当一个篮球正面打向人的时候，正常人会及时做出反馈，蹲下或者跑开，但是脑卒中患者会呆呆地站立原处，不能躲避风险，所以，对这种类型的患者，我们需要持续给予一种视觉信号，让他们对这种信号非常敏感。通过视觉反馈的不断增强，让他们在大脑中有这种危险意识，形成一种保护意识，锻炼的次数越多，患者的脑部活动和视觉反馈越强，通过不断积累，提升康复平衡能力。

二、护理

（一）体位摆放

床上抗痉挛体位摆放可减轻或预防患者脑卒中特异性病理模式。体位摆放分为仰卧位摆放、健侧卧位摆放、患侧卧位摆放。

（二）平衡功能训练

1. 坐位平衡功能训练：坐位平衡功能训练可以增加患者对康复治疗的信心，同时也可增加偏瘫侧头、颈、上肢以及躯干的协调控制能力，为患者站起来打下基础。患者早期多由于不能保持躯干直立而不能保持坐位平衡，为了防止体位突然变化造成患者直立性低血压等不良反应，一般需要先进行坐起适应性训练。

坐位重心转移训练：患者取坐位，护士在患者的患侧，嘱患者头部保持中立位，重心向患侧移动，再逐渐将重心移向健侧，重复训练。

2. 床椅转移：将床与轮椅的高度调至接近，轮椅放于患者的健侧，与床成30°～45°角，将手刹关闭，移开双侧脚踏板。患者的健侧手支撑于轮椅远侧扶手，换手支撑于床上。身体向前倾斜，健侧手用力支撑，抬起臀部，以双足为支撑点旋转身体直至背靠轮椅坐下，调整自己的位置，用健侧手将患腿托起，并把足放在脚踏板上。

3. 站立位平衡功能训练：可进行扶站、平衡杠内站立、独自站立等。患者取站立位，双足分开与肩同宽，保持躯干直立，嘱患者抬头平视前方，头部保持中立位，身体重心缓慢进行左右转移。

（三）跌倒预防

入院时向患者及家属介绍病室环境及安全设施，并在住院期间反复强调预防跌倒的重要性，提高家属及患者的危机意识。向患者发放跌倒“十知道”知识宣传手册。病室环境应敞亮，地面干爽，通道没有障碍物。楼梯、过道以及洗手间均有稳定的扶手方便进出。教会家属及患者正确使用助行器的方法。当患者卧床时，拉起床栏，加强巡视。

患者居家时，告知家属家具高度应适宜，常用物品放在患者随手可取的地方。保持地面清洁干燥，在潮湿的洗手间，可放置防滑地垫，安置防摔扶手，若是蹲式便器，可改为坐式便器。

(四) 心理护理

患者可因疾病产生自卑心理，因生活不能自理产生焦虑，使病情加重。护士应该积极主动关心患者，了解患者所需，解决患者问题，向患者讲解疾病相关知识，分享成功案例，嘱患者谨遵医嘱，积极配合训练，最重要的是要坚持，适当运动，循序渐进。同时家属也要时刻注意患者的情绪，不要给他们太大的压力，在生活中以鼓励为主。

(唐艺丹　周寻)

第二十五章　颅脑损伤

第一节　颅脑损伤概述

一、颅脑损伤定义

颅脑损伤是指脑膜、脑组织、脑血管及脑神经的损伤，根据受伤后脑组织是否与外界相通分为开放性脑损伤和闭合性脑损伤。前者多为锐器或钝器所造成的非火器颅脑开放伤和枪弹或弹片造成的火器性颅脑损伤；后者是指头部致伤时脑膜完整，无脑脊液漏。根据脑损伤病理改变的先后，颅脑损伤分为原发性脑损伤和继发性脑损伤。原发性脑损伤是指暴力作用于头部后立即发生的脑损伤，主要有脑震荡、脑挫裂伤、弥漫性轴索损伤、原发性脑干损伤。继发性脑损伤是指头部受伤一段时间后出现的脑受损病变，主要有脑水肿和颅内血肿等。

二、颅脑损伤的主要分型

1. 脑震荡：伤后立即发生短暂的意识障碍，一般不超过半小时，清醒后多数患者有近事性遗忘而不能叙述当时的受伤经过。神经系统检查无阳性特征，CT 检查颅内无异常发现，一般认为是最轻微的一种脑外伤。

2. 脑挫裂伤：产生不同程度的意识障碍，有损伤部位相关的局灶症状和体征，如偏瘫与失语，有颅内压增高的症状与体征。CT 检查可用于了解损伤部位、范围、脑水肿程度及中线结构移位情况。

3. 弥漫性轴索损伤：脑实质的弥漫性损伤，主要表现为广泛的脑挫裂伤，伴以点、片状出血灶，伤后患者通常立即昏迷，而且昏迷程度深、持续时间长，一般无中间意识清醒（或好转）期。CT 或 MRI 检查显示弥漫性脑肿胀，灰质和白质界限不清，脑室脑池受压，但占位效应常轻微，中线移位不明显，其所引起的病理改变常难以恢复，死亡率高，常导致伤后植物生存状态和严重神经功能障碍。

4. 原发性脑干损伤：脑干表面挫裂伤和脑干内点、片状出血伤后患者立即出现意识障碍，特点是昏迷程度深、持续时间长和恢复慢，甚至终生昏迷不醒。早期出现脑干损伤的症状与体征，如呼吸、循环功能紊乱，严重者可迅速死亡。MRI 检查有助于明确诊断，了解损伤部位与范围。

5. 颅内血肿：按血肿来源和部位分为硬膜外血肿、硬膜下血肿和脑内血肿，以硬膜外血肿和硬膜下血肿常见。按伤后血肿症状出现的时间分为急性血肿、亚急性血肿和慢性血肿，以急性血肿常见。意识障碍的三个阶段：外伤后原发性昏迷、中间意识清醒（或好转）期、继发性昏迷。血管破裂可产生硬膜外血肿、硬膜下血肿或脑内血肿，不论哪一种血肿，均要占据一定空间，压迫脑组织。

颅脑损伤患者多数存在平衡功能障碍和姿势控制障碍，这是发生跌倒的重要因素。颅脑损伤导致的运动功能障碍主要表现为肌力和（或）肌张力异常、偏瘫、平衡功能障碍、共济失调等，其中平衡功能障碍会影响患者的日常生活及运动。

第二节　颅脑损伤平衡功能障碍康复评估

一、评估目的

1. 确定患者是否存在平衡功能障碍。
2. 确定引起平衡功能障碍的原因。
3. 确定是否需要进行药物治疗或康复治疗。
4. 重复评估，以评估治疗手段是否有效。
5. 预测患者可能发生跌倒的危险等。

二、常用评定方法

常用评定方法的相关内容见前述章节。

第三节　颅脑损伤平衡功能障碍康复治疗及护理

一、康复治疗

（一）康复治疗目标

使患者的运动功能、平衡功能、认知功能、语言交流功能、生活自理能力及社会生活能力最大限度恢复，促进回归家庭、回归社会，提高患者的生活质量。

（二）康复治疗原则

早期介入，全面康复，循序渐进，个体化治疗，持之以恒。

（三）建立多学科康复治疗团队

应由康复医学科多部门团队协作，在患者生命体征平稳后，提供全面的、持续的康复治疗。团队成员相互协作，对工作进行精确分工，在各自的领域贡献自己的专业知识，让患者获得最大的治疗效益。

1. 物理治疗：关节活动度训练、运动控制训练、肌力训练、减重步行训练。

2. 平衡功能训练。

3. 作业治疗：认知功能训练，注意力、记忆力训练，功能性作业活动训练，手功能训练，日常生活活动训练，辅助器械使用，娱乐与休闲活动训练，职业康复训练等。

4. 言语治疗：声音察觉训练、声音辨别训练、声音识别训练、听理解治疗技术、阅读理解治疗技术、言语表达治疗技术等。

5. 肺康复治疗：呼吸训练、有氧训练及耐力训练等，监测患者肺部情况，指导咳嗽咳痰方法，预防肺部感染。

6. 氧疗：高压氧治疗、常压氧治疗。

7. 康复护理：康复专科护士负责患者病情观察、用药指导、促醒护理、基础护理、心理护理等。

8. 其他治疗：传统康复治疗、康复心理疏导、康复工程等。

二、护理

（一）体位摆放

尽早对患者实施良肢位摆放，以预防和对抗异常痉挛模式，保持关节功能位，这是一种抗痉挛模式的治疗性体位。重视良肢位摆放，对预防关节畸形有至关重要的作用。

（二）心理护理

患者可因病情反复、住院费用增加、劳动力丧失等产生焦虑、抑郁等负面情绪，因此在康复护理中，护士应全过程给予患者心理支持，帮助患者正确认识疾病，鼓励其勇敢面对现实，正确理解自身健康状况。鼓励患者听音乐、看电视、参与人际交往、主动交流等，以舒缓情绪。护士加强与患者沟通，多倾听，让患者表达自身的想法，做好心理疏导，减轻患者负面情绪，提升患者战胜疾病的信心。

（刘玲　刘学琼　黄能）

第二十六章　帕金森病

第一节　帕金森病概述

帕金森病（Parkinson disease，PD）是一种进行性神经变性疾病，主要病变在黑质和纹状体。震颤、肌强直及运动减少是本病的主要临床特征。本病最早由 James Parkinson 于 1817 年描述。本病的致残率较高，发病 1～5 年致残率为 25%，5～9 年达 66%，10～14 年超过 80%。据统计，帕金森病是影响我国老年人生活质量的第三大神经系统慢性疾病。

帕金森病的确切病因目前仍不清楚，约 10%的帕金森病患者有家族史。目前认为帕金森病并非单一因素所致，而是多因素交互作用的结果。

帕金森病起病隐匿，进展缓慢。首发症状通常是一侧肢体震颤或活动笨拙，进而累及对侧肢体。临床上主要表现为静止性震颤、运动迟缓、肌强直和姿势步态障碍。运动症状的严重程度似乎是帕金森病患者死亡的独立预测因子。除了运动症状，其临床特征还包括神经精神性表现及其他非运动表现，它们对患者生活质量的影响甚至超过运动症状。

帕金森病的诊断主要依靠病史、临床症状及体征。依据中老年发病，缓慢进展性病程，必备运动迟缓及至少具备静止性震颤、肌强直或姿势步态障碍中的一项，结合对左旋多巴治疗敏感，即可做出临床诊断。血常规、脑脊液检查多无异常。头部 CT、MRI 检查也无特征性改变。嗅觉检查多可发现嗅觉减退。帕金森病需与伴发帕金森病表现的其他神经变性疾病及特发性震颤、抑郁、脑血管疾病等相鉴别。

目前，帕金森病以药物治疗和外科治疗为主，而康复治疗作为辅助治疗手段，在帕金森病的不同时期，不仅能改善患者的运动功能，提高生活质量，有效预防并发症，而且能减少帕金森病药物的剂量和不良反应。

帕金森病患者的运动症状和非运动症状造成一系列不同严重程度的功能障碍。ICF 将功能状况分为三个维度，即身体功能与结构、个体完成任务或动作的能力、参与家庭及社会活动的能力。《欧洲帕金森病物理治疗指南》以 ICF 为指导框架，确定帕金森病的五个核心功能障碍，即体能障碍、转移障碍、手功能障碍、平衡功能障碍和步态障碍。同时，该指南认为，呼吸功能和疼痛控制虽非核心功能，但是对于帕金森病物理治疗干预也非常重要。基于 ICF 的帕金森病功能障碍见图 26−1。

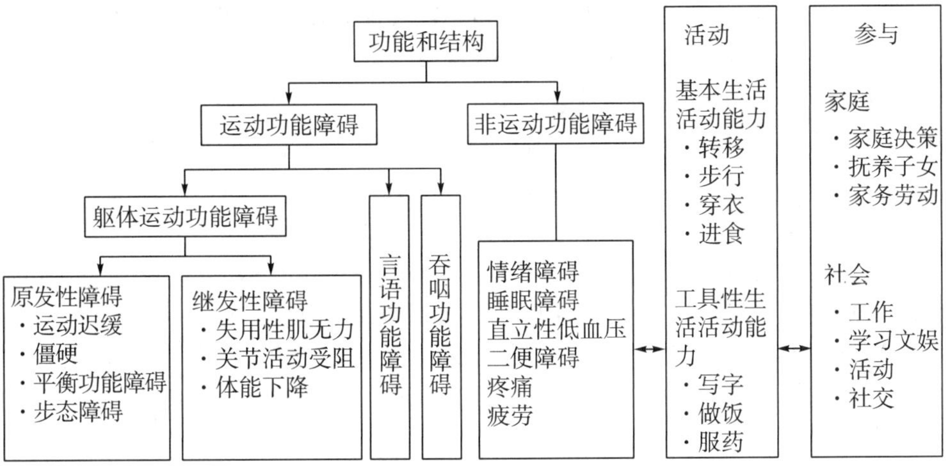

图 26－1　基于 ICF 的帕金森病功能障碍

平衡功能障碍是帕金森病患者的常见问题，几乎每个帕金森病患者在疾病过程中都会遇到平衡问题，平衡控制会随着疾病进展而恶化。在帕金森病 Hoehn－Yahr 分级量表中，姿势不稳定在很大程度上影响疾病的进展。在帕金森病患者生活质量评定量表中，生活质量与姿势不稳定和步态密切相关。然而，帕金森病对每个人的影响方式不同，影响程度也不同。虽然帕金森病的早期症状是逐渐出现的，但研究表明，平衡控制的某些方面在很早就受到影响，在患者或其临床医生意识到平衡功能紊乱之前就可能存在。平衡功能的定量测量可能为跟踪疾病进展和疾病对治疗的敏感性提供一个强有力的生物标志物。

平衡功能障碍是跌倒最重要和可改变的因素。跌倒在帕金森病患者中非常普遍，帕金森病患者跌倒的可能性是其他神经系统疾病患者的两倍，大约 70％的帕金森病患者经常跌倒。65％的跌倒造成损伤，其中 1/3 是髋关节和骨盆骨折。研究发现，帕金森病患者发生骨折的风险是同龄人的 2～4 倍。活动减少或内分泌异常导致骨质疏松的帕金森病患者，住院时间和康复时间均延长，且其康复效果相对较差。这些因素会加重疾病引起的社会负担和经济负担。80％的新诊断帕金森病患者随访 4～5 年出现跌倒。因此一旦患者被诊断为帕金森病，临床医生就应该关注平衡功能。

第二节　帕金森病平衡功能障碍康复评估

有针对性的平衡功能测试包括推放试验（push and release test）、Berg 平衡量表（Berg balance scale，BBS）、活动平衡信心（activity balance confidence，ABC）、改良帕金森病活动量表（modified Parkinson activity scale，M－PAS）、5 次坐立试验（five times sit to stand test，FTSST）、简易平衡评定系统测试（mini－balance evaluation systems test，Mini－BES Test）、功能性前伸试验（functional reach test，FRT）、计时“起立－行走”测试（timed up and go，TUG）。也可用动静态平衡测试系统等进行测试。

步态障碍可选择 10 米步行试验（10－metre walk test，10mWT）、6 分钟步行试验（6－minute walking test，6mWT）、新冻结步态问卷（new freezing of gait questionnaire，NFOG－Q）进行评定，也可应用三维步态分析进行定量评定。手功能障碍还可选择简易上肢功能检查（simple test for evaluating hand function，STEF）和九孔柱试验（nine－hole peg test，NHPT）。

其他运动功能的评定还包括言语障碍评定、吞咽障碍及流涎评定。对于非运动症状，通常应用帕金森病非运动症状问卷（non－motor symptoms questionnaire，NMSQuest）进行评定，应用帕金森病非运动症状评定量表（non－motor symptom scale，NMSS）进行整体评定。必要时可选用特异性评定量表对各种功能障碍做进一步评定，包括认知、情绪、睡眠、疼痛、直立性低血压、二便障碍、疲劳等。非运动症状可能成为帕金森病平衡功能的影响因素。

治疗前后生活质量、跌倒风险的变化，可间接反映治疗效果。改善生活质量也是帕金森病管理的目标之一。常用改良 Barthel 指数（modified Barthel index，MBI）对基本生活活动能力（basic activities of daily living，BADL）进行评定，常选用功能独立性评定量表（functional independence measure，FIM）对 BADL 及认知功能进行评定，常用功能活动问卷（functional activities questionary，FAQ）对工具性生活活动能力（instrument activities of daily living，IADL）如乘车、购物、烹饪、家务等进行评定。可选择 39 项帕金森病生活质量问卷（the Parkinson's disease questionnaire，PDQ－39）和健康状况调查简表（survey 36－item short form，SF－36）进行健康相关生活质量评定。

注意评定时要记录帕金森病患者是处于“开期”还是“关期”。记录帕金森病患者穿的衣服和鞋子及使用的辅助器具。要注意姿势评估，患者通常不会注意到早期姿势的细微变化（如髋关节伸展减弱），因此尽早评估这些变化是很重要的。可以测量患者站着、背靠着墙、头保持水平时耳屏到墙的距离，这些可以提供基线，判读有无恶化，并激励进行日常锻炼，以改善姿势。

第三节　帕金森病平衡功能障碍康复治疗及护理

一、康复治疗概述

在早期帕金森病中，应评估健康、平衡功能和步态，以及任何合并症的影响。基于这些评估制订一个家庭锻炼计划，并帮助患者确定适当的、基于证据的社区锻炼计划，由了解如何与帕金森病患者合作的治疗师指导。应该根据患者的喜好和已经进行的活动制订具体的计划。研究结果强调活动和锻炼在延缓平衡和移动问题方面的重要性。有理论依据和证据表明，体育活动可能延缓帕金森病的进展，运动可能是一种神经保护干预。

因为早期帕金森病患者已经或可能有跌倒风险，所以需要通过锻炼来减少或防止跌倒发生。研究发现，在长达 12 个月的时间里，强调平衡和步态的运动项目确实能减少跌倒发生。同样，包含平衡挑战的活动也是有效的，如舞蹈、太极拳。

随着病情的进展，患者开始诉步态变缓、不平衡感和接近跌倒。护士注意观察是否出现步态缓慢，要特别注意转弯时的表现，当直线行走看起来正常时，转弯要减慢脚步、缩短步子以及增加一些保持平衡的步子。在这一阶段，可使用评估工具评估患者的预期和反应性姿势、感觉方向和挑战性步态。如果姿势反应受损，治疗师可以通过代偿步来产生大而快速的姿势调整。对于感觉定向受损的患者，治疗师可以让患者在支持表面或视觉环境的感觉输入减少的情况下进行训练，鼓励患者在不平坦的地方行走，如院子、花园或小路。同时训练平衡功能和步行任务有助于保持平衡控制的自动化，并为患者在现实世界中做好准备。在现实世界中，大多数平衡和步行是在做其他任务或与他人交谈和倾听时进行的。最后，为了解决患者在这一阶段的平衡性不足问题，需要检查并修改运动计划。

在跌倒发生后，需要完整地回顾与其有关的情况，包括神经系统体征、一般情况，重新评估平衡功能，确定患者跌倒时处于“开期”还是“关期”，并检查患者有无可能服用导致摔倒的其他药物。

二、综合管理

（一）多学科小组

每个帕金森病患者都将因其特定的症状组合而遇到不同的问题，对活动和生活质量产生影响，多学科小组（MDT）是管理帕金森病的最佳模式。团队组成可能因人而异，但各学科共同提供支持和建议。MDT 中的核心专业学科成员可能包括神经科或老年科医生、帕金森病专科护士（PDNS）、物理治疗师、职业治疗师（OT）、语言和言语治疗师（ST）以及营养师等。每个学科可能涉及的领域有一些重叠，因此建议采用综合的、整体的方法。关键是整个团队要进行有效的沟通，在绕过有缺陷的基底神经节，利用其他大脑通路克服由此产生的自动性问题的前提下，运用线索和策略等共同管理原则。

1. 用药时间管理：用药时间是帕金森病管理的一个重要因素，MDT 成员的任何干预都应考虑到这一点。

2. 物理治疗师：维持或提高患者生活质量和独立性，包括保持和改善个人的活动和功能，以及最大限度地提高肌肉力量和灵活性。为了实现这些目标，可以教授锻炼和运动策略，干预目标是步态、动作转移、姿势和平衡功能、跌倒预防，并为患者及家属提供建议和支持。

3. 语言和言语治疗师：对日常生活活动能力以及认知和情绪进行评估和干预。非运动症状，如抑郁、轻度认知功能障碍、冷漠、睡眠问题（包括入睡困难、支离破碎的睡眠或早醒）和疲劳，都影响生活质量，可以由语言和言语治疗师来解决。可以通过家访来评估个人环境（室内和室外）中的日常生活活动能力和转移，并提供建议和设备以解决问题。

4. 语言和言语治疗师：评估并解决沟通和吞咽方面的问题。

5. 帕金森病专科护士：为患者及家属提供专业知识、建议和支持，可以在医院进行定期检查，或通过电话就症状管理、药物治疗和不良反应提出建议。

6. 营养师：提供关于体重增加或减少、营养和便秘的饮食管理方面的建议。

7. 其他：包括假肢矫形、心理、泌尿科的专业人员。

（二）康复教育及护理

对帕金森病患者提供具体、科学和实用的健康教育指导，改善帕金森病患者的生活质量，使患者以积极健康的心态主动配合治疗，减少失控行为的发生。倡导积极的生活方式，根据患者的功能障碍程度和运动喜好，制订家庭训练计划，使其参加自己喜欢的体育运动。通过压力管理、学习放松技巧和时间管理，在计划和组织活动时减少时间压力，指导帕金森病患者以一种轻松的方式进行活动。

使用辅助器具、适应性工具和环境改造可以弥补患者认知和运动方面的困难，减少跌倒，提高完成各种操作和任务的质量，使家庭生活更独立、更安全，也可以减轻照料者的负担，使护理工作变得省力。

帕金森病晚期患者的治疗目标是保护重要器官功能，预防并发症及失用综合征，尽量提高生活质量。锻炼和运动策略可能仍然有效，应积极支持锻炼，以尽量避免体能进一步降低。在床或轮椅上保持正确的身体姿势，尽可能离床坐轮椅或椅子。

三、康复治疗方法

（一）物理治疗

1. 平衡功能训练：包括坐位和站立位的三级平衡（一级静态平衡、二级自动态平衡和三级他动态平衡）功能训练。可进行加重衣训练、平衡反应训练，通过重心的高低、支撑面的大小、支撑面的质地和睁、闭眼等调整训练难度。也可以借助平衡板、平衡垫和平衡功能训练仪进行训练，还可以在水中进行训练。

2. 策略训练：对帕金森病患者步态障碍的全面管理是一种有用的辅助治疗。可以教授外部运动触发，如听觉、视觉或本体感受线索，以及注意策略（内部驱动）。将复杂活动分解为组成部分的策略可以减少转移问题。

3. 转移训练：帕金森病患者的转移会变得越来越困难。下肢无力和僵硬是造成这一现象的原因。可以教授具体的强化训练，将动作分解成各个部分的策略可以使转移更容易进行。可以提供一张有关键词的提示卡作为提醒，或者在可能的情况下，教授照顾者。

4. 姿势训练：物理治疗评估和治疗要注意姿势的改变。患者通常不会注意到早期姿势的细微变化（如髋关节伸展减弱），因此尽早评估这些变化是很重要的，必要时，加强反重力肌肉组织训练和伸展运动训练，以保持灵活性，并激励进行日常锻炼，以改善姿势。

5. 步态训练：详细评估步态和平衡功能，确定姿势稳定性和跌倒的危险因素，制订实施步态和平衡再教育计划以及基于评定结果的治疗方案，例如，鼓励有意识地注意步幅或避免双重任务（不同时走路和说话）可能改善步态质量和安全性，可以使用适当的线索。步态冻结（通常描述为脚粘在地板上）发生在高达80%的帕金森病患者。它可能发生在开始步态、通过门道、转弯、到达目的地、执行双重任务时。在转弯时，有意识地将脚抬得更高（前进），数步数，或使用更宽的转弯弧线等可以有效地提高运动质量。

6. 前庭康复训练：可以改善帕金森病患者的平衡功能和步行能力，可以作为辅助药物治疗的重要物理治疗手段。

（二）作业治疗

职业治疗师将处理日常生活活动能力与患者的认知、情绪、疲劳和运动症状（尤其是上肢）。颤抖、运动迟缓和灵活性降低相组合会影响进食、饮水和穿衣等活动。不对称震颤会随着压力或焦虑增加而增加。疲劳性运动迟缓会影响许多活动，如系鞋带、写字和穿衣服，也会影响需要更大的交替或旋转运动的活动，如洗头和刷牙等。

需要平衡的活动，如伸展和弯曲，也很困难。可以提供建议和设备来解决床上移动问题，如提供一个床杠杆，建议使用固定在床垫中间三分之一的床单，以使翻转更容易，或教授转移策略。认知策略也可以用来解决思维冻结（慢速）、挫折感等问题。当处理一项任务时，管理几个潜意识活动的能力降低，这可能会使情况进一步复杂化。认知策略可以改善情况，并给予患者更大的控制感。上肢功能和灵活性也将被评估，并可以针对出现的问题设计有针对性的治疗计划。可以教授放松技巧，帮助管理焦虑和疲劳。给予睡眠卫生建议，比如睡觉前不要使用电脑或手机、确保房间不太热也不太冷、有规律地就寝、下午3点后不要午睡，这些都有帮助。

（李利娟　余慧　刘祚燕）

第二十七章　创伤性脊髓损伤

第一节　创伤性脊髓损伤概述

一、定义

创伤性脊髓损伤（traumatic spinal cord injury，TSCI）是指外部物理冲击（如机动车撞击、跌倒、运动相关损伤或暴力）所致的脊髓神经暂时性或永久性的神经功能缺失。TSCI 是一种非常严重的致残性损伤，对患者个人、家庭和社会而言都是毁灭性的打击。丧失生活独立性和死亡率持续上升是 TSCI 的重要标志。

二、流行病学

（一）发病率

回归性研究显示，我国 2009 年 TSCI 发病率为 45.1 例/百万，2018 年 TSCI 发病率为 66.5 例/百万。TSCI 常发生于男性，占 79.8%；女性发病率相对较低，占 20.2%。此外，TSCI 的年龄呈现双峰分布：一个峰值在 15～29 岁，另一个峰值在 50 岁后，其主要原因是人口老龄化导致跌倒风险升高。

（二）死亡率

据估计，急性 TSCI 住院死亡率为 4%～17%，出院后的年死亡率维持在一个高水平，第一年死亡率为 3.8%，第二年死亡率为 1.6%，之后每年死亡率为 1.2%。随着临床医学和康复医学的发展，近年来发达国家的监测数据显示，TSCI 患者的死亡率已明显下降。英国一项长期监测数据显示，颈脊髓损伤四肢瘫痪患者的预期寿命为普通人群的 59.4%～67.1%，截瘫患者预期寿命约为普通人群的 78.6%。而发展中国家 TSCI 患者的预期寿命明显短于发达国家，TSCI 患者大多在发病 1 年内死亡。

三、创伤性脊髓损伤的分类

TSCI 按照损伤严重程度可分为完全性脊髓损伤和不完全性脊髓损伤。完全性脊髓损伤是指脊髓损伤平面以下的运动、感觉、肛门括约肌功能完全丧失。不完全性脊髓损伤是指脊髓损伤平面未发生完全性横断性损害，损伤平面以下保留部分感觉或运动功能。

第二节　创伤性脊髓损伤平衡功能障碍康复评估

脊髓损伤神经功能评定大多采用神经学检查分级标准，使用最多的标准是 AIS 分级法。AIS 分级法是由美国脊髓损伤协会（American Spinal Injury Association，ASIA）在 1982 年首次提出的脊髓损伤神经功能分类标准，被 ASIA 和国际脊髓学会（International Spinal Cord Society，ISCOS）共同推荐为国际标准，并增加了标准检查表。为了更准确地记录检查结果，脊髓损伤神经学分类国际标准（International Standards for Neurological Classification of Spinal Cord Injury，ISNCSCI）检查表被不断修订，ISNCSCI 检查表的最新修订版本于 2019 年发表。该分级方法基于标准化的运动和感觉功能评估，通过肢体运动、感觉功能保留情况来确定患者脊髓损伤平面和程度。本节就 2019 年版 AIS 分级法和 ISNCSCI 检查表进行具体介绍。

一、损伤神经平面评估

AIS 分级法中神经损伤平面由运动平面和感觉平面共同决定。通过人体特定平面支配的 10 对关键肌的肌力来评估脊髓损伤运动平面，上肢 5 对和下肢 5 对。上肢关键肌反映 C_5～T_1 的 5 个脊髓节段运动功能，下肢关键肌反映 L_2～S_1 的 5 个脊髓节段运动功能。关键肌运动功能评估主要参照徒手肌力法（manual muscle test，MMT），在检查时患者应处于仰卧位，这样有助于姿势标准化，也适用 TSCI 早期体位。2019 年版 ISNCSCI 检查表中对肌力的评定分为 0、1、2、3、4、5 和 NT 共 7 种情况，将所有由非脊髓损伤因素造成的肌力异常或无法检查通过 0*、1*、2*、3*、4* 和 NT* 予以标注。因此，在 ISNCSCI 检查表中可明确显示关键肌肌力异常是否由脊髓损伤所致，明确患者的实际运动功能状态，使评估结果更标准化。身体双侧上肢 5 对关键肌的运动评分相加最高为 50 分，双侧下肢最高也为 50 分。运动关键肌群见表 27－1。

表 27－1　运动关键肌群

上肢神经平面	关键肌群	下肢神经平面	关键肌群
C_5	屈肘肌	L_2	屈髋肌
C_6	伸腕肌	L_3	伸膝肌
C_7	伸肘肌	L_4	踝背伸肌
C_8	指深屈肌（中指）	L_5	趾长伸肌
T_1	小指外展肌	S_1	踝跖屈肌

需对身体两侧各 28 个关键点分别通过轻触觉和针刺觉来评估脊髓损伤感觉平面，共计 224 分。用三分法对每个感觉神经平面的轻触觉和针刺觉进行评估，正常=2 分，异常（包括感觉障碍、感觉改变或感觉过敏）=1 分，消失=0 分，无法检查=NT。2019 年版 ISNCSCI 检查表中增加 0*、1* 和 NT* 三种感觉异常和无法检查的标注方式，这种标注方式只在有非脊髓损伤因素的情况下才可使用。身体两侧的感觉平面界定取决于轻触觉和针刺觉均正常的最远端关键点区，感觉平面可能会出现身体两侧不一致的现象。此外，在检查时还需注明肛门周围感觉是否存在，还可增加上下肢远端本体感觉（关节运动觉和关节位置觉）的评估。

感觉关键点见表 27－2。

表 27－2　感觉关键点

神经节段	感觉关键点	神经节段	感觉关键点
C_2	锁骨粗隆	T_8	第 8 肋间隙
C_3	锁骨上间隙	T_9	第 9 肋间隙
C_4	肩锁关节顶点	T_{10}	第 10 肋间隙
C_5	肘前窝外侧	T_{11}	第 11 肋间隙
C_6	拇指近节背侧	T_{12}	腹股沟韧带中点
C_7	中指近节背侧	L_1	T_{12} 和 L_2 的中点
C_8	小指近节背侧	L_2	大腿前中部
T_1	肘前窝内侧	L_3	股骨内上髁
T_2	腋窝顶部	L_4	内踝
T_3	第 3 肋间隙	L_5	足背第三跖趾关节
T_4	第 4 肋间隙	S_1	足跟外侧
T_5	第 5 肋间隙	S_2	腘窝中点
T_6	第 6 肋间隙	S_3	坐骨结节
T_7	第 7 肋间隙	S_4～S_5	肛周区域

二、损伤程度评估

脊髓损伤严重程度按照 AIS 分级法可分为完全性脊髓损伤（A 级）和不完全性脊髓损伤（B 级、C 级、D 级和 E 级）。脊髓损伤患者的 S_4～S_5 节段的运动和感觉功能非常重要，可以影响诊断和预后判断。骶部保留是神经恢复的强烈指征，包括以下四个方面：①肛周（S_4～S_5）有轻触觉保留；②肛周（S_4～S_5）有痛觉保留；③肛门的深部有深压觉，即指检时手指垂直于直肠壁时的压力感觉；④肛门括约肌有主动收缩功能。以上四个方面中有任何一方面即可视为有骶部保留，这是鉴别完全性脊髓损伤和不完全性脊髓损伤的关键。S_4～S_5 节段运动功能消失（无肛门括约肌自主收缩）或感觉功能消失（无直肠深压觉、无轻触觉和针刺觉）的患者，其损伤神经平面以下可能会在某些区域有部分感觉或运动觉存在，这些区域的最低节段范围称为部分保留区（zone of partial preservation，ZPP）。2019 年版 ISNCSCI 检查表更新显示 ZPP 评估仅适用于最低的 S_4～S_5 运动功能消失或感觉功能消失的患者。AIS 分级法见表 27－3。

表 27－3　AIS 分级法

分级	损伤程度	临床表现
A	完全损伤	S_4～S_5 区无感觉和运动功能
B	感觉不完全损伤	S_4～S_5 区有感觉，但无运动功能，且身体任何一侧运动平面以下无三个节段以上的运动功能保留
C	运动不完全损伤	S_4～S_5 区有感觉和损伤平面以下有运动功能保留，并且损伤平面以下超过半数的关键肌肌力小于 3 级
D	运动不完全损伤	S_4～S_5 区有感觉和损伤平面以下有运动功能保留，并且损伤平面以下超过半数的关键肌肌力大于 3 级
E	正常	ISNCSCI 检查表中所有节段感觉和运动功能正常，并且之前有神经功能异常病史才可诊断为 E 级；若患者没有脊髓损伤，则不做分级

三、平衡功能评估

平衡一般可分为静态平衡（一级平衡）、自动态平衡（二级平衡）、他动态平衡（三级平衡）。高位完全性脊髓损伤（C_5 及以上）患者因损伤平面以下感觉和运动功能丧失，大多数患者仅能维持一级平衡。损伤平面为 C_6 及以下的完全性脊髓损伤或不完全性脊髓损伤患者，通过康复训练和功能代偿，可实现平衡功能的改善。因此，TSCI 的平衡功能评估主要针对 C_6 及以下的完全性脊髓损伤或不完全性脊髓损伤患者，包括 Berg 平衡量表、脊髓损伤平衡测试和改良功能性牵伸试验。Berg 平衡量表部分项目需要以站立姿势保持平衡，对下肢功能要求较高，用于完全性脊髓损伤（A 级）的平衡功能评估可能会影响量表的信度和效度，因此，Berg 平衡量表更多用于不完全性脊髓损伤（B～E 级）。脊髓损伤平衡测试专门用于能采取坐位的脊髓损伤患者，共包含 6 个等级，0 级表示“根本不能采取坐位”，Ⅴ级表示“能对抗各个方向的用力推，并保持平衡”，对完全性脊髓损伤和不完全性脊髓损伤患者均适用。对于坐位平衡能力评估还可以采用改良功能性牵伸试验。此外，平衡测试仪是近年来国际上发展较快的一种测试方法，这类仪器采用高精度的压力传感器和电子计算机技术，能精确地测量人体重心的位置、移动的面积和形态，即时评价患者平衡功能和治疗效果。

第三节　创伤性脊髓损伤平衡功能障碍康复治疗及护理

一、康复治疗

（一）肌力训练

改善TSCI患者平衡功能，改善躯干核心肌是关键。

1. 抗阻训练。

抗阻训练是最有效的提高肌力的训练方法，其核心要素是负荷、重复。抗阻训练最理想的阻力负荷相当于8～12最大重复次数（repetition maximum，RM），该重量相当于1RM的60％～80％。训练时，嘱咐患者在此负荷上每组重复动作8～12次，休息1～3分钟，然后重复进行第2组，最多可进行5～8组，每周至少进行3次训练。侧重于提高患者肌肉耐力的方法可大幅度降低抗阻负荷，一般可用15～20RM，或更小负荷，但是每组抗阻训练的动作次数要大大增加，可达20次，中间休息时间也可以适当调整。

2. 姿势动作训练

在进行姿势动作训练时，可以采用PNF技术中的交互静力收缩和节律性稳定给患者施加阻力，改善患者平衡稳定性。

（二）减重步行训练

减重步行训练能够强化步行训练的实用性，创造一个安全、不鼓励发展代偿的治疗环境，在步行训练时促进患者身体重心分布对称，提高患者平衡稳定性，双下肢的负重及迈步动作增加髋关节的本体感觉。减重步行训练通常使用悬吊减重康复装置，在患者胸部或腰部穿戴固定装置，通过连接固定装置及上方支架的绳索，牵提躯干，实现体重支撑与下肢交替运动的步行训练。

TSCI患者还可以在水中进行减重步行训练，利用温度刺激、浮力、压力、阻力等水的特性及活动平板的特性，通过水的浮力来抵抗身体的重力，促进下肢功能和平衡功能恢复。

二、护理

1. 康复护理观察：注意观察生命体征变化。定时测量心率、血压，防止低血压和心率过缓，尤其是TSCI患者在进行坐位和站立位平衡功能训练前后，观察是否出现迷走神经刺激症状，以及因体位改变导致的直立性低血压。注意观察患者的体温，高温时应用物理降温，如冰袋冷敷、乙醇擦拭等，同时调节环境温度，降低室温，通风散热等。脊髓损伤患者都有感觉障碍，注意观察其对温度觉、触觉、实体觉的反应程度，加强皮肤护理，防止压疮、烫伤、冻伤。

2. 预防跌倒：康复护士需要关注 TSCI 患者平衡功能的程度及应用辅助器具的能力，对家属和患者进行预防跌倒宣教，给予必要的跌倒生活护理，如教会患者使用拐杖、助行器或轮椅，并将其放置于床边。改造病区环境，病床的高矮适中，床头柜尽量靠近病床，方便患者拿取物品。在行走或站立时，随时注意头部或颈部保护，防止严重意外发生。同时康复护士需确保病区环境安全，病区内部减少不必要的杂物，光滑地板或拖过的湿地板要有醒目的标志。

3. 体位管理：对患者的平衡功能改善具有重要的辅助作用，主要有三个目的，即预防褥疮、防止关节挛缩和防止其他意外伤害发生。

4. 心理康复护理：康复护士在为患者提供心理康复护理时，应根据患者的具体情况采取相应的措施，以渐进的方式处理患者在心理调节过程中出现的心理问题，帮助患者敞开心扉，倾诉自己的感受，提高患者康复积极性，为后期的康复训练提供帮助。

（杨挺）

第二十八章　前庭功能障碍

第一节　前庭功能障碍概述

前庭功能障碍患者面对自然或人为环境因素如昏暗、开放空间、声污染或不平地形等时，活动参与受到限制。前庭系统疾病患者的日常活动能力受到限制，可造成焦虑、压抑和社交孤立等负面影响。

前庭功能障碍涉及前庭末梢器官和（或）前庭神经，有多种临床症状。眩晕是前庭功能障碍常见的症状之一，20%～30%的患者经历过眩晕，60 岁以上的老年人中，20%以上经历过严重的眩晕，影响其日常生活。主诉眩晕或平衡失调的患者需要由医生进行全面评估，进一步确定其病理特征。以下为前庭功能障碍的主要症状。

1. 主观幻视：眩晕、头晕。
2. 自主神经系统症状：恶心、呕吐、面色苍白、出冷汗、心慌等。
3. 平衡失调：步态障碍、倾倒。
4. 振动幻觉：头动或行走时视力下降。

一、前庭中枢病变

前庭通路的神经纤维起源于第八对脑神经和前庭神经核，其中一条上行通路：经同侧或对侧的内侧纵束（medial longitudinal fasciculus，MLF）、小脑上脚、腹侧被盖束到达动眼神经核、中脑喙侧核上整合中心及前庭丘脑亚核，再经丘脑投射到大脑皮质区域。另一条上行通路是从前庭神经核经前庭小脑到大脑皮质。

大部分中枢性前庭眩晕综合征是感觉传入功能障碍，由病变导致，即破坏性病灶；小部分由外周前庭器官到前庭皮质的各结构的病理性兴奋刺激所致，即刺激性病灶。前庭外周病变的特点是合并有感知、眼球运动、姿势的症状和体征。

前庭中枢病变表现为“一个完全的综合征”或者仅仅表现出单个症状或者体征。例如，前庭中枢病变眼动表现以上跳或下跳眼震为主；前庭丘脑病变可仅出现身体向一侧倾倒而无眩晕表现，或在 Wallenberg 综合征中仅出现单个侧步现象。

二、前庭功能障碍分类

前庭功能障碍分为眩晕、眼震、平衡功能障碍。

1. 眩晕：一种自身或外界物体的运动性幻觉，是对自身的平衡觉和空间位象觉的自我体会错误，患者感觉周围物体或者自身在旋转，常伴有恶心、呕吐。典型的是旋转型眩晕，患者朝一侧倾倒或左右摇摆。

2. 眼震：眼外肌有规律地收缩运动，是前庭受到刺激的主要症状。

3. 平衡功能障碍：由前庭功能障碍引起的平衡功能障碍是一种不稳或反复偏倒感，表现为姿势调节障碍，是运动传出功能障碍。前庭功能完全丧失可以发生在单侧或双侧。当单侧前庭外周器官部分或完全损伤（如手术、外伤、炎症等）时，可发生同侧的前庭功能突然丧失，出现眩晕、恶心、呕吐、快相向健侧的眼震、头眼震样摆动（head nystagmus）、头偏向同侧、站立不稳、倾向患侧等症状，行动时症状加重。双侧前庭功能受到影响时，症状在安静时不明显，活动时步态不稳，患者不能控制许多动作（包括精细运动），原因主要是前庭感受器的传入信号发生障碍，中枢不能及时控制肌肉运动。一旦平衡失调和肌张力改变，人体将难以保持平衡，出现站立不稳（甚至不能站立）、步态歪斜、肢体运动不准确等。当双侧前庭功能完全丧失时，平衡仅仅依靠视觉和本体感觉，通常是不能完全代偿的。

第二节　前庭功能障碍康复评估

一、制订个性化前庭康复方案前的基线评估

制订个性化前庭康复方案前的基线评估对前庭受损情况进行量化，有助于鉴别患者主诉中的平衡功能障碍和眩晕症状。康复治疗的评估是多方面的，前庭疾病患者进行康复训练的主要目的是促进前庭代偿和功能恢复。康复评估包括客观评估和主观评估。

（一）病史

详细的病史和完整的系统疾病回顾是做出准确功能性诊断的基础。

诊疗史：眩晕反复发作可能是原有疾病的复发，也可能是前庭代偿尚未建立的状态，还可能是代偿平衡重新被打破而引起的失代偿症状。系统、详细地询问现病史、既往史、药物史、家族史等，可以了解患者是单一疾病还是多种共发疾病，目前发病是原发病的复发还是前庭失代偿的表现，是否伴有并发症等，从而尽可能地避免误诊和漏诊。

主诉：发病进度、症状、环境是患者主诉中最主要的三个因素。

跌倒史：一些前庭功能障碍患者会发生跌倒，需询问患者是否有差点跌倒的情况，跌倒是否有受伤，跌倒或跌倒受伤后是否改变了生活方式，是否因跌倒就医。

功能史：询问患者既往和现在的活动水平，在日常活动和社会生活中的受限程度。

患者的预期：询问患者对物理治疗的期望和功能性目标，治疗师在制订治疗计划时要判断这些期望和目标能否达到，并相互修正。患者的健康状态和个性对疗效有极大影响。

（二）临床检查

用于前庭眩晕和平衡功能障碍患者的临床检查项目多且复杂，应根据患者情况考虑检查项目。主要临床检查项目见表 28−1。

表 28−1　主要临床检查项目

眼球运动 ·非前庭性：眼运动、斜视 ·前庭性：自发性眼震和凝视诱发眼震、慢速和快速摆头 VOR 试验、头部静止和缓慢摆头视敏度试验 ·使用 Frenzel 镜：自发性眼震、位置性眼震、有或无固视作用的眼震
关节运动范围 ·颈部（旋转、伸展、弯曲、侧屈）
位置试验 ·Dix−Hallpike 试验、侧卧试验、滚转试验
运动敏感性 ·运动或位置诱发的眩晕（运动敏感性试验）
静态平衡（睁眼和闭眼进行） ·Romberg 试验、强化的 Romberg 试验、单腿站立试验
改变感觉信号的平衡试验 ·睁眼和闭眼、站在泡沫上
步行 ·正常步态、踮脚走路、足−前−后行走、一边行走一边转头、Singleton 试验
功能性步态评估 ·通过障碍物、双重作业活动、楼梯、坡道、草地、沙地
跌倒风险 ·动态步态指数（DGI）
活动水平 ·老年体力活动量表
生活质量 ·MOS−36 项健康测量表、眩晕障碍量表、前庭障碍量表、日常生活活动能力量表

1. 感觉功能评估：检测四肢的感觉变化可以排除其他异常表现，从而有助于制订治疗计划。感觉包括肌肉运动知觉、本体感觉、触觉、深压觉。

2. 协调检查：眼协调检查、过示偏差试验以及回缩、轮替、跟膝胫和姿势固定试验。

3. 姿势检查：从前后和内外方向观察患者的坐姿和站姿，是否有姿势畸形，有无脊柱侧凸、后凸、前弯。

4. 位置和运动测试：临床评估诱发患者症状的位置和运动。评估师让患者重复其全天所经历的各种位置和运动。Dix－Hallpike试验及其改良试验主要用于仅在某些位置诱发眩晕的患者，所有有眩晕主诉的患者都应该进行该项检查。检查的其他动作包括翻滚、仰卧位到坐位、坐位向前达到地板、从坐位到站立位。动作可以以不同速度进行，同时控制患者眼睛睁开或者闭上。

运动灵敏度商：用于确定哪些位置导致症状恶化并定量检查患者的症状强度和持续时间。

（三）平衡评估

1. 坐位平衡：测试时嘱患者向各个方向伸手触碰，患者向前、向后、向左和向右倾斜，观察患者控制中心能力、头部平衡、上下肢平衡反应，以及躯干恢复垂直位置的能力。

2. 静态平衡：单腿站立（single－leg stance，SLS）、Romberg试验。

3. 摇摆测定：在进行静态平衡测试中，使用不同工具如测力台、加速度计或者摇摆架来记录内－外或者前－后稳定性。

4. 改变感觉信号：改良的平衡感觉相互作用临床试验（clinical test for sensory interaction in balance，CTSIB）用来评估除去视觉信号的姿势稳定性，以及前庭觉、本体感觉和视觉输入对姿势控制的影响。无代偿的单侧外周前庭丧失的患者在视觉和支持面变化的情况下难以维持直立姿势，单侧外周前庭功能障碍的患者闭眼站在不稳定支持面上通常会失去平衡。

5. 主动运动和动态平衡测试：评估患者在不同方向进行主动重心转移的能力。功能性伸手试验：要求患者尽可能向前伸手，伸手的长度可以测量。

6. 运动策略：踝策略指躯体产生的重心移动通过身体在踝关节周围的运动来完成。髋策略是通过髋关节的屈伸控制重心的转移。跨步策略：当身体重心在支撑面之外时，超出稳定极限，使用跨步策略，用于应对快速的、大的姿势干扰。

（四）步态评估

在步态评估过程中治疗师应当记录患者的运动策略、步态偏差以及运动中的异常感觉。外周前庭功能障碍的患者一般会表现出头部活动和躯干运动受限的步态，使用视觉凝视，步长不一致，向左或者向右偏，支撑面增大，头部或躯干倾向一侧，运动及转身缓慢等。具体可使用动态步态指数（DGI）、Berg平衡量表以及其他步态评估方法。

（五）辅助检查

评估VOR通路的检查有温度试验、转椅试验、视频头脉冲试验（video－head impulse test，v－HIT）、前庭自旋转试验（vestibular autorotation test，VAT）、动态视敏度（dynamic visual acuity，DVA）等。评估耳石通路的检查有主观垂直视觉（subjective visual vertical，SVV）、主观水平视觉（subjective horizontal visual，SHV）、颈性前庭诱发肌源性电位（cervical vestibular evoked myogenic potential，cVEMP）、眼性前庭诱发肌源性电位（ocular vestibular evoked myogenic potential，oVEMP）等。评估前庭－脊髓反射（vestibulo－spinal reflex，VSR）通路的检查主要

为计算机动态姿势图（computerized dynamic post urography，CDP）。基于 VOR 及 VSR 通路的前庭功能评估技术有助于眩晕疾病的定性、定位、定量诊断，为个性化前庭康复方案的制订提供客观依据。

（六）主观感觉和情绪状态评估

眩晕视觉模拟评分（visual analogue scale，VAS）、特异性活动平衡信心量表（activities－specific balance confidence，ABC）、头晕障碍量表（dizziness handicap inventory，DHI）、焦虑自评量表（self－rating anxiety scale，SAS）、广泛性焦虑障碍量表（generalized anxiety disorder，GAD－7）等，用以评价患者的眩晕程度、平衡功能、日常生活活动能力以及心理情绪状态。

二、前庭康复疗效评估指标

（一）身体功能/结构层面

1. 主观量表：量表数值达到正常值范围，提示康复训练有效。例如视觉模拟评分 0 分到 10 分表示眩晕的不同程度。一般 1～3 分为轻度，4～6 分为中度，7～10 分为重度。

2. 体格检查：使用相关试验进行体格检查。Romberg 试验可以评估 VSR 通路的功能。甩头试验（head thrust test，HTT）可以评估 VOR 通路的功能。

3. 客观测试：感觉统合测试（sensory organization test，SOT）可区分并评估前庭觉、视觉、本体感觉在维持平衡中所占的权重，是制订个性化前庭康复方案以及评估康复疗效的重要指标。温度试验用于评估超低频段的水平半规管 VOR 通路功能，可明确病变部位，具有定侧作用。

（二）个体活动/社会参与层面

1. 主观量表：DHI 是国内最常用的可量化评价眩晕患者日常生活活动能力的主观性评定量表，量表得分越高，表明患者的主观症状及眩晕相关躯体、情绪和功能障碍越严重。

2. 体格检查：计时“起立－行走”测试、动态步态指数、功能性前伸试验（VRT）、多向伸展试验（multi－directional reach test，MDRT）。

三、前庭康复的分级评分标准

根据基线评估的内容及疗效观察指标，从主观量表、体格检查和客观测试三个层面筛选出常用的能代表前庭代偿状态的指标对患者的康复效果进行分级评估，建立评价前庭康复效果的分级标准，有助于快速判断患者的前庭康复效果。以下各评估指标中完全恢复至正常状态记 3 分，轻度异常记 2 分，中度异常记 1 分，重度异常记 0 分。

有条件进行全面客观评估者，应尽可能全面进行主观量表、体格检查以及客观测试共计 10 个项目的评估。30 分为完全康复，20～29 分为基本康复，10～19 分为部分康复，0~9 分为未康复。

前庭康复分级评分标准见表 28−2。

表 28−2　前庭康复分级评分标准

<table>
<tr><td colspan="2">评估指标</td><td>3 分</td><td>2 分</td><td>1 分</td><td>0 分</td></tr>
<tr><td rowspan="3">主观量表</td><td>VAS（分）</td><td>0</td><td>1~3</td><td>4~6</td><td>7~10</td></tr>
<tr><td>DHI（分）</td><td>0</td><td>≤30</td><td>31~60</td><td>61~100</td></tr>
<tr><td>ABC（%）</td><td>81~100</td><td>67~80</td><td>31~66</td><td>0~30</td></tr>
<tr><td rowspan="3">体格检查</td><td>Nys</td><td>无</td><td>固视不稳</td><td>Ⅰ度</td><td>Ⅱ度~Ⅲ度</td></tr>
<tr><td>Rom</td><td>正常</td><td>轻度：轻微晃动</td><td>中度：明显晃动</td><td>重度：跌倒</td></tr>
<tr><td>HTT</td><td>无扫视</td><td>固视不稳</td><td>微小扫视</td><td>明显扫视</td></tr>
<tr><td rowspan="5">客观测试</td><td>SOT</td><td>正常</td><td>平衡总分<正常值
但差值≤15 分</td><td>平衡总分<正常值
且差值>15 分，</td><td>跌倒</td></tr>
<tr><td>VNG/温度试验</td><td>正常</td><td>仅 DP</td><td>DP 变位性眼震</td><td>DP 自发性眼震</td></tr>
<tr><td rowspan="2">转椅试验
（不对称比）</td><td rowspan="2">正常</td><td>轻度异常≤30%</td><td rowspan="2">DP 变位性眼震</td><td rowspan="2">重度异常>50%</td></tr>
<tr><td>中度异常 31%~50%</td></tr>
<tr><td>vHIT</td><td>正常</td><td>增益下降
+隐形扫视</td><td>增益下降+隐形
和显性扫视</td><td>增益下降+
显性扫视</td></tr>
</table>

注：VAS 为视觉模拟评分，DHI 为头晕障碍量表，ABC 为特异性活动平衡信心量表，Nys 为自发性眼震，Rom 为 Romberg 试验，HTT 为甩头试验，SOT 为感觉统合测试，VNG 为视频眼震图，vHIT 为视频头脉冲试验，DP 为优势偏向。

对于可完成部分客观测试者，根据评估项目数计算总分推断康复效果：① 总分达到满分，推断为完全康复；②满分的 2/3≤总分<满分，推断为基本康复；③满分的 1/3≤总分<满分的 2/3，推断为部分康复；④总分<满分的 1/3，推断为未康复。

对于无法完成客观测试者，可进行主观量表和体格检查共 6 个项目的评估，大致判断出康复疗效：①18 分为临床完全康复；②12~17 分为临床基本康复；③6~11 分为临床部分康复；④0~5 分为临床未康复。

第三节　前庭功能障碍康复治疗及护理

一、康复治疗的目的

1. 减少患者的不平衡感（失衡感）和振动幻视（头动过程中的视物模糊）。
2. 提高移动过程中患者的平衡功能。
3. 提高患者在头动过程中清晰视物的能力。
4. 提高患者整体状态。

5. 使患者能够回归正常水平的社会活动并提高参与度。
6. 减少患者与社会的疏离程度。

二、康复治疗的方式

采用训练难度和强度由低到高、循序渐进的训练方式。

（一）注视稳定性训练（gaze stabilization exercises，GSE）

提高前庭功能减退患者的凝视稳定性有三种不同的训练方式，其训练目的是使眼睛在头部运动过程中始终停留在目标上。

第一种，基于患者在移动头部时尝试保持眼睛固定于目标。第二种，在两个目标之间重复眼球和随后的头部运动，以保持头动过程中的凝视稳定。第三种，患者闭着眼睛头动期间，想象一个固定目标。这个训练可以提高颈部输入，以产生眼动来保持眼睛注视目标，或者增强皮质共激活，产生头动和眼动。

（二）平衡功能训练、重心转移训练、步态训练

平衡功能训练包括在视觉变化刺激（睁眼/闭眼状态下或视觉干扰）和（或）本体感觉变化（站立在固定/不稳定的移动平面或泡沫/海绵垫上）的情况下保持平衡，并通过调整足底支撑面（Romberg/Tandem/单腿站立）来增加难度。重心转移训练通过提高控制重心来促进平衡功能恢复。步态训练可通过设计各种动态条件，例如以不同的速度行走、转头行走或在行走时来完成训练任务。另外，打太极拳之类的平衡运动、平衡板和虚拟现实技术等均是对平衡功能有益的辅助训练手段。

（三）习服训练

根据动作敏感商试验的结果发现引起患者头晕的特定动作体位和环境（如复杂多动的视觉环境），制订个体化训练计划并进行训练。以足够快的速度和较大的幅度完成这些动作，从而产生轻至中度症状。习服一旦产生，运动强度应加大。通过重复能导致轻至中度症状的头部、身体或视觉运动，使诱发的症状逐渐减轻直至完全消失。

（四）运动耐力训练

外周前庭功能障碍患者体适能不足，许多体力活动受到限制。为避免诱发症状，前庭功能障碍患者在活动选择上受限。因此步行耐力训练及相关有氧运动往往是康复训练的重要组成部分。

（五）中枢前庭功能训练

前文所述的前庭康复方法均可用于中枢前庭功能障碍患者的康复训练。针对存在中枢整合和认知障碍的患者，还可进行 VOR 抑制、反扫视、记忆 VOR 和记忆扫视的训练。

（六）姿势稳定性训练

训练的目的是合并头部运动或者培养使用不同的感觉线索来保持平衡，应该综合使用视觉和本体感觉的线索。

三、物理治疗诊断和护理

物理治疗诊断与常规医学诊断的区别在于前者并不判断某一特定的疾病，而是根据症状、体征和评估判断患者属于哪一类功能状态或哪一类疾病，应给予哪种治疗。前庭功能障碍的物理治疗诊断及治疗选择见表28－3。

表28－3　前庭功能障碍的物理治疗诊断及治疗选择

物理治疗诊断	治疗选择
良性阵发性位置性眩晕	复位手法、习服训练、手术
单侧或双侧前庭功能低下	前庭适应、替代、习服训练
双侧前庭功能完全丧失	替代
动作敏感	习服训练
中枢性前庭疾病	习服训练、前庭适应

1. 做好跌倒风险评估，患者入院时，责任护士应收集患者以往有无跌倒病史。

2. 以多种形式对患者进行健康教育及防跌倒宣传，告知容易发生跌倒的危险对象、危险时段、易跌倒地区。

3. 对病房设施、环境布局、物品配备等进行安全设计，并提供安全警示标志、宣传告知、安全辅助用具和应急装置。大厅内外、走廊等公共区及卫生间地面采用防滑材质并保持清洁。

（李锡泽）

第二十九章　头晕相关平衡功能障碍

第一节　头晕相关平衡功能障碍概述

一、症状

头晕相关平衡功能障碍的症状包括：运动感或旋转感（眩晕）；感觉昏厥或头晕目眩（晕厥前期）；失去平衡或不稳定；跌倒或感觉自己可能会跌倒；有漂浮感，昏昏欲睡或头部沉重感；视力变化，如视物模糊；意识模糊。这些感觉可能通过走路、站起来或移动头部诱发或恶化。可能伴有恶心，或突然加重需要坐下或躺下。该发作可能持续数秒或数天，并可能复发。眩晕指自身没有运动时有自身运动感或者头部正常运动时感受到与实际运动不一致的扭曲运动感。头晕指空间定向能力障碍，没有虚假或扭曲的运动感。

二、原因

1. 运动感或旋转感（眩晕）：眩晕可能与许多疾病有关，如良性阵发性体位性眩晕（BPPV）、前庭神经炎等感染性疾病、持续的姿势感知性头晕、梅尼埃病、偏头痛、听神经瘤、拉姆齐·亨特综合征、头部受伤、晕车等。

2. 感觉昏厥或头晕目眩：头晕目眩可能与以下情况有关，如直立性低血压、心血管疾病。

3. 失去平衡或不稳定：走路时失去平衡，或感觉不平衡，可能由以下原因引起，如前庭问题，腿部神经损伤（周围神经病变），关节、肌肉或视力问题，药物，某些神经系统疾病等。

4. 头晕感：可能由以下原因引起，如内耳问题、精神疾病、呼吸异常急促（换气过度）、药物、血压下降、血液循环不良、神经系统疾病、焦虑、低铁水平（贫血）、低血糖、一氧化碳中毒、过热和脱水等。

三、危险因素

1. 老年：老年人更容易患有导致头晕（尤其是不平衡感）的疾病。他们也更有可能服用导致头晕的药物。

2. 过去的头晕发作：如果以前经历过头晕，将来更有可能再次出现头晕。

四、诊断

应该对头晕、眩晕和平衡功能障碍的患者进行全面的体格检查，包括卧立位血压、心率等内科查体，以及详细的神经科、体格检查，如眼球运动、眼球震颤、甩头试验、位置试验、共济运动、关节位置觉以及 Romberg 试验、直线行走测试、Fukuda 试验等，以上检查均可在床旁完成。也可以借助一些简便的工具，如利用水桶完成主观垂直视觉检查，评估椭圆囊功能；利用视力表进行动态视力检查，评估 VOR 功能。

听力测试和平衡测试还包括：①眼球运动测试；②头部运动测试；③听力测试；④姿势描记检查；⑤眼球震颤电流描记法和视频眼震图；⑥旋转椅测试；⑦Dix－Hallpike 试验；⑧前庭诱发肌原电位；⑨影像学检查；⑩血压和心率测试。

第二节　头晕相关平衡功能障碍的一般治疗

头晕经常在没有治疗的情况下好转。在几周内，身体通常会适应头晕带来的不适。头晕的一般治疗如下。

一、平衡再训练（前庭康复）

患者可以学习特定的运动，以帮助平衡系统对位置移动不那么敏感。

二、复位手法

BPPV 患者可以进行耳石复位（或 Epley 手法），以清除内耳中的颗粒并将其沉积到耳朵的不同区域。该过程涉及控制头部的位置。耳石复位通常有助于更快地解决良性阵发性位置性眩晕。

三、饮食和生活方式的改变

建议患有梅尼埃病或偏头痛的患者改变饮食习惯，以缓解症状。可能需要限制盐的摄入量，并避免其他饮食诱发因素，如咖啡因、酒精等。如果患者出现直立性低血压，可能需要多喝水或穿压力袜。如果头晕反复发作，可以考虑以下生活方式的改变：

1. 注意失去平衡的可能性，这可能导致跌倒和严重伤害。

2. 避免突然移动，如果需要，可以用手杖行走以保持稳定。

3. 通过清除可能导致绊倒的物品（如地毯和裸露的电线）来防止跌倒。在浴缸和淋浴地板上使用防滑垫。照明良好。

4. 感到头晕时立即坐下或躺下。如果正在经历严重的眩晕发作，闭着眼睛躺在较暗的房间里。

5. 避免驾驶汽车或操作重型机械。

6. 避免摄入会加重头晕的物质，如咖啡因、酒精、盐和烟草等。

四、药物

如果有持续数小时或数天的严重眩晕，可以使用控制头晕和呕吐的药物。如果头晕伴有恶心，可以尝试非处方抗组胺药，如美克利嗪或茶苯海明（dramamine）。这些药物可能会导致嗜睡。非嗜睡性抗组胺药不那么有效。如果头晕是由药物引起的，停止使用或降低药物剂量。

五、利尿剂

梅尼埃病患者可以使用利尿剂，并与低盐饮食配合，可能有助于减少头晕发作。

六、缓解头晕和恶心的药物

医生可能会开处方药，包括处方抗组胺药和抗胆碱能药，以立即缓解眩晕、头晕和恶心。这些药物中有些会引起嗜睡。

七、抗焦虑药物

地西泮（安定）和阿普唑仑属于苯二氮䓬类药物，可能导致成瘾，也可能导致嗜睡。

八、偏头痛的预防药物

某些药物可能有助于预防偏头痛发作。

九、手术

评估梅尼埃病或听神经瘤患者的手术适应证。立体定向放射外科手术可能是一些听神经瘤患者的选择。

第三节　头晕相关平衡功能障碍康复治疗及护理

一、前庭康复治疗

双侧前庭障碍、老年前庭障碍和神经退行性病变患者，均需要适度的康复训练。前庭康复治疗是一种特殊形式的治疗，旨在缓解前庭障碍引起的问题，主要是眩晕和头晕、凝视不稳和（或）不平衡和跌倒。根据临床评估、实验室检查和影像学检查的结果以及患者的意见，制订运动计划。

1. 习惯训练：目标是通过反复暴露于引起头晕的特定动作或视觉刺激来减少头晕。这些训练旨在轻度或适度地引起头晕症状。随着时间的流逝，加上良好的顺应性和毅力，大脑学会忽略异常信号，头晕强度会降低。

2. 凝视稳定训练：用于改善对眼球运动的控制，以便在头部运动期间视力清晰。

3. 平衡功能训练：旨在解决特定的潜在平衡问题。此外，为了促进平衡功能增强，训练需要具有适度的挑战性，但足够安全，使患者在训练时不会跌倒。

二、认知行为疗法

认知行为疗法是一种相对简单的心理治疗方法，旨在通过行为改变和认知重构来识别和改变不良的行为和认知。

三、日常照顾与护理

家属和护士应当评估可能增加患者跌倒风险的因素，例如药物、心理健康变化、跌倒史以及与疾病相关的症状，并采取以下措施来减少晕倒带来的伤害。

1. 让患者佩戴防跌倒的腕带标识，使家属和护士能够识别跌倒风险增加的患者，以实施跌倒预防措施。

2. 让患者的床边没有任何东西挡在他的头上。将呼叫灯放在患者触手可及的地方，并鼓励立即寻求帮助，防止患者在没有帮助的情况下自己起床。

3. 确保患者的床位保持在最低位置，使其尽可能靠近地板，以降低跌倒风险。

4. 需要时在床上使用侧杆，避免使用约束装置。通过保持床栏杆向上，将床保持在较低位置并保持床边没有杂乱物品来提供安全的环境。

5. 住院期间，可以将患者转移到护士站附近的房间，以便观察患者并在必要时提供即时帮助。

6. 由于突然的动作会引发头晕，可以教患者慢慢移动，比如慢慢坐起来。头晕发作时，引导患者躺下，以减少突然倒下带来的身体伤害。

7. 鼓励家属始终与患者在一起。

8. 设置良好的环境，静卧时室内避免强光线刺激，应拉好窗帘避光，以去除可能加重头晕的因素。

（王璐）

主要参考文献

［1］陈芳，赵喆，崔曦雯，等，2021. 基于深度相机的膝关节骨关节炎步态分析研究［J］. 中华骨科杂志，41（22）：1631－1639.

［2］程雪，白定群，彭晓华，2021. 下肢外骨骼康复机器人在脑卒中康复中的应用和研究进展［J］. 中国康复医学杂志，36（10）：1327－1332.

［3］杜春萍，包芸，刘素珍，2011. 康复医学科护理手册［M］. 北京：科学出版社.

［4］窦祖林，2018. 作业治疗学［M］. 3版. 北京：人民卫生出版社.

［5］高雅新，朱奕，钟倩，等，2020. 轻度认知障碍临床评价中的步态分析研究进展［J］. 中国康复医学杂志，35（12）：1508－1512.

［6］江汉宏，叶赛青，高强，2021. 脑卒中后姿势控制机制与训练的研究进展［J］. 中国康复医学杂志，36（8）：1020－1025.

［7］李凤鸣，谢立信，2014. 中华眼科学［M］. 北京：人民卫生出版社.

［8］刘惠林，胡昔权，2019. 康复治疗师临床工作指南：神经疾患康复治疗技术［M］. 北京：人民卫生出版社.

［9］李伟，公维军，高磊，等，2020.《欧洲帕金森病物理治疗指南》康复方案解读［J］. 中国康复理论与实践，26（5）：7.

［10］李雪萍，何成奇，2015. 骨骼肌肉康复学评定方法［M］. 北京：人民卫生出版社.

［11］宋宁，祁晓媛，张赛，等，2021. 前庭康复的临床研究进展［J］. 中华医学杂志，101（26）：2091－2094.

［12］田军茹，2015. 眩晕诊治［M］. 北京：人民卫生出版社.

［13］许光旭，蔡可书，2019. 脊髓损伤物理治疗学［M］. 北京：电子工业出版社.

［14］薛夏利，邓钟义，孙君志，等，2022. 康复机器人领域10年研究热点：基于Web of Science数据库的文献计量学分析［J］. 中国组织工程研究，26（14）：2214－2222.

［15］杨智权，马玉宝，黄佩玲，等，2020. 欧洲帕金森病物理治疗指南评定方法解读［J］. 中国康复理论与实践，26（4）：4.

［16］张玉梅，宋鲁平，2021. 康复评定常用量表［M］. 2版. 北京：科学技术文献出版社.

［17］ Carr J H，Shepherd R B，2015. 神经康复：优化运动技能［M］. 郭琪，梁贞文，译. 北京：北京大学医学出版社.

［18］ Bergstrom J R，Schall A J，2015. 眼动追踪：用户体验设计利器［M］. 葛缨，何吉汲，译. 北京：电子工业出版社.

［19］ O'Sulivan S B，Shmitz T J，George D，2018. 物理康复治疗［M］. 励建安，毕胜，译. 北京：人民卫生出版社.

［20］ Raine S，Meadows L，Lynch－Ellerington M，2019. Bobath 理念：神经康复的理论与临床实践［M］. 卞荣，高强，译. 南京：江苏凤凰科学技术出版社.

［21］ Anderson D I，Williams A M，2021. Individual differences in motor skill learning［J］. Hum Mov Sci，19（81）：102904.

［22］ Becker A M，Betz D M，Goldberg M P，2020. Forelimb cortical stroke reduces precision of motor control in mice［J］. Neurorehabil Neural Repair，34（6）：475－478.

［23］ Chen Y W，Liao W W，Chen C L，et al，2021. Kinematic descriptions of upper limb function using simulated tasks in activities of daily living after stroke［J］. Hum Mov Sci，（79）：102834.

［24］ Kasahara S，Saito H，2021. Mechanisms of postural control in older adults based on surface electromyography data［J］. Hum Mov Sci，（78）：102803.

［25］ Kim B，Schweighofer N，Haldar J P，2021. Corticospinal tract microstructure predicts distal arm motor improvements in chronic stroke［J］. J Neurol Phys Ther，45（4）：273－281.

［26］ Kraeutner S N，Rubino C，Rinat S，2021. Resting state connectivity is modulated by motor learning in individuals after stroke［J］. Neurorehabil Neural Repair，35（6）：513－524.

［27］ Liu X，Chen M H，2020. Postural control dysfunction and balance rehabilitation in older adults with mild cognitive impairment［J］. Brain Sciences，10（11）：873.